闪光的故事

——清华大学第一附属医院心脏中心救治疑难危重心脏病患者纪实

●吴清玉　主编

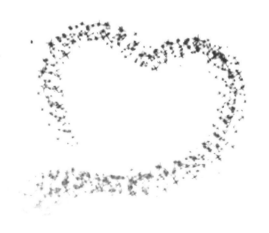

清华大学出版社
北 京

内 容 简 介

本书是清华大学第一附属医院心脏中心这一临床优秀团队成功救治疑难危重心脏病患者的真实记录，由四部分组成。第一部分，清华大学第一附属医院及心脏中心介绍；第二部分，绪言，包含"主编心声：感悟大医之道"，"心脏和心脏病治疗的基本知识"；第三部分：救治疑难危重心脏病患者实例，精选了120个病例；第四部分：患者心声。本书展现的医医之间、医患之间很多感人至深的真实事例，体现了这一团队医者仁心对生命的敬畏，不计个人得失，不惧高危、高难、高险勇闯医学禁区，历尽艰辛，历时八年，努力工作，勇于拼搏，积极奉献，去救助很多求生无望的患者，积累了疑难危重心脏病手术治疗及其他综合治疗的丰富的宝贵经验，为我国心血管外科发展和整体水平进入世界先进行列做出其应有的贡献，取得心脏疾病治疗重大成就的一个缩影；也展现了一个个病患者的家庭真情描述的曲折求医终重生、心路跌宕终圆梦的历程。

清华大学第一附属医院心脏中心人员在平凡岗位上的闪光的故事，注定又不平凡。这些故事闪现了医患之间相互信任，密切配合，共同为了患者得到救治而不遗余力同疾病进行抗争，并获成功的仁爱精神之光；闪现了医务人员和患者以及家属在为患者治疗过程中所做的正确抉择和处理的智慧之光；闪现了中华民族优良传统薪火相传的生命之光；闪现了社会不断进步、人类更加文明的希望之光。本书既是他们日常工作的写照，又是我国广大医务人员工作状态的缩影，期待给读者以启迪。

图书在版编目（CIP）数据

闪光的故事：清华大学第一附属医院心脏中心救治疑难危重心脏病患者纪实 / 吴清玉主编. — 北京：清华大学出版社，2013.4

ISBN 978-7-302-31202-4

Ⅰ.①闪… Ⅱ.①吴… Ⅲ.①心脏病－疑难病－诊疗　②心脏病－险症－诊疗　Ⅳ.①R541

中国版本图书馆 CIP 数据核字 (2013) 第 001644 号

责任编辑：李　君　王　华
封面设计：戴国印
责任校对：王淑云
责任印制：宋　林

出版发行：清华大学出版社
　　　　网　　　址：http://www.tup.com.cn，http://www.wqbook.com
　　　　地　　　址：北京清华大学学研大厦 A 座　　　　邮　编：100084
　　　　社 总 机：010-62770175　　　　　　　　　　　邮　购：010-62786544
　　　　投稿与读者服务：010-62776969，c-service@tup.tsinghua.edu.cn
　　　　质 量 反 馈：010-62772015，zhiliang@tup.tsinghua.edu.cn
印 刷 者：北京鑫丰华彩印有限公司
装 订 者：三河市新茂装订有限公司
经　　销：全国新华书店
开　　本：185mm×260mm　　　印　张：12.5　　　字　数：264 千字
版　　次：2013 年 4 月第 1 版　　　　　　　　　印　次：2013 年 4 月第 1 次印刷
印　　数：1～6000
定　　价：60.00 元

产品编号：049333-01

再塑生命 从这里开始

争为天下先

吴清玉

2004.3.6

主编介绍

吴清玉 心外科主任医师、教授、博士生导师、中央保健会诊专家。现任清华大学第一附属医院院长、心脏中心主任，清华大学医学院副院长，清华大学医学中心主任，清华大学学术委员会副主任。

1952年出生于黑龙江省望奎县，1976年毕业于广州中山医学院，同年到北京中国医学科学院（医科院）阜外心血管病医院心外科工作，师从我国著名心外科专家郭加强教授，1982年获中国协和医科大学医学硕士学位。1986年、1992年澳大利亚布里斯班查理王子医院访问学者。1989年和1993年分别破格晋升为副主任医师和主任医师。1994年获国务院政府特殊津贴，1996年获博士生导师资格。1995年11月至2004年3月，任医科院阜外心血管病医院副院长、心外科主任，中国协和医科大学特聘教授、博士生导师。2004年3月调入清华大学第一附属医院，创建了该院心脏中心。

为继我国已故吴英恺教授之后当选的第一位美国胸外科学会（AATS）会员、唯一的欧洲心胸外科学会会员、美国《胸外科年鉴》中国大陆唯一编委。是美国胸外科医师学会（STS）会员、中国医师协会心血管外科分会副会长、国务院学位委员会学科评议组成员、国际欧亚科学院院士。兼任《亚洲心胸血管外科年鉴》、《世界小儿先心病外科杂志》、《中华外科杂志》、《中华医学杂志》、《中华胸心血管外科杂志》等专业刊物的编委。

从事心血管外科临床和相关基础研究36年，在冠心病、先天性心脏病（先心病）、心脏瓣膜病、大血管疾病、婴幼儿复杂心脏畸形、人工左心辅助等领域均有很高造诣。在理论和临床上解决了多项国内外心脏外科诊治难题，特别是疑难复杂先心病、危重晚期冠心病等的手术疗效居世界领先水平。

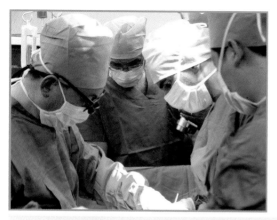 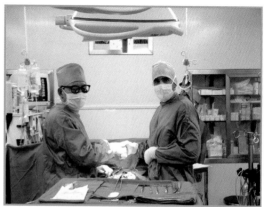

美国专家向吴清玉教授学习矫治 Ebstein 畸形手术技术（2004年）

在国际上首先提出了解剖矫治三尖瓣下移畸形（Ebstein畸形）的新概念，独创的手术方法使几乎100%的三尖瓣下移患者免于瓣膜替换，手术全部成功，被国际权威心外科专家认为是治疗Ebstein畸形的重大进展。相关论文多次在国际顶级专业期刊和会议上发表，美国同行还专程来北京学习此项技术。在国际上首创了右室双出口合并大动脉左转位根治术、左冠状动脉起源异常矫治术等多种手术新术式治疗复杂先心病，疗效明显优于传统手术方法。

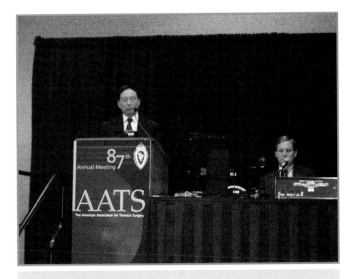

吴清玉教授应邀在第87届美国胸外科年会做Ebstein畸形外科治疗专题报告（2007年）
（为该年会举办87年来第一个有关中国先天性心脏病的大会报告）

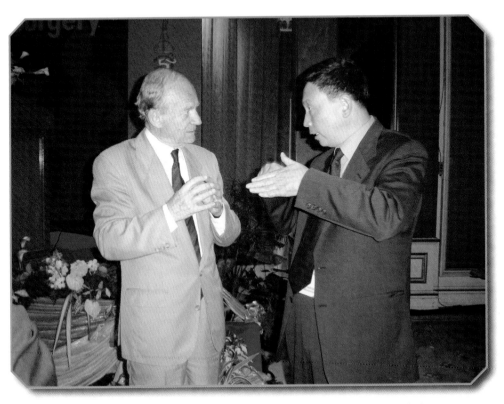

与国际心外科权威Carpentior教授讨论Ebstein手术技术（2005年）

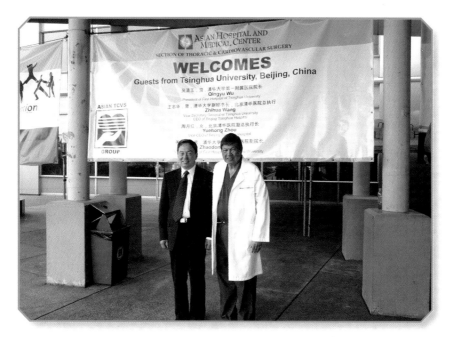

被评为"Washington Top Doctor"的 Jorge Garcia 教授
邀请吴清玉教授赴马尼拉亚洲医院进行 Ebstein 畸形手术示范（2012 年）

　　作为第一完成人主持完成了提高冠心病和疑难复杂先心病外科治疗效果的临床和基础系列研究，成功解决了外科治疗关键技术难题，改进了手术方法并推广应用，将冠状动脉搭桥和法洛四联症根治等手术的成功率由原来的 90% 提高到 99% 以上，达国际领先水平，分别获得 2002 年和 2005 年国家科学技术进步二等奖。

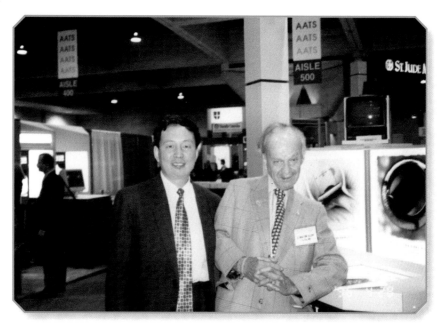

与法洛四联症根治术创始人 Dr. W. Lalehai 在一起

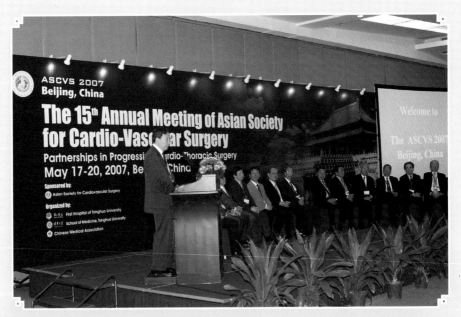

2007 年 5 月举办亚洲心血管外科学会第 15 届年会

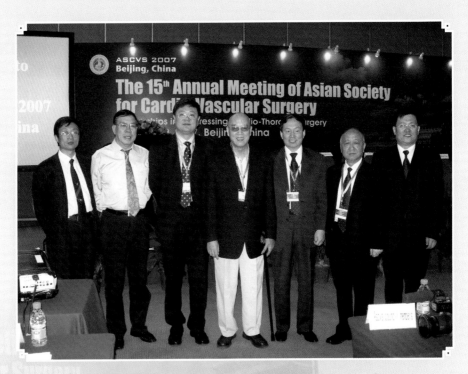

特邀与会嘉宾：郭加强教授（中，原阜外心血管病医院院长），陈吉宁（左三，时任清华大学常务副校长，现任清华大学校长），李勇（左一，时任清华大学第一附属医院党委书记），赵南明（右二，时任清华大学医学院常务副院长），齐国明（左二，卫生部科教司司长），支修益（右一，北京医师协会副会长）

1990 年以来，在国内率先成功开展了 Double Switch 手术、Ross 手术、肺动脉血栓内膜剥脱手术、为晚期冠心病和心衰患者植入人工左心辅助装置并成功进行心脏移植等 15 项国际高难心脏手术，疗效显著，进行了开创性的工作，使我国在慢性栓塞性肺动脉高压、完全性和矫正性大动脉转位、室间隔缺损合并肺动脉闭锁等疑难复杂心脏疾病的诊治领域取得了重大突破，使很多曾被视为手术禁忌的重症患者得到救治和彻底根治。作为术者和指导老师迄今已成功治愈患者万余名。

2004 年 3 月创建清华大学第一附属医院心脏中心，最先在国内实行心外科、心内科、超声、心导管、麻醉、体外循环和重症监护室一体化的管理模式，为患者选择最佳治疗方案，提供高质量的医疗服务。8 年来已完成各类疑难、危重心脏手术 4000 余例，取得了良好的治愈率和近远期疗效。

发表学术论文 260 余篇，第一及通讯作者 130 余篇，SCI 收录 40 余篇。主编、参编《心脏外科学》等专著 11 部，培养博士、硕士 50 余人。作为第一负责人承担了 14 项国家级和省部级重大科研项目，总计获国家科技进步奖 5 项（两项排名第一），中华医学科技奖、卫生部和北京市科技奖 9 项。担任 2007 年亚洲心血管外科学会第 15 届年会大会主席，成功地组织和主持了中国历史上第一次盛况空前的亚洲心血管外科年会。6 次应美国专家邀请赴国外手术示范，在重大国际专科学术会议上做报告 30 多次，为我国心外科走向世界做出了突出贡献。

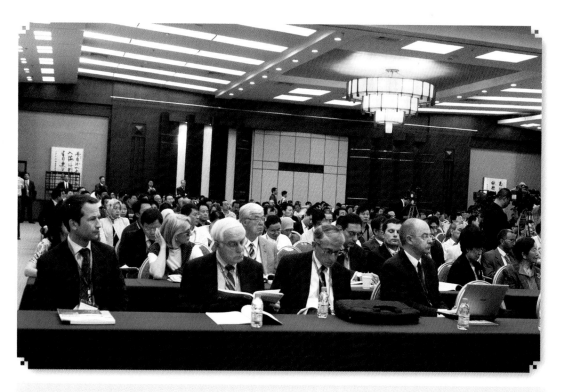

大会会场

医德高尚，治学严谨，多次受到表彰和奖励，被评为北京市先进工作者、卫生部有突出贡献的中青年专家、中国十大诚信英才等。

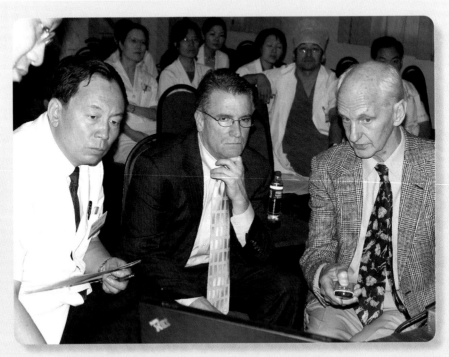

与美、澳专家讨论病例

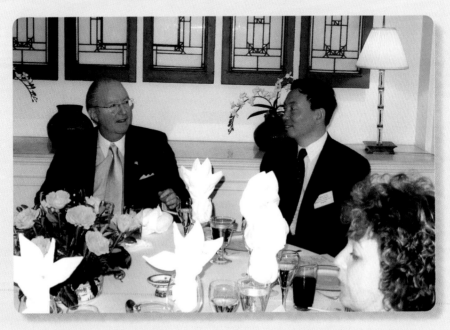

美国驻华大使宴请吴清玉教授

编者名单

主　　编　吴清玉

主编助理　张东亚　刘　真　李亚静

编　　者（按姓氏拼音排序）

包　敏　孔祥琛　李洪银　刘湘君　米钦钦

潘广玉　唐书花　唐秀杰　徐忠华　袁　彪

张　涛　张明奎

医学是探索生命规律、研究人类健康的科学，是当今世界科技领域最活跃的学科之一，它的发展关系到千千万万人的生命健康与生活品质。现代医学强调科学精神，突出科技创新的作用，更加注重多学科的交叉融合，从模式上看正在由疾病治疗为主向预测与干预为主转变。现代医学同样强调人文精神，以人文关怀为出发点，强调对患者的尊重、关爱，追求医学的人性化。现代医学的发展离不开科学精神和人文精神的共同作用。

清华大学第一附属医院心脏中心拥有一支经验丰富、勇于创新的队伍和先进的诊疗条件，在多种疑难、危重心脏病的外科治疗方面，有独特的手术技术和经验，疗效达到世界领先水平。中心成立 8 年来，解决了大量疑难危重心脏病的难题，创造了很多挽救患者生命的奇迹，医护人员在一次次拯救生命的过程中展现了以人为本、追求卓越的理念，书写了一个又一个感人至深的故事，得到了广大患者和社会各界的好评。

吴清玉教授是清华大学第一附属医院心脏中心的创建者和带头人，在心血管疾病外科治疗、科研，特别是先天性复杂心脏畸形手术方面成绩显著，受到国内外同行高度评价，为我国心脏病外科治疗的发展做出了突出贡献。他的名字和心脏外科领域的多项"第一"紧密联系在一起，从第一个在国际心外科领域提出先天性心脏病"三尖瓣下移畸形"的解剖矫治手术概念和方法，到第一个主刀在网上直播心脏冠状动脉搭桥术，从第一个将人工心脏置入患者体内，到第一个为出生仅 11 个小时的新生儿进行大动脉调转术……吴清玉教授用精湛的医术一次次从死亡线上救回患者，充分体现出大医精诚、救死扶伤的医学精神和妙手仁心、扶危济困的社会责任，是大善，也是大爱。

百年清华，人文日新，发展医学是清华大学的战略选择。自 2001 年建立医学院以来，清华大学坚持依托已有的学科优势，把握医学学科发展趋势，从生命科学与基础医学的长远布局中积蓄实力，在工程学科的强大支撑下推动学科交叉和融合。面向未来，清华的医学学科要坚持国际视野和中国根基，继续推动工科和生命科学的优势向医学转化，把握转化医学的发展契机，构建多学科相互促进、共同发展的新格局，不断催生新的学科生长点，在医学教育、医学研究和医疗服务上形成清华的特色和优势。

清华大学校长　陈吉宁

2012 年 6 月 18 日

《闪光的故事》是我们清华大学第一附属医院成功救治疑难危重心脏病患者的真实记录，是我院心脏中心团队历尽艰辛，历时八年，努力工作，积极奉献，取得重大成绩的一个缩影，也是患者及其家属费尽周折实现求生愿望、幸福圆梦的过程。

本书之所以以"闪光的故事"为名，首先是因为这些故事闪现了医患之间相互信任，密切配合，共同为患者得到救治，不遗余力同疾病进行抗争并获成功的仁爱精神之光；闪现了医务人员和患者以及家属在为患者治疗过程中所做的正确抉择和处理的智慧之光；闪现了中华民族优良传统薪火相传的生命之光；闪现了社会不断进步、人类更加文明的希望之光。同时也是我院在清华大学的领导下，在社会各界的支持下，秉承和实践清华大学"自强不息　厚德载物"校训的又一新的光辉范例，是在"再塑生命，从'心'开始，争为天下先"理念引领下的临床实践中重大的阶段性的硕果。

人的生命是最宝贵的，而对生命来说最重要的器官是心脏。据世界卫生组织报告，心脏病是人类死亡的第一杀手，很多患者只有通过外科手术治疗，才有生的希望，才能长期生存并有很好的生活质量。但同其他学科一样，心血管外科有许多不确定性和未知领域，需要不断地研究和发展，所不同的是人的生命只有一次，手术不是试验，只能成功不能失败。一旦失败，不仅患者会失去生命，人财两空，医务人员也会遭受重大打击。医师和护士的所有工作和期盼，都将因手术失败而毁于一旦。为了保证手术成功，医护人员不仅要有奉献精神和很好的技术，还要在各个细节方面做好工作。

通常心脏病患者在我院进行的外科手术，要经过三个阶段的治疗和手术后的随访。手术前，医护人员要对患者的病情、各项检查结果进行反复思考和讨论，做出客观分析与评价，对患者是否需要和能否承受手术的风险进行评估并治疗后，再决定是否手术，并根据病情的不确定性和手术中的各种可能性制定出一套乃至几套手术方案，以期做好充分的准备。

手术中，医师和护士需要凝神静气，全力以赴，在分分秒秒的过程中，每次操作都必须准确到位，密切配合，争取尽快完成手术，以避免由于手术时间延长，加重心脏缺血，给患者带来更大的危险，使手术的成功大打折扣。为此医护人员必须放弃正常休息及饮食时间，甚至十几个小时以上时间不吃不喝，一直工作在手术室，直至复杂危重心脏手术的成功，都是很平常的事，这对医护人员的理念、意志和体魄也是很大的考验。

手术后，医护人员要对患者进行悉心监护，不能有丝毫马虎和懈怠，术后监护过程中的很多环节都会影响到手术的成败，哪怕是一分钟的疏忽都可能使患者丧失生命。在这种情况下，医师不仅要有很高的人文素质和奉献精神，更要有很好的医疗技术，而高超的技术则来源于医师的高度责任感、学习精神和大量的临床实践和研究。医师的工作是医师人生价值观、认知能力、专业知识积累、技术娴熟程度等各方面因素的综合体现。

对患者和家属来说，既要对疾病有所了解、对医疗的风险和效果具有一定的客观估计的能力，也应对所求治的医院和医师给予充分的信任和积极的配合。这需要全社会教育和文明程度整体水平的提高，当然良好的经济基础和医疗保险条件也是很重要的因素。只有这样，医患之间才能互相信任，共同努力，患者才能得到更好的救治和服务，医学事业才能得到更快的发展。

本书中所介绍的患者只是我们治疗成功的众多患者中的一小部分。在治疗过程中，我们和患者及家属共同承担着医疗的风险，共同分享着成功的喜悦与欢欣，也同时为一些疑难心脏病的治疗积累了丰富的、宝贵的经验，使我们在国内外同行和广大患者中赢得了良好的声誉，为我国心血管外科发展和整体水平进入世界先进行列做出了应有的贡献。

要完成好这种工作，光靠外科医师是不够的，我们还有一支很好的团队，负责从术前诊断检查到治疗，一直到患者出院后的保健和随访。我们团队中每个成员都很优秀，既分工明确，又能对工作认真负责，密切配合，谁都不可或缺。说到团队更离不开良好的医院管理、医院文化建设和清华大学领导的远见卓识与支持。

医院也会受到外部环境的影响。特别是在一些不良因素的影响下，我院能一直坚持良好的传统的理念，医务人员坚守职业操守，只为救死扶伤，而不计较个人得失，去救助很多求生无望的患者，这种精神在今天更加难能可贵，更需要坚守与呼唤。我希望我们的故事一个接一个源源不断，每个故事都散发出更加灿烂的光芒！

作为主编，按照作者的意愿，对原有的文字未做大的改动。为了保护个人隐私，除个别名字外，我们隐去了患者及家属的姓名，如有兴趣想和患者或家属对话，我院可协助联系。为了使读者增加关于心脏病外科治疗的科普知识，本书也对心脏病及手术技术做了一些简要的介绍。由于工作繁忙，难免有错误和不当之处，欢迎广大读者批评指正。

感谢患者在治疗过程中对我们的信任、配合、支持、理解和帮助，也感谢为本书提供资料素材的患者及家属的信任和支持！感谢清华大学出版社李勇书记和责任编辑为本书出版所做的努力！

清华大学第一附属医院院长　

2012 年 6 月 10 日

目录

CONTENTS

第4部分　患者心声 ………………………………………………… 139

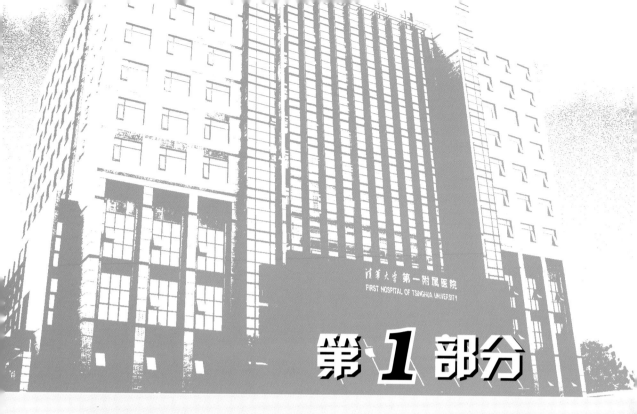

第1部分

清华大学第一附属医院及心脏中心介绍

北京华信医院（清华大学第一附属医院）及心脏中心简介

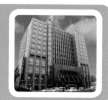

北京华信医院（清华大学第一附属医院）成立于 1959 年 2 月，2003 年成为清华大学附属医院，是一家三级综合医院。在学校的领导下，医院确立了建立一流教学医院的奋斗目标，按照"突出专科、综合发展"的方针，坚持医疗、教学、科研和预防保健并重，新建了高水平的心脏中心、泌尿医学中心和消化医学中心，目前在诊治复杂、危重、疑难的心血管疾病、泌尿肾脏疾病、消化系统疾病、新生儿疾病等方面形成了专科特色，得到了学校领导、患者和同行的密切关注。

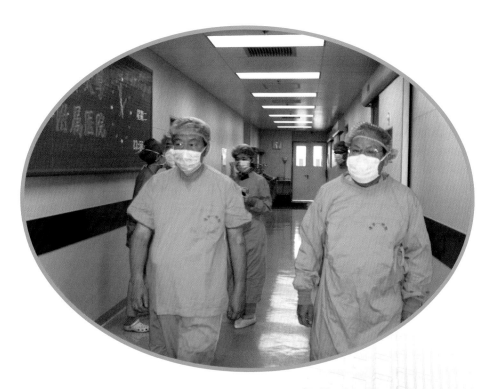

2009 年 9 月时任清华大学校长顾秉林来院视察

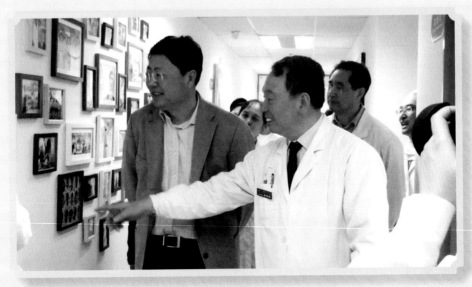

2012 年 3 月清华大学校长陈吉宁来院检查、指导工作

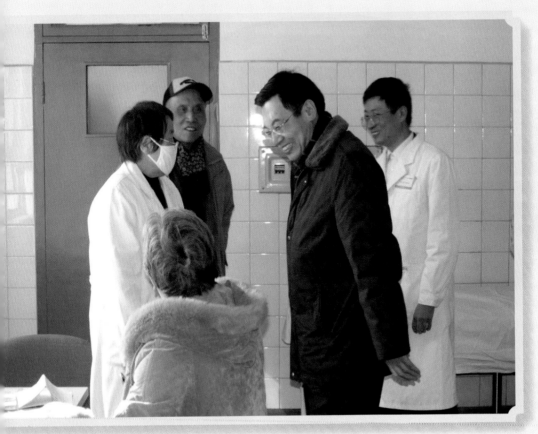

2007 年 2 月清华大学党委书记胡和平来院视察

清华大学第一附属医院心脏中心是一个以收治复杂、危重和疑难心血管疾病为特色，经验丰富和勇于创新的集体。由心脏内科、外科、小儿科、血管科、CCU、ICU、导管室、手术室、麻醉与体外循环等科室组成。中心现有医护人员 207 人，其中主任医师 7 名、副主任医师 18 名，博士 22 人，硕士 24 人，团队整体实力雄厚。位于新大楼的心脏中心病房设施先进，环境舒适。开放床位 227 张，其中小儿病区 44 张床位主要收治 14 岁以下的先天性心脏病和心律失常患儿，除了病房外，还专门为患儿开设了活动室，供患儿学习和游戏，不少的患儿在这里画了许多美丽的图画；四个成人病区 127 张床位，主要收治 14 岁以上的各种心脏疾病患者；外科 ICU 共 18 张床位，毗邻心脏外科手术室，极大方便了对心外科术后患者的监护；内科 CCU 共 18 张床位，毗邻心导管实验室，方便了心内科 PCI 术后和危重症患者的收治。中心拥有各种高端的检查、治疗仪器和设备，如双 C 臂造影机、高端 CT、MRI 等，能够完成各种心脏内、外科疾病的诊断和治疗。

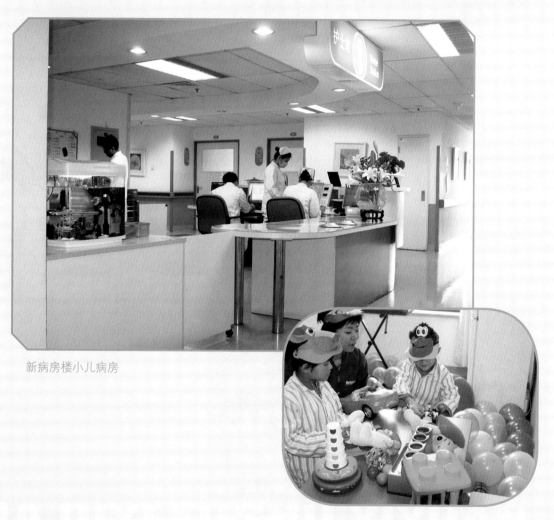

新病房楼小儿病房

小儿病房儿童活动室

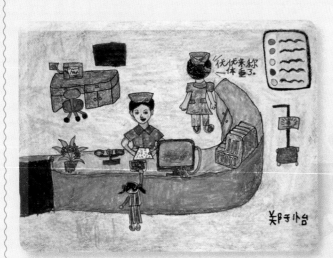

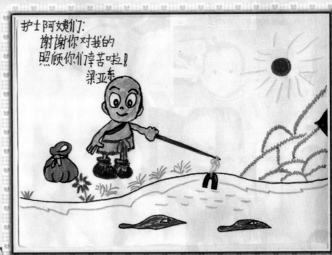

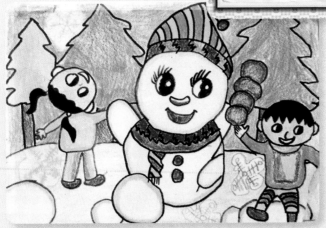

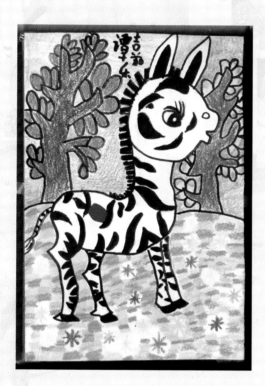

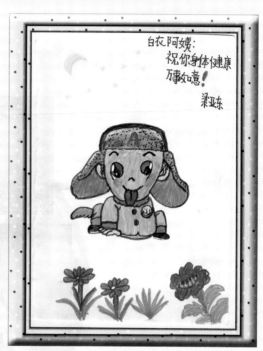

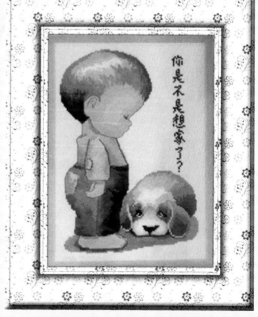

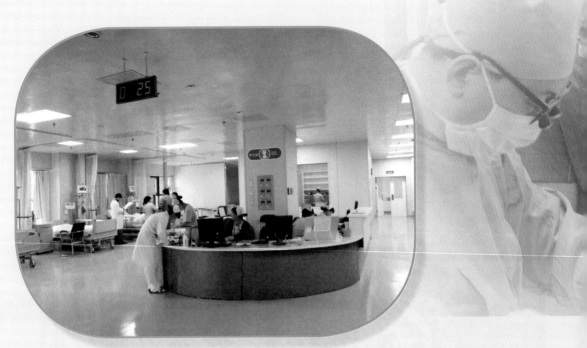

冠心病重症监护室（CCU）

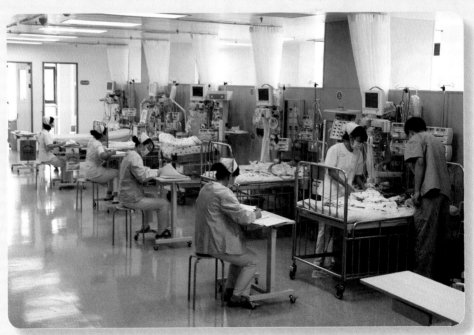

心脏外科重症监护室（ICU）

再塑生命　从"心"开始

争为天下先

再塑生命 从这开始

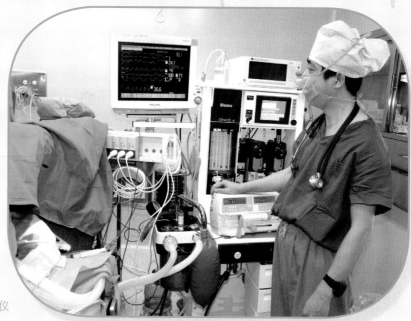

先进的麻醉监护仪

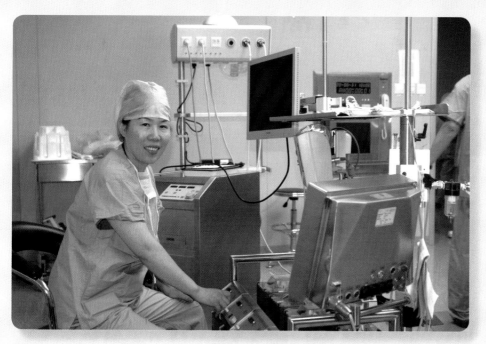

体外循环机

中心自成立以来至今，在医院院长、中心主任、著名心血管外科专家吴清玉教授领导下，共完成4000余例各种心脏外科手术，提供从传统的冠状动脉搭桥、瓣膜替换和先天性心脏病到小切口微创手术、不停跳冠状动脉搭桥、肺动脉栓塞和主动脉瘤等所有心血管外科疾病手术治疗。在多种疑难、危重心脏病的外科治疗方面，有独特的外科手术技术和经验，疗效达到世界领先水平。近年来，心脏中心专家在国际重要会议上做专题报告40余次，并应邀赴国外进行疑难手术示范。小儿心内科开展了小儿心律失常的诊断治疗及介入封堵治疗小儿先心病，取得国内最好的疗效。成人心内科能高质量地完成心脏超声、电生理、放射影像等各项心脏专科检查，开展了冠状动脉介入治疗、心律失常射频消融、永久起搏器植入术和体内自动转复除颤器治疗室速、室颤等，取得了显著成绩。血管外科主要开展大动脉血管和周围血管疾病支架与外科治疗工作，并得到了快速的发展。

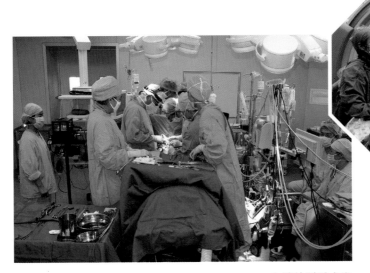

心脏内科导管室

心脏外科手术室

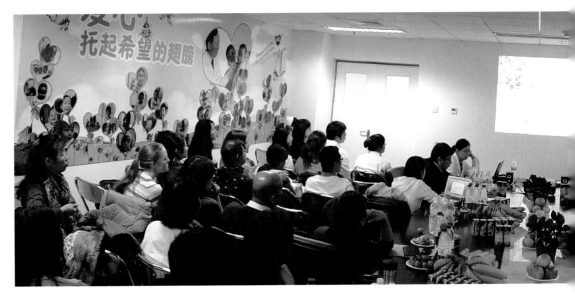

学术交流活动

为了更好地践行以"患者为中心"的服务理念，适应医院快速发展的要求，中心采用内、外科联合管理模式，为患者提供优质的个体化诊疗方案和舒适的就医环境，以满足不同患者的需求。通过严格的质量控制，降低并发症，缩短住院周期，降低了住院费用。心脏中心还与 30 多家慈善基金会合作，为贫困患者提供了经济援助，取得了良好的社会效益。

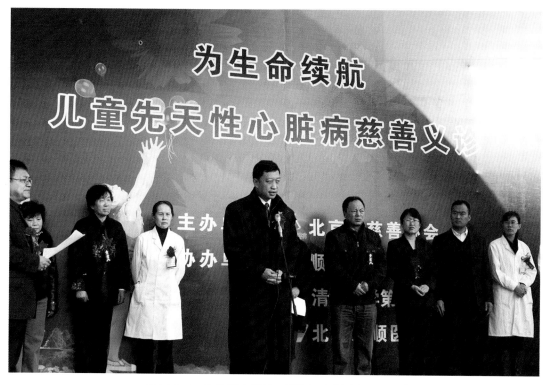

2010 年 11 月清华大学第一附属医院党委书记关兆东出席慈善义诊开幕式活动

2010 年 12 月举办慈善机构联谊会

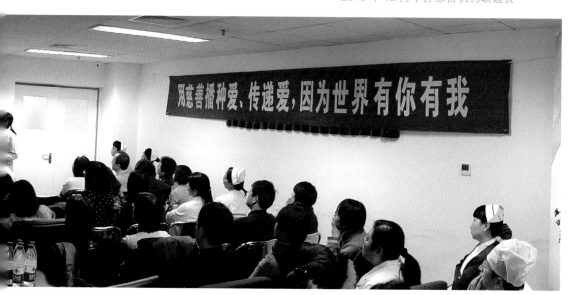

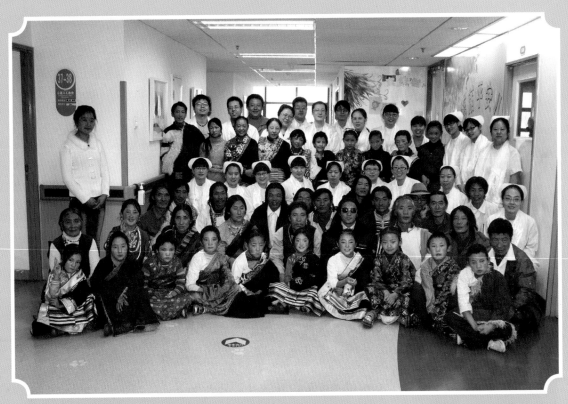

西藏阿里心脏病患儿在病房留影

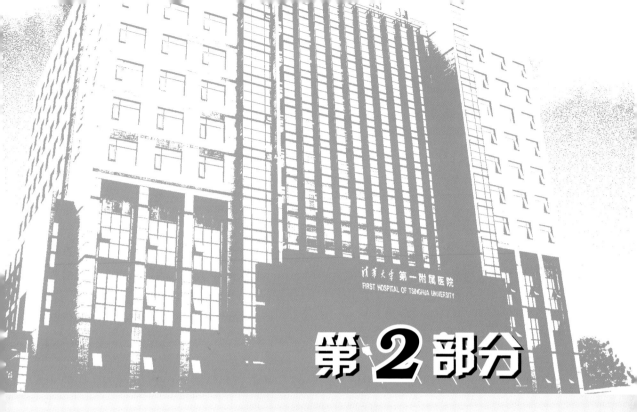

第 **2** 部分

绪 言

1 主编心声：感悟大医之道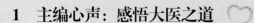

　　人类身心健康是社会发展的主要目标和保证之一。社会发展离不开医学发展，两者相辅相成。在这个发展过程中，医师和医学的作用居功至伟。随着时代的进步，对医师的要求也越来越高。"什么样的医师是一名好医师？"、"怎样才能成为一名好医师？"是医学教育事业要解决的问题，也是做医师的愿望与思考，更是很多医师一生的追求与目标，同时社会和广大患者也希望有更多的好医师。笔者作为心脏外科医师，经过30多年的实践和探索，深深体会到医学的博大精深，知道要成为一个好医师是非常不容易的。古人把好医师称为大医，在漫长的医学生涯中，笔者对此有一些感悟，经过反复修改，写在这里，与广大同仁分享、共勉。并希望对那些真正有志于医学事业的年轻人有所帮助，也希望能得到更多人的理解。

大医精诚

　　我国古代的医学已经比较发达，历代名医辈出，如华佗、张仲景、孙思邈等。我国现代更是名医众多，灿若群星。他们医学成就卓著，是公认的"大医"，不仅生前得到人们的普遍赞誉，身后也能流芳百世。

　　"大医精诚"出自唐朝孙思邈所著之《备急千金要方》第一卷。这里所说的"大医"指非常优秀的医师，他们第一在技术上要精，要精益求精。第二要诚，要有很高的人品。要有悲天悯人之心，发愿立誓"普救生灵之苦"的愿望，而不"自逞俊快，邀射名誉"、"恃己所长，经略财物"。具备"仁心仁术"，达到"绝世离伦，优入圣域"，这需要有以下两个方面的修炼。

　　（1）医者父母心

　　人最宝贵的是生命，维护好人类的健康，救死扶伤是医师职责。选择了做医师就意味着愿意付出和奉献，这即为医师职业崇高的所在。要做一名好医师首先应该做一个好人，不仅要有强健的体魄，更要有全心全意为患者服务的精神，并能善于学习和总结。还要不怕困难，不怕吃苦，与人为善，能关心患者，处处为患者着想。古希腊希波克拉底就要求医师："对传授知识的人要心存感激；要为患者谋利益；不以职务之便而谋取私利；要严守患者秘密，尊重个人隐私。"对做一个好医师提出了基本的标准。医师既要能认识到这个职业的崇高，也要能正视和面对医师的风险与责任。这与医师的人生观、价值观、知识积累、技术水平和能力密不可分，也是做一名好医师必备的品格和技术精湛的基础。高尚的医德是做好医师的根本，就像艺术家的思想境界的高低会影响他们艺术成就大小一样，医德医风也会影响一名医师的成就与贡献。

　　当患者向医师诉说自己的痛苦，将自己的病痛，甚至隐私都倾诉于医师的时候，医师就是他的全部希望和依赖。医师应该能想患者之所想，急患者之所急，深切理解患者的病痛和处境，并尽最大可能地为患者的诊断和治疗做出努力。这样才能把"以患者为中心，提高医疗服务质量"落到实处。这说起来简单，但做起来并不是那么容易。患者有各种各样，偶尔有的患者可能因各种原因让医师感到厌烦，甚至反感，或因医师工作繁忙、不堪重负、全身疲倦而缺乏耐心，但医师只要能深切体会患者的病痛与愿望，有"见彼苦恼，若己有之"的感同身受，就能理解患者与家人的心情，理解患者由于疾病和心理上的负担而产生的不良情绪，给他们以积极的诊断和治疗。医师应以父母之心去包容和慰藉他们，和他们亲切交流，一个微笑、一个适当的问候、一种温和的目光，都是对他们心灵的安慰与帮助。实际上很多医师所做的都远远地超过这些，为了患者，医师不能按时下班、吃饭、休息更是习以为常的事情，有时还不得不承受有损自身健康的工作。

对于患者，医师要不问高低贵贱，一视同仁。医师不能从个人得失考虑有选择性地诊治或推诿患者，有关系和没关系的患者，轻患者和重患者都应一致对待。如患者病情危重，医师应尽最大的努力去救治患者，并重视积累这些重症患者的治疗经验，使医术得到不断的提高。面对一些复杂和危重的患者，有很多情况需要医师做出选择和权衡，有些选择可能使医师付出更多的辛苦、风险，更多的牺牲与奉献，甚至生命的代价，才能换来让患者满意的疗效与幸福。由于医学的不确定性，人体和疾病的复杂性，治疗效果可能会不理想，会遇到患者不满意与家属的不理解、抱怨，甚至遭遇不公正的对待，以及同行出于不同背景、动机和认识而产生的非议，甚至发生医疗纠纷和官司，尤其是在对危重患者诊治过程中更可能发生。如何对待这些重危患者，是及早明确诊断、积极治疗还是推诿患者以致延误治疗，是放弃治疗还是积极治疗，是姑息治疗还是采取根治的方法，所有这些都是对医师的考验，医师都要去面对和承受。如何决定，决定是否正确，有时候除了医师本人和更好的同行外，其他人是很难做出正确判断的。试想如果医师更多地考虑个人得失，选择对自己有利、安全和稳妥的措施，不必那么辛苦，不承担任何责任和风险，甚至以"合理"的方式拒绝诊治患者，患者就无望得到有效的治疗，会蒙受很大损失。医师如能做出正确的选择，就会使很多危重患者获救，最终会得到大家的理解和认可。因此用通俗的话讲"医师工作是良心活"，多年来我们对此有深切的体会，不知有多少被国内外同行认为无法救治的复杂、疑难、危重患者经过我们的治疗重获新生。

作为一名医师面对患者光有良好的愿望和微笑服务是不够的，更要有精湛的医术。医术是医师为患者同疾病进行斗争的手段。医师要为患者尽快地做出明确诊断和提出正确的治疗方案，实施有效的治疗和手术，使疾病好转或治愈，这是医疗服务的宗旨。要做到这一点，医师应该在与患者交流过程中建立让患者信任的基础，应在患者诉说的病史和纷繁复杂的症状中，去发现与患者疾病有关的证据和信息，并对各种检查和检验结果做出客观的分析与判断，做出正确的诊断和处理。另外在治疗过程中要清楚地了解对患者所用药物是否对症，剂量是否合适，手术技术和各种操作是否准确、熟练，这些都直接关系到治疗效果。医师诊断和治疗方法正确，患者即能转危为安，否则治疗就会失败，患者就不能得到有效的治疗。医师治病的过程和刑侦人员破案、将军指挥作战等基本原则是相似的，应充分利用可靠的第一手资料，通过全面检查、"望闻问切"和化验结果等获取各种有意义的"情报"，并加以去伪存真、去粗取精，做出正确的分析与判断，采取有效的治疗方法，做到"知己知彼"，才能取得良好的治疗效果。

如果没有高度责任心，这是做不到的。医师只有意识到自己的重担与责任才能对自己的工作提出更高的要求，才能发现自己诊治过程中所存在的问题，才能通过临床实践验证所掌握的理论知识是否正确，才能不断地提高医疗技术和诊治水平。

作为医师要多学习、想明白、看清楚、做到位、不留遗憾，才能做好手术、治好病。医师要很客观，切忌主观、放不下面子，为证明自己"意见正确"千方百计地搜寻符合自己观点和意见的"证据"，而最终使患者误诊、误治，甚至失去生命。医师本人也会因此"跌跟头"、"丢更大面子"。各种医疗和操作技术正确与否决定了治疗的效果。疗效的好与不好，治疗的成功与失败是检验医师对疾病认识和治疗过程正确与否的金标准。诊疗技术的正确、娴熟可能使你成名，也可能因诊治的偏差使医师"一失手成千古恨"。当然技术的熟练需要不断地实践与磨炼，需要"十年磨一剑"的工夫。

做医师会经常遇到各种危险的情况，如能正确判断和治疗就可以使患者转危为安。特别是在外科手术中可能发生各种意外，作为术者首先应该很镇定，像战场上的统帅一样指挥若定。如果术者本人首先慌乱，助手和护士们会更加不知所措，不能配合默契，术者就不能随机应变、争分夺秒去做出正确的决策和取得救治的成功。

医师应认识到患者的病主要是靠患者自己的体质恢复和痊愈的，医师的作用只不过是帮他而已。任何药物都有副作用，任何手术都有创伤，积极治疗是必要的，过度治疗会给患者带来危害是不应该的。正像一位栽树的人，只有懂得如何栽好树，"顺木之天以致其性"，树木才能生长茂盛。医师要顺应客观规律才不会误治病人。

（2）业精于勤

勤读书、勤思考是成为一名好医师的必备条件。良好的人文教育和修养是成为一名好医师的保证。勤读书指不光读专业书籍，也包括其他有用的书籍，如读文史类书可使医师对人生价值有正确的理解，有高尚的情操和良好的修养，借古鉴今，少犯错误；读科学类书籍帮助医师不断有新思路，了解科学的进展和对医学的贡献与影响；读艺术类书籍有助于使医师的治疗方法和手术借鉴艺术产生艺术性创造的过程及标准；读哲学类书籍可帮助医师在医疗实践中有正确的指导思想和提出新的方法。勤读书也包括利用网络和多媒体技术。"博古通今"使医师的知识不断更新，更有信心和能力去帮助患者和同事。要勤读书，也要勤思考，不要成为书呆子。孔子说的"学而不思则罔，思而不学则殆"很有见地，"学而不厌，诲人不倦"是每个医师都应该身体力行的。外语也是一门非常实用的工具，特别是英语，可以开阔视野，与国外学者多多交流，了解学习国外的先进技术，有利于个人专业水平的提高。

另外还要勤参与、勤实践，熟能生巧。经验的积累是一笔非常重要的财富，没有大量经验的积累，没有对所积累的经验的充分研究和分析，就很难发现有效指导临床实践的科学规律和原则。对于疑难病例的诊治更需要多方面的研究和考虑，多年经验的积累以及参考相关知识是正确诊治的基础。手术技术更要求准确、轻柔、精巧与熟练。好的外科医师能使手术过程像一首乐曲的演奏，如行云流水，让你体会到它的韵律与和谐美，感受到手术成功的愉悦。在外科手术中则更能表明这种艺术和科学的关系，即科学是美好艺术的基础，而艺术作品是科学精神和客观规律的具体表现。外科医师做手术时，器械在手犹如书画家运笔，不能有半点的不当，有时毫厘之差可能就会危及患者生命，不要只看到外科医师手术过程非常流畅，一气呵成取得的成功，也要了解外科医师台下要付出多少倍的辛苦与汗水。手术台上每个操作，都需要多年的磨炼和不断改进与思考。正是日积月累一点一滴才成就了一名优秀外科医师的精湛技术，所谓"十年磨一剑"、"梅花香自苦寒来"意即如此。

从技术上来说，外科医师确实需要手巧，需要技术和功夫。从看得见的操作技术层面上，人们常能听到评价外科医师是"第一把刀"、"第几把刀"的说法，外行的人也容易理解，也都能认同，然而在内行的人看来这种提法是对外科医师工作和专业缺乏了解的结果。如果说"手术刀"是技术的代名词，其固然很重要，然而更重要的是"软件"，即指挥手术刀的思想和认识。对于患者的疾病决定该不该动"刀"，能否不动"刀"，"不战而屈人之兵"，由内科保守或者微创技术治疗获得成功；如决定做手术，从哪里开始，从哪里结束，是局部姑息手术，还是彻底根治，这些都是下"刀"之前和在手术过程中需要思考的重要内容。这些指导思想来源于大量学习和实践。只有指导思想或思路的正确，才能在治疗方案的制定、手术适应证的选择、手术方法的应用、风险的回避、手术节奏的掌握、手术方式的变化、人员队伍的组织等方面决策正确，少犯错误。对一个患者要从整体上把握，既要考虑到手术的疗效，也要考虑到手术的损伤和风险；既要考虑到手术近期疗效，更要考虑到远期疗效。这些看不见的功夫对外科医师来说才是最难的，是决定手术成功与否的最重要因素。我们曾治疗过一例患有先天性心脏病、矫正性大动脉转位合并室间隔缺损、肺动脉高压的患儿，这类患儿如果按以往的常规修补室间隔缺损的办法，表面上风险小，虽然也属根治性的手术，但患儿成年后由于右心室要负担更重的左心室的负荷，会因此发生心力衰竭和引起三尖瓣关闭不全。最好的手术方法是在2岁以前行心房和心室水平血流双调转手术。该手术非常复杂，在此之前国内没有先例。当面对这个5岁、已经错过做双调转手术最佳时机的患儿，从长远考虑如何决策，显然是决定患儿一生的事情。在做好充分准备，考虑了各种可能性之后，我们决定为患儿选择做根治性的心房心室水平的双调转手术。由于患儿已错过适合手术的年龄，在技术上我们必须训练功能已经减退的左心室先进行姑息手术，即在患儿肺动脉上进行环缩，患儿出院后在门诊密切观察。两年后我们再次为他进行双调转手术，取得了成功。我们的决策和手术使他能和正常人一样地生活，改变了他一生的命运。在手术中发现患儿心脏周围组织粘连很严重，解剖结构辨认不清，特别是看不到必须移位的纤细的冠状动脉近端，因此给手术带来很大困难。如何解决？只有打破常规，先建立体外循环，切开主动脉去寻找冠状动脉开口位置，沿着开口去追踪解剖冠状动脉。在这个操作过程中，有几处毫发的距离可能损伤冠状动脉和主动脉瓣叶。前者损伤可以引起冠状动脉出血，一旦发生必然要缝合止血，由于血管纤细，会导致血管狭窄或不通；后者损伤也会使主动脉瓣关闭不全。两者都会使手术失败，患儿很难生存。当时作为术者的我就像一个攀岩的人，有种脚下失去支撑、命悬一线的感觉。而当完成冠状动脉血管解剖时，才长舒一口气。接下去如按"常规程序"完成心房水平的"调转"，再做动脉调转的话，手术时间必将延长一半，增加手术的危险。因此我决定先做动脉调转，再做心房调转，以减少心肌缺血时间，保证手术成功。整个过程到处都有危险，像拆除引爆装置的工兵一样处处都要小心翼翼。当完成动脉吻合后的感觉，恰如渔夫驾驭一叶扁舟，闯过了急流险滩，驶入了平静的水面。在手术结束，当我们看到心脏有力地跳动，撤离了体外循环机，看到手术后重建的心室、动脉血管像自然生成的一般，才如释重复，感受到了经历乌云压顶、疾风暴雨后所见到的绚丽彩虹、鲜花绽放的风光，有了完成艺术创作那种感觉。当患者出院，家属和医务人员一起欢庆的时刻，那更是对我们工作的最高奖赏。在这个具体治疗过程中，充分体现了仁心仁术、科学、技术和经验对患者治疗的影响。在我们的临床工作中有许许多多这样成功的案例，是我们医师值得骄傲的成绩。

医师的工作绝不是简单的重复，所涉及的方方面面每天都处在不断的发展和变化中。为了保证医疗质量，临床上制定了很多常规、指南和规范。这些常规的基础是大量临床研究工作，而这些研究工作的局限性和各学科的发展也需要不断地修正这些常规。在工作中既要了解这些常规，也应严格按要求去做，但有时也不能完全为这些常规所束缚。有时为了挽救患者生命必须打破常规，否则医学不会发展。临床研究工作就是去发现采用何种方法、技术和药物能更有效地治好病，观察患者和疾病在治疗过程中的变化规律，以便更好地指导临床工作，提高医疗质量。"治病就是治病，进实验室摆弄仪器和做动物试验才是医学科研"这种看法是不全面的，要加以改变。反过来如果科学实验的结果既浪费了大量资源又对临床工作毫无帮助的话，这些结果最终会被束之高阁，毫无意义。

医疗工作不能满足于以往的成绩和成功。因为在医疗工作中有一些问题解决了，有的问题还未解决，即使解决了的问题也还有改进和发展的空间。旧的问题解决了，新的问题又会出现。容易治疗的病症如此，疑难病症更是如此。坚持学习和研究才能打好功底，奠定做好医师的基础。有了深厚的基础，才能厚积薄发，举重若轻，才能有所创新，不断地提高自己的医疗技术水平。

以心外科为例，其发展是由一个一个问题的解决，一步一步地不断突破和创新，才有了今天很多心脏病都能得到有效治疗的局面。现代外科学早就进入飞速发展期，但心脏外科学却直到半个世纪前才逐步得到发展。在此之前，心血管外科被认为是外科手术的禁区。在很多学科，至今仍存在一些复杂的问题，随着科学的进步，很多问题都会逐步得到解决。科学的发展会产生各种医学发明，促进医学更快地发展，如无创或微创手术技术的进步会给传统外科带来很大的变革。因此医师应保持对科学发展的高度关注和敏感，并要有很好的科研基础和训练，才能在医学领域做出更大的贡献。

教学相长

对于刚踏入医学门槛的年轻人来说要想成为优秀的医师，道路漫长，但一路的学习过程会有很多的老师相伴。作为医学生，首先应该要去名校，投名师，毕业后应尽量选择高水平的医院工作或继续深造学习，要虚心向学长、上级医师学习，他们都是年轻人的老师。有时一句话、一项技术都是他们多年辛苦工作的积累和结晶，为这些知识的积累老师付出了大量心血、时间和劳动甚至毕生精力，可能很多年后学生才能领悟和掌握。老师如有错误与失败，学生能汲取教训也有助于自己的进步和成长。作为学生要对老师给予足够的重视和尊重，要永远心存感激，要"尊师重道"，不要从功利出发而使师道不存。作为老师要能发现好的学生，授业、解惑而不保守、保留技术，并在教学过程中不断修正自己的观点，增加经验，提高技术水平，身体力行成为学生各方面的"表率"。实际上学生和老师是每个人在人生不同阶段里都要轮换承担的角色。在学习的过程中，每个人都需要每日"三省吾身"，认识到自己不足的地方，加强自身的修养，形成正确的人生观，培养爱心、同情心、责任心。

书本上的知识经过临床实践，才能成为有用的知识，理论要在实践中得以验证和修正，才是好的理论；如能在求学以及工作期间做好笔记，将是你宝贵的财富，会成为你日后成功的一个重要因素。临床上遇到一些疑难的病例和难题，要多观察上级医师的处理方法，自己也要多动脑子，多查阅最新进展的资料，要有"朝闻道夕死可矣"的精神，刻苦钻研，不断进取。

医师的工作是实践的过程，也是学习和思考的过程。"板凳须坐十年冷，文章不写一句空"，是说做学问、写文章要言之有物，要有多年的积累，也说明应坚持一种认真求实的治学精神，一种严谨的学风。要成为一名好的医师也应如此，要有虚怀若谷的精神，要保持学习和研究的良好习惯。要善于学习，互相学习、共同提高是提高技术的重要因素。不仅学习同行的经验和长处，也要汲取同行的教训，还要更多了解其他与专业有关的知识。医师的学习离不开临床实践，离不开患者，患者是医学知识的源泉，更多的临床实践是成为一名好医师的必要条件。只有不断努力，日积月累，才能有真知灼见，有所作为。

做医师不能急于求成。年轻的医师经常希望能早日成才，独当一面。有些外科医师会抱怨，毕业工作多年，仍是助手。殊不知，功夫不到，着急手术，可能会犯错误，发生医疗纠纷与事故。当助手固然辛苦，可能枯燥无味，但在参加手术的时候要"有心"，也能学到很多知识和不断进步，如你在助手的位置有没有注意病变的实际情况和术前诊断的出入，是否明白怎样才能更好地配合术者顺利完成手术，有没有观察术者是如何处理每一个环节和妥善应对每一个突发事件的过程和方法等。有时候，即使一台手术你看上数十遍，你还是不能完全看懂术者如何完成手术的，假如换作你自己上台，就会暴露很多问题。所谓"看花容易绣花难"就是这个道理。年轻医师在手术中出了差错和麻烦，会给上级医师带来工作上的困难，会改变上级医师对你的态度，使上级医师对你的能力产生怀疑，也会使自己逐渐失去信心。结果是上级医师不愿再给你机会，患者和家属对你不信任，等于你在自己前进的路上挖了一条沟，这条沟可能使你很难跨越。而如果你肯观察，肯动脑筋，配合默契，就可能得到上级医师的认可，就会有更多的手术机会；如果细心的观察和多年的积累让你顺利地完成手术，意味着你以后的手术机会更多。好的外科医师绝不是由手术数量来凑成的，但没有一定的手术数量也不会成为好的外科医师。要多做手术，就必须接受吃苦、受累和风险，有"吃亏是福"的思想准备。多做手术是好事，有更多机会使你熟练，但切忌重复在简单的操作上，要主动去发现差异，找出规律性的东西，不断超越，争取完美。做手术光有如履薄冰、如临深渊的感觉不行，"薄冰"得过，"深渊"得越，需要有正确思路，借助于全部知识和各种有利的医疗技术，采用最佳方案，兼顾到患者安全的每个环节，直到手术的成功。如同有经验的舵公一样，需要经常在风波里出没才能有力挽狂澜，通过急流险滩，到达彼岸的能力。

王国维先生提出古今之成大事业、大学问者，必经过三种境界的理论，对医师治学和医疗实践来说也有重要意义。第一境界"昨夜西风凋碧树。独上高楼，望尽天涯路"是说初学者应该登高望远，鸟瞰路径，了解学问浩如烟海。第二境界"衣带渐宽终不悔，为伊消得人憔悴"指做学问不能轻而易举，要废寝忘食，孜孜不倦，付出各种代价而在所不惜。第三境界"众里寻他千百度，蓦然回首，那人却在，灯火阑珊处"为经过反复学习、研究、探索，终于在迷惑处豁然开朗，有所发现。总体可以理解为"奋发读书"、"刻苦钻研"、"水到渠成"。医师的成长需要一辈子的学习，所谓"活到老学到老"，在这个过程中也要经历同样的境界。

团队意识

在过去，医师一个人就能自立门户，救治患者，而今医疗的体制和形式已经发生了根本性的变化。医院、科室是以一个集体的形式存在，并在此基础上完成医疗工作。因此一个医师的力量是不够的，难以治疗复杂的疾病。对于新时代的医师，要求有很好的团队意识。好医师不是唯我独尊，能尊重包括患者在内的每个人，对每个人的工作给予客观评价、支持和帮助，并能配合各种工作的开展。只有医师护士密切合作，获得患者的理解与配合，才能保证医疗工作的有效进行，达到解除病患的目的。

手术也要由一支团队去完成。试想心外科手术，假如只有外科医师单枪匹马，没有助手的协助，没有护士熟练的配合，没有麻醉师控制稳定的生命指征，没有体外循环的安全保证，手术将无法完成。纵使你"技已成仙"，也会无能为力。相反，调动了整支团队的积极性，大家都配合你的工作，能减少你自己的失误，缩短手术时间，减少患者的痛苦，使你的工作更顺利和取得更大的成功。同时作为团队的一员，也要积极地配合其他成员的工作，促进整支团队共同进步。当你需要别人的配合和帮助时，你首先要自觉地帮助大家，才能得到大家的认可和帮助。另外在临床上也可能有抢救或手术不成功的情况，术者或上级医师应主动承担责任，反省自己的过失，思考如何做得更好，这有利于团队的建设和形成良好的风气，有利于提高整体医疗水平。

社会因素

医学发展是整个社会文明程度和教育水平的具体标志，医师的诊治技术也和社会科技发展息息相关。医务人员队伍的精神面貌、医疗技术和服务态度是整个社会文明程度的反映。医务人员是整个社会的一部分，是保证国民身心健康和发展医学的主要力量，同时也可能是患者，也和每个普通人一样是被服务的对象。医师也是社会普通的一员，希望不断地改善生活条件，也会受到来自社会的各个方面和各种因素的影响、面临社会上各种各样的理念冲击和物质的诱惑，以致医德医风受到影响。实际上医德医风和医术是医师工作的整体，是密切相关或不可分割的。古往今来真正的好医师医德医风一定是好的，因此很多国家和地区不会单独对医师进行医德医风考核和管理。况且不仅是医师有医德医风问题，各行各业都普遍地存在着道德水准和工作标准问题。医德医风差不仅会影响患者的利益和医务人员形象，也会影响医师的成长和发展，不利于医院内部的管理，是医患关系紧张的原因之一，进而影响整个社会的诚信度。医师应该在工作中努力提高自身素质、加强学习，不断提高医疗服务质量和技术水平。同时需要加强医师和患者之间的沟通，"信者为医"，取得患者家属和全社会对医师工作的理解和信任，减少误解，有利于医疗工作的顺利进行。

另一方面，社会整体应该重视教育，提高国民素质和文化水平及对事物能做出正确判断和评价的能力，社会应该尊重医师的技术、知识、劳动和奉献，了解医学的特殊性和不确定性，克服偏见与无知，创造产生好医师的社会制度和条件，要认识到办好医院，培养好医师关系到每一个人的身心健康。任何一个文明、理性的社会都会对医务人员给予足够的尊重和保护。不能想象一个落后的国家会有发达的医学，如果社会只想得到好的医疗服务，而没有好的医师和好的医院作为基础，希望最终还是希望，无法变成现实。只有提高社会文明程度，提升了诚信度，建立了合理的制度，有了很好的医务人员队伍，才能使医疗卫生工作更好的发展，人民的身体健康才能真正得到保证。

综上所述，好医师并不是一朝一夕就能做成的。好的医师除了追求真、善、美的人格外，要有团队精神，也要有付出与奉献精神，还要在漫长的医疗工作中不断学习、思考、实践和创新。借鉴王国维先生的治学三境界的说法，做医师也有三个阶段和三个境界。第一阶段指当医师刚走出校门的时候，需要不断学习，打好基础，能尽快胜任工作，这相当于做主治医师前后的阶段。而第二阶段则是经过努力，并在专业上有所建树，得到广大患者和同行的认可，取得一定的成绩，获得了良好的声誉，相当于做主任医师前后的阶段。很多医师会以此为满足，有了成就感，有些少数人则会争名于朝，争利于市，成为冒牌的大专家和不称职的领导，当他们掌管一个部门或一个医院的时候就会以权谋私，阻碍国家卫生事业的发展，成为医师中的丑类。第三阶段则是对人生和医学精神有更为透彻的认识，不计较个人名利得失，若计利则计天下之利，即如何救助更多的患者，求名则求万世留名，在医学事业上做出实实在在的贡献。在工作过程中不断探索医学创新之路，既能为人类的健康做贡献，同时也在完善自己的人生。像唐代画马的曹霸一样，"丹青不知老将至，富贵于我若浮云"，有了这种精神，才能成为真正的好医师，成为大医。

总之，"九层之台起于垒土，合抱之木生于毫末"是人生做事业做学问的开端；"不积跬步，无以至千里；不积小流，无以成江海"是使事业成功的保证和过程；"心可近佛，技可近仙"，做精诚的大医是每一位医师应该努力并可能达到的目标。这是一条漫长求索的道路，医师都应像攀登珠穆朗玛峰的运动员一样一步一个脚印走好，去登顶、去领略巅峰上的无限风光。

2 心脏和心脏病治疗的基本知识

人最宝贵的是生命，而维持生命最重要的器官是心脏。心脏实质上是一个血泵，由左、右心房和左、右心室四个心腔组成，心脏连接全身的主动脉、肺动脉及其他血管一起构成体循环系统（大循环）和肺循环系统（小循环）（图1）。通常心房的肌肉较薄，而心室肌肉较厚，以负担体循环的左心室的心肌为最明显。

心脏通过吸纳回收静脉血回到右心房，静脉血是全身经过代谢含氧量下降的暗红色的，经过右侧房室瓣即三尖瓣到达右心室，由右心室将静脉血泵入肺动脉流入两肺。由肺呼出二氧化碳，吸进氧气后，血液变成鲜红，含氧量增加，这就是动脉血。动脉血经四条肺静脉输入左心房，再经左心房、左心室之间的光滑、柔软、膜状阀门即二尖瓣流入左心室，

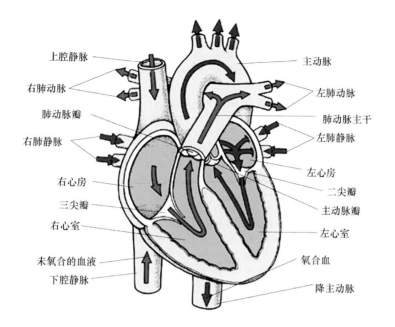

上腔静脉
右肺动脉
肺动脉瓣
右肺静脉
右心房
三尖瓣
右心室
未氧合的血液
下腔静脉

主动脉
左肺动脉
肺动脉主干
左肺静脉
左心房
二尖瓣
主动脉瓣
左心室
氧合血
降主动脉

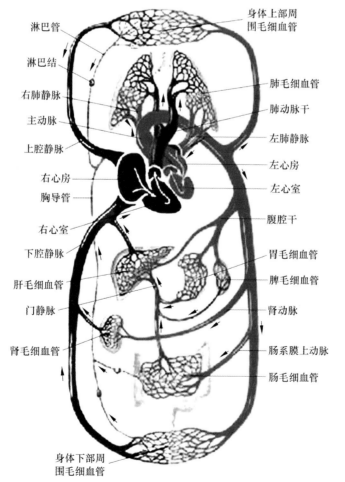

淋巴管
淋巴结
右肺静脉
主动脉
上腔静脉
右心房
胸导管
右心室
下腔静脉
肝毛细血管
门静脉
肾毛细血管

身体上部周
围毛细血管
肺毛细血管
肺动脉干
左肺静脉
左心房
左心室
腹腔干
胃毛细血管
脾毛细血管
肾动脉
肠系膜上动脉
肠毛细血管

身体下部周
围毛细血管

图 1 体循环与肺循环

由左心室射血进入主动脉并到达全身，为全身组织器官提供氧合血及营养物质。如此循环往复，以保持生命的正常活动。心脏自身有传导系统维持心肌有规律的收缩和舒张，来保证全身供血。另外心脏也受神经和体液的影响。在心脏和血管的结构或功能方面，任何原因、在任何部位引起的病变，都可发生心血管疾病。一般来说，心脏病有由母体带来的先天性心脏病，有后天获得的心脏病，如冠心病、瓣膜病、主动脉疾病等，另外如外伤、感染等原因也可以引起心脏病。

绝大多数心脏病都可以治疗，特别是手术治疗效果更好，可以取得满意的疗效，当然风险也可能更大。先天性心脏病绝大多数必须通过手术才能获得根本治疗，冠心病可根据病情通过介入或搭桥手术治疗，瓣膜病可以进行修复或用人工瓣膜替换，大血管疾病也可以通过介入或人工血管治疗，心跳不规则也可以通过心内导管检查明确诊断，应用起搏器和射频消融治疗。

据世界卫生组织报告，冠心病是目前人类死亡的主要原因，是和社会人口老龄化有关的疾病，全称为冠状动脉粥样硬化性心脏病。

冠状动脉是供应心脏本身的血管系统，冠状动脉分为左、右冠状动脉两大支，左冠状动脉又分为回旋支、前降支和对角支三大分叉，右冠状动脉分出后降支和左室后支（图2）。冠状动脉的血经过心肌毛细血管再回到冠状静脉窦，回到右心房、右心室和肺动脉，正常的冠状动脉血流可以保证心肌在收缩和舒张过程中对氧和营养物质的需要。冠心病是由冠状动脉狭窄所引起，引起狭窄的原因有很多，但常和高血脂、高血糖、高血压和过度肥胖有关，是一个缓慢发展的过程，由于饮食结构和社会环境的改变，冠心病发病率在我国呈上升趋势。冠心病的轻重程度有很大的不同，若平时不注意，没能及时做出诊断并进行治疗和预防，可能引起心肌缺血和各种类型的心绞痛，也可能发生猝死或心肌梗死（图3），心肌梗死可能导致较大面积的心肌坏死，引起心脏衰竭或心律失常。心肌坏死可以导致乳头肌断裂，乳头肌是连接二尖瓣和三尖瓣的，一旦断裂，就会引起瓣膜关闭不全，最常见的是左心室内前后乳头肌断裂，引起二尖瓣关闭不全和急性左心衰竭。心肌梗死还可以导致心室间隔或心室壁破裂和穿孔，可能导致心衰、大出血、心源性休克或死亡。

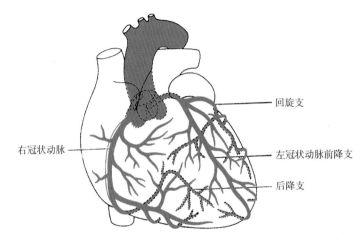

图 2　左右冠状动脉

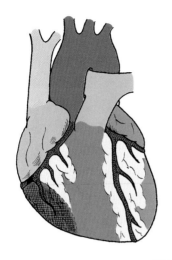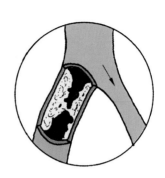

图 3 心肌梗死

冠心病通过普通体检不能确诊，因此有症状的年轻人及 50 岁以上者应到医院做冠状动脉 CT 检查，或者心电图、运动平板试验、核素检查来诊断，但冠状动脉造影是诊断冠心病的金标准（图 4）。治疗冠心病最有效的方法是进行介入治疗和冠状动脉搭桥手术。

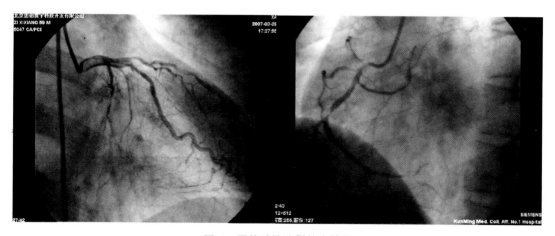

图 4 冠状动脉造影检查结果

支架介入治疗即刻成功率高，创伤小，无须全麻，恢复快，方便快速，易重复进行，但术后 6 个月内再狭窄率达 20% ～ 40%，多支血管病变血运重建不完全较常见，多需要再次手术或介入治疗，对严重弥漫性病变等患者治疗疗效不完全满意（图 5）；搭桥手术手术成功率高，能降低患者的死亡率，动脉移植桥长期通畅率高（图 6），能完全恢复心肌供血，但大隐静脉移植血管后期容易闭塞（5～10 年后），创伤较大，进行再次手术有一定困难，但可以做。随着介入治疗技术和患者经济条件的不断改善，冠心病手术患者的数量不断增加，接受手术治疗的患者病情也越来越重，对心外科医师的要求也越来越高。

瓣膜病多数为后天获得性心脏病，最常见的有两种，一种是以年轻人为多数的由风湿热引起的风湿性心脏病；一种是以老年人为多见的退行性变所导致的瓣膜病。风湿性心脏病最常引起二尖瓣狭窄或关闭不全，或二者兼而有之，还可以出现二尖瓣合并主动脉瓣疾病以及三尖瓣疾病，即联合瓣膜病变。风湿性心脏病常常可以引起肺动脉高压，导致呼吸功能受损，多数患者需要人工瓣膜替换，少数可以手术修复。老年人的退行性瓣膜病变以二尖瓣腱索断裂和关闭不全为主，多数可以采用瓣膜成形手术进行修复，而主动脉瓣病变多为钙化引起的狭窄，需要瓣膜替换治疗。这些瓣膜病的治疗都有一定的手术适应证，如果错过了手术时机，不但增加手术风险，效果也不好。

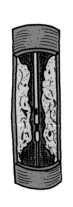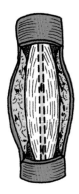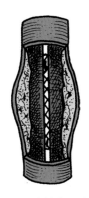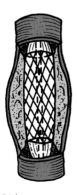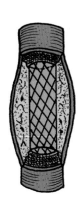

图 5　冠心病的介入治疗（PCI）

带球囊导管进入→球囊扩张→支架进入→支架扩张→安放好支架

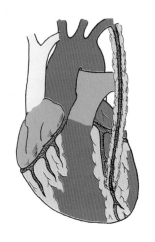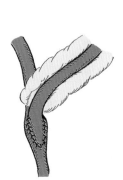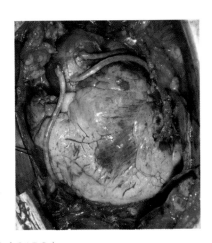

图 6　乳内动脉搭桥手术（CABG）

　　先天性心脏病可发生在心脏的各个部位，千差万别，需要根据不同病变采取不同方法进行诊治。有一些病需要急诊手术，如完全性大动脉转位合并肺动脉高压，应该在出生后两周内手术，最迟一年内必须手术，否则可能失去手术机会。完全性大动脉转位合并肺动脉狭窄则可能较晚再考虑手术，若患儿有严重缺氧导致无法生存，可以急诊进行姑息手术，等患儿长大后再进行彻底矫治。类似的情况有很多，但大多数患者都可以得到根治，手术后大多数患儿可以恢复和正常人一样，参加工作、成家和生育，部分患者经过两次或三次手术也可以取得很好的疗效。随着科技的发展，手术越来越安全，效果也越来越好。以下介绍几种复杂先天性心脏病的手术治疗情况。

　　三尖瓣下移（Ebstein 畸形） 是一种少见的先天性复杂畸形，发生率为 1/210 000，占先心病的 1% 左右，病变以三尖瓣发育异常、瓣环扩大、瓣叶下移、关闭不全和房化右室形成为主，也可合并其他心内畸形（图 7）。三尖瓣下移、发育不良、瓣环扩大均可导致三尖瓣关闭不全，可使右室容量负荷加重，右心室扩大，瓣环扩大，也会进一步加重三尖瓣关闭不全，右室功能不全。房间隔缺损或卵圆孔未闭可因心房压力的变化而产生左向右或右向左分流，进而产生低氧血症和红细胞增多及脑栓塞的危险。如合并其他心内畸形也会产生相应的血流动力学的改变。无论哪种畸形，都会使心功能损害加重。

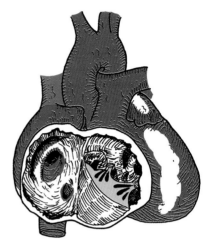

图 7 三尖瓣下移畸形（Ebstein 畸形）

患者病情轻可无症状，或仅表现心悸、气短；重者出生后症状明显，出现明显发绀和杵状指，1 年生存率为 15% 左右，1/3 ～ 1/2 的患者于 2 岁内死亡。许多患者在成年后才有症状。多数患者死于心衰、缺氧和心律失常。若患者无症状，三尖瓣反流中度以下，心胸比小于 0.55，无缺氧或未合并其他心内畸形，可门诊观察。如症状严重者应及早闭合房间隔缺损或卵圆孔，同时行三尖瓣成形术，尽量避免对儿童进行换瓣术。如必须进行瓣膜替换治疗，可首选生物瓣，即选择用生物瓣即用牛心包或猪心包做成瓣膜，但生物瓣耐久性差，一般十年左右需再次换瓣手术。由于三尖瓣承受的压力低，机械瓣置换易致血栓形成。如选择机械瓣，耐久性好，但需要终身口服华法林等药物进行抗凝血治疗。每天少服一次药都可能形成血栓，使人工瓣卡住，开放、关闭都可能造成障碍，重者可能会猝死。如服药过量则可能引起牙龈、皮肤、胃肠道和脑出血，甚至发生偏瘫或死亡。本病多见于婴幼儿及儿童，我院独有的解剖矫治术是本病治疗的最佳选择，手术成功率高于国内外任何医院，手术重新修复有病变的右心室，将下移、异常的瓣叶重新修补成新的瓣叶，并恢复到正常瓣环水平，将扩大的瓣环缩小，从而使瓣膜关闭完全，心室形态和功能恢复正常。采用解剖矫治的方法可以获得很好的疗效（图 8），并使绝大多数患者免于瓣膜替换。

单心室是一种少见的复杂先天性心脏病，占先天性心脏病的 1.3% ～ 3.0%。正常人有四个心腔即两个心室，而单心室患者是只有一个心室腔通过一个共同房室瓣的开口同时接受左右心房的血液，也叫共同心室，通过两组房室瓣的单心室也被称为心室双入口，可同时伴有大血管关系正常或异常的一组心脏畸形。单心室合并肺动脉狭窄者，发绀出现从轻到重，常有杵状指趾，呼吸困难及疲倦较常见，但一般不会发生充血性心力衰竭。不合并肺动脉狭窄者，肺血流量大，临床表现为早期充血性心力衰竭，反复发作的呼吸道感染，发育差，发绀轻，也可无发绀。50% 的单心室患者死于出生后 1 个月内，74% 死于出生后 6 个月内。早期死亡的主要原因为心律失常及心力衰竭。由于单心室的预后不佳，故应尽早手术治疗，很多患者需在生后 1 个月内手术。单心室的外科治疗主要有下列 3 种方法：① 肺动脉 Banding 术适用于所有合并有肺血流增多的单心室；② Fontan 系列手术（Glenn 手术、包括心房心室连接、心房肺动脉连接、全腔静脉肺动脉连接）手术效果好，手术较容易，大部分患者应采用 Fontan 系列手术治疗；③心室分隔术技术复杂，完全性心脏传导阻滞发生率高，常发生室缺残余漏和房室瓣关闭不全而需再次手术，这种手术较少采用，与适应证有关。少部分肺阻力增高的患者，心室分隔术是唯一可行的手术（图 9）。对于单心室合并肺动脉闭锁或发育不良、肺动脉高压、房室瓣关闭不全、完全性肺静脉畸形引流，应该根据不同情况采取不同方法进行相应的手术和治疗，手术死亡率较高。

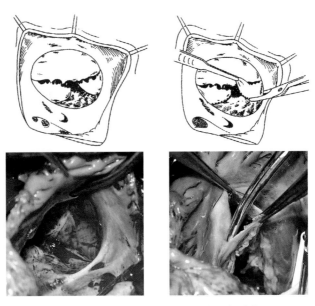

图 8 Ebstein 畸形解剖矫治术（部分）

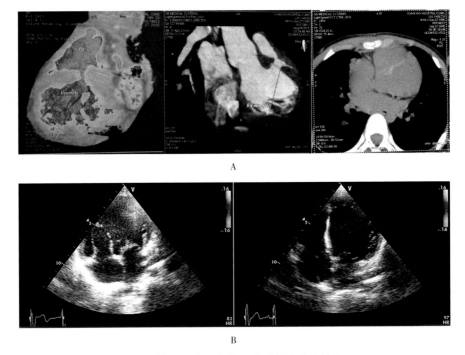

图 9 单心室分隔术前、术后超声检查结果

大动脉转位是一种复杂的心血管畸形，主动脉与肺动脉的位置与正常相反，主动脉发自右心室，而肺动脉发自左心室，可分为完全性和矫正性两大类（图 10）。

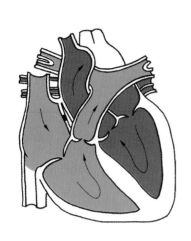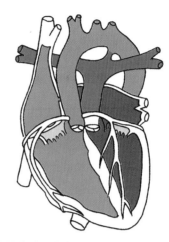

图 10 正常心脏（左）与大动脉转位（右）解剖对比图

完全性大动脉转位（TGA）是较常见的发绀类心脏畸形，发病率占先天性心脏病的 10%～11%，男女之比为 2∶1，若不及时治疗，90% 于 1 岁以内死亡。患者心室与大动脉连接相反，主动脉发自右心室，肺动脉发自左心室，多合并房间隔缺损、室间隔缺损、动脉导管未闭作为两循环间的交通，冠状动脉变异较多，多因缺氧生后一年内死亡。

矫正性大动脉转位（CTGA）是一种较少见的先天性心脏畸形，仅占先心病的 0.8%～1.4%，彻底治疗方法是同时矫治心房 - 心室以及心室 - 大动脉的异常连接，双调转手术是最复杂的心外科手术，我院手术患者均恢复良好。矫正性大动脉转位患儿左右心室也反位，体静脉的回心血通过右房，经二尖瓣口入解剖左室（功能右室），再入肺动脉。经过肺部氧合后的血回到左心房，经三尖瓣口入解剖右心室（功能左室）进入主动脉体循环。此类患儿虽存在心脏解剖畸形，但能维持正常生理循环，临床上并无症状表现，不需手术治疗。但此种畸形多伴发其他心内畸形如室间隔缺损、肺动脉狭窄和单心室等，有时还伴发三尖瓣关闭不全。合并其他畸形者占 1%，其中合并室间隔缺损者占 80%，肺动脉口狭窄占 50%。矫正性大功脉转位的冠状动脉也呈反位，右侧冠状动脉发出前降支、后其回旋支经房间沟走向右侧。左侧的冠状动脉与常见的右冠状动脉相似。

双调转解剖矫治手术（Double Switch 术）是目前治疗 CTGA 最好的治疗方法。应用心房调转术（Senning 或 Mustard 术）同期行大动脉调转术（Switch 术）（图 11，图 12），对 CTGA 合并室间隔缺损、肺动脉高压的患者效果最好；对 CTGA 合并肺动脉瓣狭窄的患者，选用心房调转术 + Rastelli 术效果也很好，但并发症较多，可能需要再次手术治疗。伴限制性室间隔缺损的患儿，尤其是年长的患儿应采取分期手术治疗，一期行左室训练术（肺动脉 Banding 术），术后随访，当满足双调转矫治术的条件时，完成二期心房 - 大动脉双调转手术。心房心室双调转手术（心房转流手术 + 大动脉调转手术）目前国内只有少数单位可以开展，手术例数不多，死亡率偏高，我院患者无一例死亡。

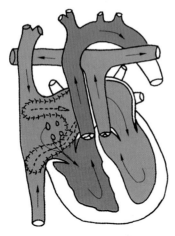

图 11　Mustard 手术

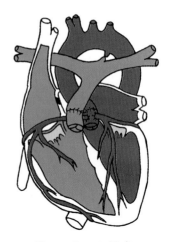

图 12　Switch 手术

室间隔完整的肺动脉闭锁是一种少见的先天性心脏病，发病率占先天性心脏病的 1% ～ 1.5%，无性别差异。其病理改变与病变发生的时间有关，如果病变发生早，会导致肺动脉瓣、右室、三尖瓣不发育和广泛的右室与冠状动脉之间的心肌窦状隙交通，心肌窦状隙是胚胎期冠状动脉发育前血流滋养心肌的间隙和交通。如果病变发生较晚，肺动脉瓣可发育出三个窦，三个瓣叶完全融合，右室可发育较好，冠状动脉大致正常。室间隔完整的肺动脉闭锁，右心室内血流无出路而成一盲端，体循环部分回心血流借卵圆孔未闭或房间隔缺损进入左心，或经未闭的动脉导管和（或）体 – 肺动脉交通支维持肺循环，是本病最基本的血流动力学特征（图 13）。

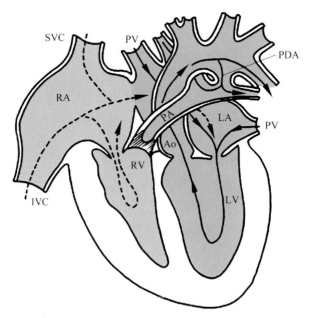

图 13　室间隔完整的肺动脉闭锁病理及血流动力学

SVC：上腔静脉；RA：右心房；IVC：下腔静脉；RV：右心室；PV：肺静脉；PA：肺动脉；
AO：主动脉；LV：左心室；LA：左心房；PDA：动脉导管未闭

出生前，由于胎儿血供的特点，本病并不影响胎儿的存活，患儿出生后缺氧的程度取决于肺血流量即未闭动脉导管和心房间交通的分流量。多数病例动脉导管相对发育不良引起缺氧，当动脉导管闭合或管壁增厚时，缺氧和发绀可能加重，甚至发生酸中毒、心力衰竭而危及生命。室间隔完整的肺动脉闭锁患儿 50% 于出生后 2 周死亡，85% 的患儿于出生后 6 个月死亡，少数活到儿童期的患者主要靠较大的房间隔缺损和动脉导管未闭，极个别患儿靠较大的心外侧支循环活到成年。

此类患者大多采用分期手术治疗。患儿出生后静脉滴注前列腺素 E1 以延迟动脉导管闭合时间。第一期先行体 – 肺动脉分流术，或同时在体外循环下行肺动脉瓣切开术；第二期在患儿 3 ～ 5 岁时恢复其右室和肺动脉的正常血流，闭合房间交通和心外分流。

主动脉弓中断是一种少见的先天性心脏病，病变为主动脉弓的连续性中断，常合并室间隔缺损、动脉导管未闭、房间隔缺损、左室流出道狭窄、主动脉瓣二瓣化狭窄（30% ～ 50%）、主肺动脉窗、迷走锁骨下动脉，也可能合并更严重的心内畸形如共同动脉干、右室双出口、Taussig–Bing 畸形、大动脉转位等，偶尔合并右降主动脉和右位动脉导管未闭。患儿由于出生后肺动脉阻力下降，心内左向右分流增加，在出生后即可出现心力衰竭症状。可迅速发生酸中毒、无尿，也可由于主动脉弓中断同时所致的严重后负荷增加，而使心衰加重。患儿可出现重度肺动脉高压及肺血管病变，导致右心室肥厚或衰竭，也可出现差异性发绀，四肢血压、脉搏可有明显差异。90% 的患者在出生后一年内死亡，75% 在出生后 1 个月内死亡，晚期多发生严重肺动脉高压及心力衰竭。一旦确诊，应尽早手术。婴幼儿合并其他心内畸形，应尽量一期手术矫治，如病情重或条件不具备，可分期手术。重度肺动脉高压发生不可逆转肺血管病改变，则不宜手术。主动脉弓中断手术难度较大，技术条件要求较高，再加肺动脉高压的影响，以往手术死亡率很高（30% ～ 60%）。近年来一期手术矫治已成为新的趋势。由于手术及围术期处理水平的提高，手术成功率也显著提高，死亡率明显下降。

另外，感染、外伤等其他各种原因也可能引起心脏病，绝大多数可以通过外科手术治疗获得良好的效果。半个世纪以前，心脏病的外科治疗曾被视为禁区，目前，心脏手术已经很常见，成功率显著提高。关键是要对心脏病有一个正确的认识，争取做到积极预防，及时就诊，得到正确的治疗，医师应针对不同的患者采用个体化的治疗方案，取得最好的手术效果。

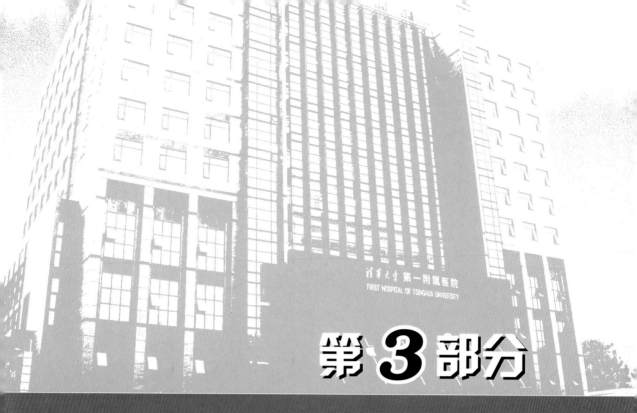

第 **3** 部分

救治疑难危重心脏病患者实例

1 急诊冠状动脉搭桥手术治愈急性心肌梗死

当年 52 岁的孙先生，1997 年曾有心梗病史，之后反复发作胸闷、胸痛，严重时，正常行走都会发作胸痛。近半年来常常在活动后出现心前区针刺一样的疼痛和胸闷，休息一会儿后能缓解，被诊断为"冠心病"。从此孙先生提心吊胆，总是随身携带着"速效救心丸"，生怕出现意外。可是在不久前，孙先生心前区出现压榨性疼痛，向左肩左上肢及后背放射，同时大汗淋漓，胸闷难耐，持续近 1 小时，休息和服用"速效救心丸"等都不能缓解，孙先生感到死神正一步一步地向自己逼近。种种迹象表明，孙先生出现了他一直担心的危及生命的急症——"急性心肌梗死"。家人立即把孙先生送往急救中心，经溶栓和冠状动脉支架植入手术，效果不明显，而且出现大量心包积液，反复发生严重的室性心律失常，心功能极差，随时都有生命危险。急救中心一边与新成立不久的清华大学第一附属医院心脏中心取得联系，一边迅速派救护车载着孙先生全家人的希望向清华大学第一附属医院飞奔而去。

清华大学第一附属医院心外科医护人员一接到电话就开始进行紧张的准备工作，联系心电图和超声心动图等必要的检查，通知麻醉科、体外循环科、手术室人员准备急症手术，心外监护室准备呼吸机、床位及各种抢救药品和设备，准备接患者。患者一到，紧张的抢救工作就有条不紊地开始了。2 小时后完成了必要的术前检查，患者被送往手术室进行了急诊手术。术前冠状动脉造影发现患者左、右冠状动脉主要分支多处 80% 以上狭窄，生命危在旦夕。手术中清除 300ml 心包积液，同时进行冠状动脉搭桥手术，搭桥四支，手术进展非常顺利。经过术后的调理，患者很快恢复了健康，症状完全消失，可以在床边走动。孙先生说他已经在鬼门关走了一遭，没想到还能回到人间。

2004 年手术至今，孙先生一直无明显胸闷、胸痛，除三酰甘油有些高外，其余的检查都比较正常，现在退休在家，替女儿看看孩子，每天和小外孙玩儿，很忙碌但很开心。平时做做家务活，乐在其中。

2 乐极生悲——放爆竹炸坏心脏，悲而化喜——妙手 修复破碎的瓣膜

山东省高唐县陶先生春节燃放爆竹不慎发生意外，爆竹在胸前爆炸，造成胸前皮肤大面积烧伤、开裂。当地医院处理后，仍感呼吸困难、不能平卧，稍微活动即感心慌气短，超声检查证实三尖瓣前乳头肌从基底部断裂，血液大量反流，导致心功能不全。患者到多家医院就诊，均被告知需要置换三尖瓣。瓣膜置换手术相对简单，但手术后须终身服用抗凝血药物。如选择用生物瓣即用牛心包或猪心包做成瓣膜，一般需十年左右再次换瓣手术，手术后一辈子都很难过。如果进行瓣膜修复，困难很多，因为三尖瓣是心脏右侧心房、心室之间的一个阀门，由类似降落伞样的结构组成，有三个瓣叶、乳头肌和腱索，任何环节处理不好都可能导致手术失败。如瓣口过大、瓣叶

面积不够会出现关闭不全，过小则使血流通过不畅，进而形成狭窄；腱索过长、过短，三个瓣叶对不上都会导致关闭不全。每个细节都要处理好，并且要能耐久而不复发，所以在手术技术上要求很高，在全世界都没有解决好。因此患者慕名来到我院，吴教授对其三尖瓣进行了修复。术中发现患者三尖瓣前叶明显脱垂，前乳头肌自根部断裂，前叶与隔叶、前叶与后叶之间乳头肌完全断裂，瓣口扩大，重度关闭不全。术中用自体心包将乳头肌重新缝在前壁上，将三尖瓣环环缩，两个交界也做了相应处理，心脏排气后停用体外循环机。术后经超声检查证实三尖瓣关闭良好，无反流。4月2日患者痊愈出院，陶先生又可以像正常人一样生活了。

3 心房心室分隔术治疗罕见先天性复杂心脏畸形

患者为16岁的女性，出生后即发现先天性心脏病、严重发绀和发育不良，曾在全国多家大医院就诊。但由于病情复杂，都没有得到治疗。经多方打听，于2004年3月来清华大学第一附属医院找到吴清玉教授。吴教授及手术组外科医师反复研究患者的病情，根据患者的症状、体征、超声心动图及相关检查，对患者的心脏畸形做出了科学、客观的诊断，并且决定术前无须做心血管造影检查。术中所见与患者术前诊断相符，心脏病变为右旋心、左侧并列心耳、大动脉转位、单心室、单心房、肺动脉瓣狭窄、动脉导管未闭的罕见复杂心脏综合征。吴清玉教授认真研究了患者心内畸形特点，决定为患者实施解剖矫治手术。术中合理分配左右心室、心房，重建心室、心房间隔，通过同种带瓣心室外管道重建右心室－肺动脉连接，建立正常的体循环和肺循环。由于患者心脏畸变严重，传导系统的变异可能极大，在重建心室间隔的过程中，易损伤解剖变异传导系统，引起完全性传导阻滞，或者左右心室腔分隔大小不适，造成心功能不全。吴清玉教授经过精心设计和精细的操作，避免了这些并发症，手术历时12小时。术后，患者在心脏外科ICU，经医护人员的精心治疗，恢复顺利。

患者于术后12天痊愈出院，从此像正常人一样生活、工作、学习。术后不久回到清华大学第一附属医院进行术后常规复查，结果显示，患者的各项心功能指标和身体发育状态均达到正常人水平。

4 手术治愈14岁右室双出口（Taussig–Bing）畸形

患儿是一名14岁的患严重复杂先心病右心室双出口（Taussing–Bing）畸形、大动脉异位、心室间隔缺损、重度肺动脉高压的男孩，因为已错过最佳的手术时机，跑遍全国各地均不能得到治疗。最终辗转来到清华大学第一附属医院，时任副院长的吴清玉教授亲自为他施行了矫治手术，现在他终于健康地出院了。

我们知道，正常人的主动脉从左心室发出来，携带着经过肺氧合后的血液把氧输送到全身各个组织器官，这是我们的生命赖以维持的基础。而右室双出口患者由于本应起自左心室的主动脉却从右心室发出，使主动脉内流淌的是没有经过肺氧合后的血液，如果不合并其他交通，患者的生命将不能维持。因此，能存活的右室双出口患者一定是在心脏的某个部分存在交通，从而使一部分经过肺循环交换过的含有氧气的血液能通过主动脉到达全身。该交通口就是右室双出口合并室间隔缺损。患儿从一出生就出现全身严重缺氧，发育不良，全身发绀，活动后气急。随着年龄的增长，病情也越来越重，手指和脚趾末端都膨大得像小鼓槌一样。这是长期缺氧的结果，并反复出现心衰，肝脏逐渐增大并出现腹水，不能活动，也不能平卧，生活质量差。在国外，这种先天性心脏病一般都在 6 月龄以前就进行根治手术，此时心肺的继发性病理改变都不严重，手术后恢复相对比较容易。而对于这种先心病来说，14 岁的年龄的确是太大了，早已错过了最佳的手术时机，患儿的心、肺、血管和其他器官的继发性病理改变都很严重，手术前的身体状况也很差。这一方面极大增加了手术风险和手术难度，对外科技术提出了更高的要求；另一方面也使手术后的恢复变得十分艰难。

根据患儿的心脏内结构畸形情况，术前讨论决定为其施行解剖矫治手术——大动脉调转术。手术中首先要应用一块涤纶片修补室间隔缺损，将心室分隔成大小及形态合适的左、右心室。由于患者的大动脉位置也异常，因此需要通过这个补片将两大动脉进行分隔，使主动脉与右心室相连接，同时使肺动脉与左心室相连接，然后分别从主动脉和肺动脉的根部把它们切断，两者交换位置进行连接，形成"新"的主动脉和肺动脉，并将原来从主动脉根部发出的冠状动脉小心解剖，连同其开口周围的主动脉壁一起，呈纽扣状剥离和剪下来，移植到"新"的主动脉壁上去。但术中发现除了肺动脉高度扩张、肺动脉压力升高与主动脉压相等和巨大的室间隔缺损 30mm×40mm 外，还合并肺动脉瓣关闭不全、瓣叶边缘增厚并有赘生物，前瓣叶脱垂。这种情况的发生率不足先天性心脏病患者的 0.1%。由于大动脉调转术后原来的肺动脉瓣将作为"新"的主动脉瓣工作，需要承担体循环的压力，而要让一组有病变的肺动脉瓣长期承担比正常肺动脉高得多的体循环压力，显然是不合适的。在这种意外情况下，吴清玉教授对患者的心脏解剖结构、病理生理改变情况和手术后近期和远期效果进行全面、周密的考虑，果断地对手术方案进行了修正：在心室分隔后，改动脉水平的调转为心房水平的调转。术中切开右心房，切除房间隔，自体心包剪成纺锤形，进行房间隔重建，在心房内建成两条通道，一条将经过肺循环氧合了的肺静脉血隔入右心室，另一条使全身组织代谢后的体静脉血回流到左心室。手术后患者的血流方向变成：肺静脉（氧合血）→心房内隧道→右心室→主动脉→全身组织器官（在毛细血管进行物质交换）→小静脉（静脉血）→腔静脉→心房内另一条通道→左心室→肺动脉→肺循环（进行气体交换）→肺静脉（氧合血），使体循环和肺循环之间成为一个开放的回路，从而达到功能上的矫治。在直径不足 3cm 的心房内完成如此复杂的手术，其难度可想而知，不仅要将原来的血流方向改道，还要保证分隔后上下腔静脉和肺静脉的回流不受阻，同时还不能损伤心脏传导系统，因此补片的形状、大小以及缝合的位置、方向和深度都要求极其精确，否则会导致血流受阻或严重的心脏传导阻滞而危及生命，因此说它"差之毫厘，谬以千里"丝毫都不夸张。这在国内没有先例，在国际上也极为罕见。吴清玉教授经过近 10 个小时的精细手术，心脏畸形矫治结果十分满意。

但严重的心肺继发性改变和严重肺动脉高压使患者在术后早期出现了严重低心

排血量综合征、恶性心律失常、急性肾衰竭、消化道应激性溃疡、肝功能障碍及造血系统功能抑制等一系列严重并发症，如果处理不好这些并发症中的任何一种都足以危及患者的生命。在吴清玉教授和李洪银主任的亲自指导下，清华大学第一附属医院心外科监护室全体医护人员经过艰苦的努力，顽强地与死神搏斗，终于创造了生命的奇迹。他们联合应用各种血管活性药和抗心律失常药物，并注重改善心肌的营养和能量代谢，应用腹膜透析进行肾脏替代治疗，采用最佳的呼吸机治疗策略，应用一氧化氮吸入和前列腺素治疗，防治肺动脉高压危象，同时注重其他器官功能的支持和内环境稳定的维持等。经过一系列综合治疗，患儿在生死边缘徘徊 15 天后，循环功能逐渐恢复，无尿 13 天后又开始排尿了，肾功能及其他器官功能也都逐渐好转。现在患儿的身体状况达到了 14 年来最好的状态，已经痊愈出院。孩子的父母说，经过无数次的绝望后，他们全家都有一种获得新生的感觉，孩子也第一次体会到了"无病一身轻"的感觉。

5　成功修复感染性心内膜炎、二尖瓣穿孔

　　13 岁的男孩因患有亚急性细菌性心内膜炎而导致二尖瓣前叶穿孔，三尖瓣反流，心功能不全，如不治疗会有生命危险。大家对皮肤的病灶，如疖肿、化脓都有印象，而对血液感染细菌形成亚急性细菌性心内膜炎，引起心脏内结构损毁、破溃，并可能使心脏重要结构受到破坏就不一定清楚。亚急性细菌性心内膜炎就是这样一种病。面临这种情况，可以有两种选择：瓣膜成形（即修补）手术或瓣膜置换手术（俗称换瓣）。瓣膜置换手术相对简单且风险较小，但手术后需要终身服用抗凝血药，患者生活质量将受到影响。瓣膜成形术瓣口不能过大引起关闭不全，或过小引起狭窄，瓣叶要修好并且能够承受每分钟 70 多次的心跳，手术后不能复发。吴清玉教授考虑到患儿年龄小，为了提高生活质量，最终为其施行了风险高、难度大的二尖瓣和三尖瓣成形手术，并取得了良好的效果。

6　体外循环的奇迹——创造生命的奇迹：体外循环
　　10 小时顺利恢复

　　吴清玉教授又成功地完成了一例复杂先心病手术，本已经不是什么新鲜事了，但体外循环时间长达近 10 小时而能维持各器官功能不受损害，这是医学史上的奇迹。

　　12 岁的小男孩强强（化名）患复杂先心病：矫正性大动脉转位合并三尖瓣发育异常、室间隔缺损、房间隔缺损、肺动脉高压。

　　正常人的血液循环途径：在肺内氧合的血液进入左心房通过二尖瓣到达左心室，再被射入主动脉达到全身各组织器官，经过组织交换的静脉血经上下腔静脉回流入右心房，通过三尖瓣到达右心室，再进入肺循环。此患者的血液循环途径因患有矫正性大动脉转位而改变：氧合血从肺静脉回流到左心房通过三尖瓣到达右心室进入主动脉，到达全身，静脉血从上下腔静脉回流到右心房通过二尖瓣到达左心室进入肺动脉到达

肺循环。也就是说，由于心房－心室以及心室－大动脉之间的连接同时出现异常，使心脏在生理功能上得以矫正，几乎所有的矫正性大动脉转位都合并其他心脏畸形。常规的治疗方法是单纯对这些合并畸形进行矫治，因此手术和术后处理相对简单，但是术后远期容易出现三尖瓣反流和心衰，严重影响患者生存质量和寿命。

为了取得更好的远期效果，吴清玉教授打破常规，为患儿实施了心房和动脉水平的双调转、冠状动脉移植、三尖瓣成形及室间隔缺损修补手术。手术中要用自体心包片在心房内建立一个隧道，使从上、下腔静脉回流的静脉血液能顺畅地流入右心室，并使从肺静脉回流的动脉血液能顺畅地流入左心室，即重建心房－心室的正常连接，然后修补室间隔缺损和三尖瓣的成形，再从根部分别切断主动脉和肺动脉，将连接错位的两大动脉位置互换，并将冠状动脉移植到新的主动脉壁上，恢复正常的心室－大动脉连接。该手术对外科技术的要求极高，补片的形状、大小、位置、缝合的深度以及冠状动脉移植的位置、方向等出现丝毫的偏差，都会导致患儿血流动力学的严重异常、心脏传导系统异常或心肌供血障碍而危及生命。经过长达 19 小时的手术和 9 小时 50 分的体外循环，患儿各器官功能维护良好，这在国际上也是很少见的。

大多数心脏手术时，心脏都是处于静止状态即心脏是停止跳动的。为了保证心脏手术过程中全身重要器官的血液供应和代谢产物的排泄、维持正常的新陈代谢，同时也为了使保持手术野的干净和便于手术操作，手术时需要将回流到心脏的静脉血液引流到一个特制的"人工肺"内进行氧合，再通过一个泵将经过"人工肺"氧合了的动脉血输送到心、脑、肾等全身重要器官。由于这个过程都是在体外进行的，所以我们通常称为"体外循环"。体外循环毕竟与正常情况下的血液循环不同，因此容易出现各种并发症，体外循环维持的好坏直接影响到患者的生命。一般情况下，体外循环时间常在 2 小时以内，体外循环时间 6～7 小时而不出现严重并发症在国际上已属少见，而长达 10 小时而无任何并发症更是绝无仅有。

该患儿术后第一天就拔除气管插管，第二天就可以在床边进行轻微的活动，患儿恢复良好，无任何并发症。这例手术的成功说明了清华大学第一附属医院心脏中心吴清玉教授带领的团队具有高超的专业技术，从麻醉、体外循环、外科手术到术后监护治疗都达到了世界先进水平。

7 年过去了，孩子已经长成了 185cm 的高个子，让妈妈备感欣慰。想着手术前每天忍受着内心无比的煎熬，看着瘦弱的孩子备受疾病的折磨，孩子的妈妈直说感谢救命恩人吴清玉，感谢心脏中心的全体医护人员。孩子现在已经读到初三，每天和正常的孩子一起上学、放学，从前因生病耽误的功课都努力追补上来，成绩正一天天进步。

孩子的妈妈说孩子和吴清玉教授有缘，看了好多家医院都说手术做不了或者孩子需要做两次手术，年年来北京，走了好多弯路，直到找到了吴清玉教授。她至今还记得那天的手术从早上 10 点开始一直到次日凌晨，手术室外焦急的等候，一天一夜滴水未进，可她不害怕，因为对吴清玉教授有信心。坚持就有回报！只要孩子健康，人在就什么都会有！

7　惠吾胞泽

　　3 岁的徐州王 ×× 长得非常可爱，但受先天性心脏病的影响，不能与正常孩子一样生活。国庆节前夕他和爷爷、爸爸、妈妈来到清华大学第一附属医院请吴清玉教授实施了手术，手术做得十分成功。在大夫、护士精心监护下，小 ×× 的病一天比一天好。他能顺利做这个手术，得益于他的叔伯爷爷陈老先生。陈先生是台湾退伍军人协会会员，16 岁被迫去台湾，近 70 岁才找到内地的亲戚，现在他每年都回来探亲，为家乡的人民做一些事情。他看到孩子的病，觉得不能耽误孩子的一辈子，就四处打听能为孩子看病的大夫。后来听说北京有个吴清玉大夫能做这个手术，但不知怎样与吴大夫联系上，把孩子的病治好。陈先生就出面给国务院台湾办公室写信，请他们帮助解决。国台办积极协助办理，主动与清华大学统战部联系，又与我院联系，才有了今天孩子手术成功的结果。为感谢医院，陈老先生做了一块匾上面写着"惠吾胞泽"以表达他对两岸人民早日实现和平统一的心愿。

8　二次手术治愈冠状动脉搭桥手术后再狭窄、双肾动脉狭窄的患者

　　64 岁的陈先生，4 年前做了冠状动脉搭桥，现在又出现多支冠状动脉再狭窄，合并双侧肾动脉狭窄，严重高血压病，反复出现心力衰竭和肾功能衰竭。需要做第二次冠状动脉搭桥手术，但因心肾功能差，辗转多家大医院均因麻醉和手术风险大，未能手术。来到清华大学第一附属医院心脏中心后，吴教授组织全中心讨论、制定治疗方案。经过一段时间的内科调理、肾动脉植入支架后转入外科。在麻醉和体外循环的密切配合下，吴教授进行了二次手术。对术中出现的严重鱼精蛋白反应和周围血管麻痹综合征，经及时正确地处理，避免了严重后果，术后安全返回 ICU，康复出院。

　　二次搭桥术后，回到家中，按照出院时医师的嘱咐，坚持正规用药与治疗，开始那几年偶尔会感觉有些胸闷，从 2010 年至今胸闷等心脏不适的感觉完全消失了，老人家已是 71 岁高龄，生活能自理，住在 3 层，可以下楼、遛弯儿，和老伙伴们打牌，老人家经常会想起吴院长，感慨如果没有吴清玉教授的精湛医术，没有清华大学第一附属医院心脏中心，他可能早就不在人世了。

　　老人家现在唯一的问题就是肾衰竭，每天需要做腹膜透析，但是从 2007 年到现在，一直保持得都不错，感觉很有精神，最近复查的结果也基本正常，除了腿有些困累外，无其他不适。老人家特别想念这些曾为挽救他的生命辛苦工作的医务人员。

9　生命在蓝天航线中延续

　　一个 60 岁的浙江武义县农民，患有冠心病史近 10 年。反复出现心前区疼痛，经常服用消心痛、速效救心丸等药物维持，病情逐渐加重，不能从事正常体力活动。10 天前突然病情加重，常规服药症状不能缓解。在当地医院住院行介入治疗后症状仍无

好转。病痛的折磨使他痛不欲生，他有些绝望了。这时经人介绍说清华大学第一附属医院心脏中心专门为各种疑难复杂先心病及急重症冠心病开展手术。由于病情重，不能等待，路途遥远，坐火车来不及了。家人紧急商量决定乘飞机到北京。清华大学第一附属医院得知消息后，立即做好迎接准备工作。患者到后，心外科李洪银主任立即组织外科手术室、麻醉科会诊患者，明确诊断患者为左主干严重病变，随时有发生大面积心肌梗死而猝死的可能，决定为患者做紧急搭桥手术。经过周密有条不紊的术前准备，于当天上午行急诊搭桥术，手术顺利。术后于 ICU 监护治疗两天后平稳返回病房，能够下床活动，恢复顺利，术后 9 天患者痊愈出院。患者激动地说："没想到清华大学第一附属医院心脏中心有这么好的医师，医术高超，服务周到热情，才住院 9 天就能顺利出院，做个阑尾炎还要 7 天呢！在这里我充分体会到了医护人员的温暖，我回去一定要告诉我的家乡人，北京有一个心脏中心，那里的医师医术高超，服务热情，那里是真正的患者之家。"

10　手术治愈 78 岁患者室间隔穿孔

78 岁高龄，体重 84kg 的肥胖女性患者，因发作性心前区剧痛，向肩部放射，伴大汗、胸闷、憋气，诊断为"冠心病，急性心肌梗死，室间隔穿孔，心功能衰竭"。在北京两家大医院经冠状动脉内支架植入手术、抗凝、扩冠、主动脉内球囊反搏及血管活性药物等治疗十几天，效果都不理想，心功能、肾功能进一步恶化，患者尿量减少、气促、咳血痰。需手术治疗，但难度、风险极大，然而，欲挽救患者生命，这是唯一的选择，在当前的环境下，又有谁愿意、敢于冒这个险呢？情急之中，家属联系到刚刚成立不久的清华大学第一附属医院心脏中心，很快患者带着主动脉内球囊反搏转入该院心外科。

病情危急，需要马上手术！吴清玉教授亲自上阵，手术中清除心包积液，见左心室壁上一个区域心室肌呈透壁样心肌梗死，仅有一层薄薄的外膜覆盖，外膜下还有出血。这层外膜极易破裂导致无法挽救的心脏破裂大出血。吴清玉教授将这一部分心肌切开，修补巨大的室间隔穿孔后，再用涤纶片采用"三明治"法进行修补加固心室壁，从根本上纠正了患者的顽固性心衰，排除了心脏破裂的隐患。手术后患者顺利恢复，很快脱离呼吸机和主动脉内球囊反搏机，并逐渐恢复正常活动。

为此，患者家属特意制作了一座汉白玉石碑赠送心脏中心，碑文是这样刻写的："精湛医术，高尚医德"。并表示："吴清玉教授带领他的医疗小组成功地为我 78 岁高龄的老母亲修补了心脏穿孔，给了她第二次生命，谨此献上我们全家最诚挚的谢意。"

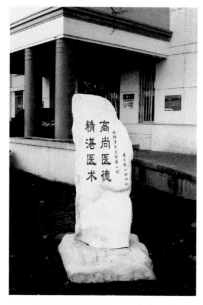

患者赠送的汉白玉石碑（一）

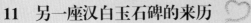
11　另一座汉白玉石碑的来历

　　另一位福建泉州患者曾在厦门市某大医院由德国专家做过搭桥手术，术后患者心绞痛症状如故，辗转多家医院均未获治。在清华大学第一附属医院造影检查证明"桥"已完全堵塞，经再次手术后彻底治愈。冠状动脉肌桥是一种较常见的先天性冠状动脉疾病，冠状动脉通常分布在心肌表面，如果某一段冠状动脉穿行于心肌下方，心肌收缩时使冠状动脉受压，则形成肌桥，可能引发心绞痛、心肌梗死或猝死。多数患者用药可以控制，在药物无法控制的情况下需考虑手术治疗。冠状动脉肌桥多采用放支架或搭桥手术治疗。放支架很容易因支架内血栓形成引起狭窄，冠状动脉搭桥手术由于冠状动脉本身血管正常，有较大量血流通过，产生与"桥"血流的"竞争"，因此"桥"极易狭窄或堵塞，本例患者即如此。而彻底治疗的方法是把冠状动脉表面肌桥切断，此种手术对术者技术要求很高，要切断肌桥使受压迫的冠状动脉"解放"，充分解除压迫又不能有丝毫损伤、出血，一旦出血，修补可能引起严重狭窄。清华大学第一附属医院对本病的诊疗有丰富的经验。由于做过心脏手术后组织发生粘连，不仅开胸有很大危险，找到原来搭桥有病变的血管更加困难，一刀切下去到处都会出血，但如果找不到肌桥，不能切断，手术就白做了，因此手术要小心翼翼，如履薄冰，仔细解剖。时间一分一秒地过去，手术室内一片寂静，等待这个发现。找到病变部位后，用小圆刀轻而有效地切断肌桥，使肌桥下的冠状动脉彻底显露出来。患者对我院医疗及护理工作非常满意，为表达内心感激之情而树碑，刻词："杏林春暖仁心仁术，悬壶济世妙手回春。"

　　患者手术出院后一直感觉不错，没有明显的胸闷胸痛发作，能坚持游泳、散步。他知道身体除了医师的治疗外，自己的作用也很关键。他还在经营着自己的公司，每年到我院复查一次，情况良好。对于医院，他说的最多的是感谢医护人员的支持与关照，很高兴看到清华大学第一附属医院心脏中心的工作越来越好。

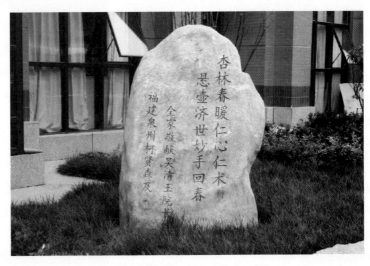

患者赠送的汉白玉石碑（二）

12 手术治愈 3 月龄完全性肺静脉畸形引流带呼吸机的患儿

　　2005 年 1 月 24 日，北京电视台 BTV-9 新闻节目报道了清华大学第一附属医院心脏中心外科成功救治一位出生仅 3 个月小患儿的经过。患儿张××因出生后喂养困难、反复发热、咳嗽来到北京儿研所住院治疗，后因肺部感染逐渐加重，导致败血症，转为 II 型呼吸衰竭合并重度心力衰竭，靠呼吸机辅助呼吸，在重症监护室抢救了 1 个月。经心脏超声检查明确诊断为"先天性心脏病，完全性肺静脉异位引流"。患儿如不手术治疗，随时有生命危险。拿着病危通知书，孩子的父母心都碎了。患儿的父母带着全部的希望，慕名来到清华大学第一附属医院心脏中心外科找吴清玉教授。当时，吴教授正在主持医院与香港中文大学联合举办的国际医学进展研讨会。得知此消息后，他立即赶回医院，经过短暂而又周密的术前准备，为患儿施行手术治疗。手术过程非常复杂，从当日下午 3 时一直做到次日凌晨。手术终于成功，孩子得救了，但由于患儿年龄小，体重低，术前感染严重，对多种抗生素耐药，术后治疗及护理工作非常棘手。在 ICU 医护人员的精心照料下，患儿逐渐脱离了危险，在我们面前的已不再是那个面色青灰、呼吸急促、紧闭双目的小家伙，现在的他面色红润，双眼充满着对新生活的憧憬。他的父母激动地说："是吴教授给了孩子第二次生命，他挽救的不仅是个孩子，而是一个几近破碎的家庭。"

13 永存动脉干根治术

　　1 岁 9 个月的小男孩，出生后逐渐出现乏力、气短、发育落后，经检查证实为先天性心脏病，永存动脉干、室间隔缺损合并严重的肺动脉高压。由于主动脉和肺动脉起自同一条共同动脉干，出生后很快出现严重的肺动脉高压，如果不及时手术矫治，将随着年龄的增长迅速出现不可逆的肺血管病变而永远失去手术治疗的机会。在国外这种先天性心脏病都在出生后 3 个月以内进行根治手术，这时肺血管病变较轻，术后恢复相对容易。

　　此患儿当时年龄 1 岁 9 个月，已经出现严重的肺动脉高压，术中见心房、心室重度增大，左、右肺动脉分别起自共同动脉干，室间隔缺损。手术中先要仔细地游离出左、右肺动脉，将它们分别从共同动脉干上切断，仔细缝合共同动脉壁上的切口，这条共同动脉干就变成了正常的主动脉，负担体循环的供血。从共同动脉干上切下的右肺动脉、左肺动脉则分别与一条同种异体的肺动脉管道上的左右肺动脉连接，再在右心室流出道上做一个造口，将同种异体肺动脉的主肺动脉与这个造口相吻合，再造一条从右心室到肺动脉主干再到左右肺动脉的通路，从而使得体循环和肺循环从解剖结构到血流动力学上都接近正常。从血管的游离、右心室切口的位置、大小和方向、同种血管的长度和走行、血管的吻合等各个步骤都需要精确的设计和精细的操作，任何差池都可能导致出血、血管的扭曲、管腔狭窄，导致严重的心功能不全。吴清玉教授以其精湛的技术成功地完成了这一复杂的手术。

　　本例患儿虽然从解剖上完全得到了矫治，但因为存在严重的肺动脉高压，如处理不当容易出现肺动脉高压危象、右心功能衰竭，术后吴清玉教授又亲自指导术后处理，使得患儿于术后第一天就顺利脱离呼吸机，心肺功能恢复正常，直至痊愈出院。

14 手术抢救主动脉夹层动脉瘤

2005 年 3 月 1 日，清华大学第一附属医院心脏中心外科为一位患有主动脉夹层动脉瘤的患者成功地实施了手术。患者李女士，57 岁，患高血压 10 年，几天前胸背部突然出现撕裂样剧痛，伴有呼吸困难和腹痛，经内蒙古自治区医院确诊为急性主动脉夹层动脉瘤。当地医务人员深知主动脉是人体最重要的血管，管壁厚约 1mm，原本三层结构，一下子因内膜破裂，由血液剥离为两层，管壁薄如葱皮，一旦破裂，患者瞬间即死亡。因此该患者用救护车急诊转入我院救治，入院后心脏中心医务人员立刻进入了紧急救治状态。尽快完成了术前检查、备皮、备血、降压镇压等术前准备。主动脉 CT 检查显示：从升主动脉到主动脉弓和降主动脉的动脉壁都受累，由于动脉瘤壁十分薄弱，易发生危及生命的主动脉破裂大出血，病情极为凶险，因此主动脉夹层动脉瘤常被称为埋藏在人体内的一颗"定时炸弹"。吴清玉院长以高超的技术与大家共同配合在 8 小时内用一段带弓人造主动脉把李女士受损的升主动脉和主动脉弓替换了下来，为李女士拆除了这颗"定时炸弹"。由于这种手术需要在深低温停循环及选择性脑血管灌注技术下进行，对麻醉体外循环和外科手术技术要求高，稍有差错就会引起中枢神经系统损害、急性肾功能衰竭、截瘫等严重并发症，由于各环节配合默契，手术非常成功，术后当天出血量不到 300ml（与同类手术比是很少的），并且患者没有出现任何并发症，患者已在术后第二天脱离呼吸机并逐渐康复。患者手术后一直在正常生活和操持家务，2012 年 4 月来院复查，各项指标恢复良好。

15 "小不点"重获如花人生——手术治愈 7 月龄体重 2.4kg 大动脉转位患儿

一个出生只有 2kg 的小女孩，又患有严重的先天性心脏病，出生后 7 个月中险情不断，辗转 6 家医院求医，经过 6 次病危抢救。父母怕她难以养活，一直没给她起名字，医师、护士都把她叫作"小不点"。

"小不点"在清华大学第一附属医院手术后，成了一个正常、健康的孩子。她的父母把千言万语浓缩到一块精心制作的牌匾上："再造之恩，永志难忘。"

记者在医院看到将要出院的"小不点"，她脸色红润，大眼睛乌黑有神，小小的手指头不断动弹。她的父亲和母亲满脸都是舒心的笑容，谈到"小不点"的求医经历，他们对清华大学第一附属医院和吴院长充满了感激。

医院漏诊失去手术良机

"小不点"于 2004 年 8 月 12 日出生，体重只有 2kg。她的父母怎么也没有想到，他们热切盼望的这个小生命会有一条如此多舛的人生之路。

出生后第三天准备出院时，"小不点"的脸色突然转紫变黑，头部无力下垂，而且呼吸急促，显然是缺氧所致。紧急吸氧后她缓解过来，到再准备出院时又出现这种情况。患儿父母赶紧转到当地另一家医院。医师检查后，诊断"小不点"有一大堆问题，但都不是很严重。20天后，病情得到控制，情况好转，"小不点"终于可以出院了。

9月2日"小不点"回到家里。一个月间她的父母事事小心谨慎，才得以平安无事。到了10月2日，"小不点"突然又出现心脏衰竭、肺炎复发，面色黑紫，父母赶紧抱着她上医院。走了几家医院，医师一看认为心脏有严重的畸形，但又无法确诊，不愿意收治。后来到当地最好的一家医院住下。医师一检查，血氧饱和度仅为18%（正常人为95%），又一次下达"病危通知单"。

按原来的检查诊断，"小不点"的病情不会这样一再反复而且如此严重。医师一再检查，到10月中旬，终于确诊"小不点"是 D 型完全性大动脉转位。这个病属于复杂先天性心脏病，必须在出生后两周内手术，1岁内死亡率达96%。这也就是"小不点"反复出现呼吸困难、心脏衰竭的原因。目前国内做过的此类手术数量少，而且绝大部分是两周内做的手术。这种手术的结果被视为一个国家先心病外科治疗水平的重要标准之一。

这个消息对这对年轻夫妇来说，就像晴天霹雳。而且，由于原来检查时漏诊，"小不点"已有两个月，已经错过了最佳手术时机。

患儿父母开始为女儿到处奔走。他们查阅了很多资料后，得知治疗先天性小儿心脏病的最好医师集中在北京。于是他们筹集了一笔钱，10月21日，带着小女儿千里迢迢进京求医。

到北京后他们直奔阜外医院，想请这里的吴清玉教授为"小不点"做手术。因为他们听说吴教授做过38例这类手术，无一例死亡。但吴教授担任医院副院长，还有大量的学术兼职，日程排得满满的。患儿父母却又非得请吴教授做手术不可，其他人做不放心。在医院等了将近3周后，他们给女儿办了出院手续，在附近找了个地方住下来，继续等待。

小生命几次濒临死亡线

此时已进入冬季，北京气温已经很低。为了节省费用，他们住在一个半地下室里，买了电暖气来取暖。"小不点"体质太差，三天两头感冒。这样凑合到12月8日，"小不点"终于扛不住，肺炎发作，呼吸衰竭加心脏衰竭，肺动脉压力也升高，全身青紫。紧急送进一家著名医院抢救，医师看情况危急，给"小不点"用了呼吸机。这时"小不点"的肺部出血严重，呼吸机一插上，血就大量喷出来。在重症监护室住了3周，情况稳定下来。但这家医院做不了这样复杂的心脏手术，12月24日，也就是圣诞节的前夜，"小不点"转入北京大学第一医院的小儿重症监护中心（北大妇儿医院）。

他们全家在医院度过了 2004 年元旦。调养一周后，"小不点"恢复得比较好。这时大夫提醒他们，按"小不点"现在的身体状况，可以做手术，但手术难度大，需要高手主刀。我们这里不具备这种条件，你们要赶快联系阜外医院。患儿父母决定直接去找吴清玉教授。

至今患儿父亲仍清楚地记得，早上6点多他们就到医院去等着，办公室的人挡了他们的驾，说吴院长早就不出诊了。几个月来患儿母亲心里的弦一直绷得紧紧的，现在他们觉得这根弦就要断了，眼泪一下就流了出来。那人去请示了吴院长，吴院长让她进去。看了"小不点"的病历和诊断书，吴院长说：这个病早就应该手术，现在小孩的体质太弱，不适合做手术。而且最近太忙，实在抽不出时间。他拿出自己的日程表给他们看，每一天都排得满满的。

最后吴院长告诉他们：正在筹建清华大学第一附属医院，待手术条件具备，"小不点"的身体状况也好转，我会给她做！

春节又在不安和等待中过去了。"小不点"的生命就像悬在一根发丝上，因大动脉转位，引起血液往肺部涌，加剧肺的压力，使得呼吸困难，而且容易感染发炎。到了元宵节（2月5日），"小不点"的病情又一次恶化，肺炎导致全身感染，心跳、呼吸全部衰竭，再加上低氧血症和酸中毒，浑身红斑，好像毛细血管都浮出来了，从后脑慢慢往脸上延伸、发紫，瞳孔已经散开，抢救时都毫无反应。

患儿父母在一旁看着她的生命之光若有若无，毫无办法，医师试着插上呼吸机急救。这个幼小的生命居然如此顽强，奇迹般地又一次从生死线上挣扎回来。一周后她的情况改善了一些，医师就给她摘了呼吸机，想观察两天。没想到第二天又转恶化，出现心脏骤停、肺出血，而且由于缺氧，脸部抽搐。更严重的是脑室也出现一块阴影，肺炎还感染了最难治的"铜绿假单胞菌"，身体状况之差已到了极限。

"最后一道防线"峰回路转

这时患儿父母已成了惊弓之鸟，电话铃一响就心惊肉跳。每次探视，他们看着恒温箱中那个小小的身影，总感到痛彻心扉。北大医院为了帮他们争取最后一次渺茫的机会，调整了用药及护理措施，采用支持疗法并联合用上最强的3种抗生素。见效非常快，3天后胸片显示白色的炎症阴影团块消失。医师告诉夫妇二人，3天之内必须手术，否则情况又可能有变化。

他们再次联系有条件做手术的医院，但医师们一再研究、讨论，都觉得小孩太脆弱，考虑各种客观因素，不敢贸然行事。

他们听说吴院长已调到清华大学第一附属医院。2005年3月8日，心力交瘁的夫妇二人来到这家医院，打听吴院长的近况。这天正好是吴院长第一天来上班，已经有一群患者家属在等着他。吴院长让工作人员带这对夫妇第一个去办了入院手续，并安慰他们，答应尽力治疗。

这时患儿父母真有"峰回路转"的感觉，激动得不知说什么好，第二天就到酒仙桥附近住下，3月15日将"小不点"接入医院。这是这家医院儿科接受过的最难治疗的患儿：体重最轻（7个月的婴儿仅有2.4kg），病情最重，又是"高龄"。全科上下都高度重视，给予了最好的护理。几天后"小不点"肺部的铜绿假单胞菌消失了，体重、食量都有所恢复，可以手术了。

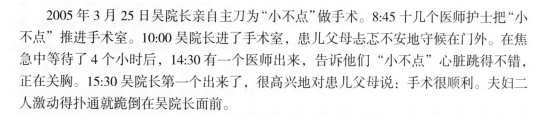

2005 年 3 月 25 日吴院长亲自主刀为"小不点"做手术。8:45 十几个医师护士把"小不点"推进手术室。10:00 吴院长进了手术室，患儿父母忐忑不安地守候在门外。在焦急中等待了 4 个小时后，14:30 有一个医师出来，告诉他们"小不点"心脏跳得不错，正在关胸。15:30 吴院长第一个出来了，很高兴地对患儿父母说：手术很顺利。夫妇二人激动得扑通就跪倒在吴院长面前。

生命之花正在绽放

手术后，"小不点"的情况一天比一天好，而且食量大增，整天张嘴要吃东西。原来她一次只能喝 15ml 到 20ml 牛奶（因肺部压力大，喝多了就呼吸困难），现在能喝200ml。手术前她的体重仅有 2.4kg，10 来天后已增加到 2.9kg。"小不点"出生后，父母一直没给她起名，因为怕不好养活。在医院所有表格的"姓名"一栏里都写着"××之女"。现在他们给她起名谐音"新童"，感念吴院长的再造之恩。

16　圆梦——"拥有一颗健康的心，过正常人的生活"

今年 30 岁的四川籍贫困农村女青年汪惠（化名），出生后就被查出患有先天性心脏病：室间隔缺损。30 年来，因为先心病的缘故，她不能随心所欲地运动，她的大学梦成为泡影，她找工作频频被拒，她的恋爱和婚姻亮起红灯。"拥有一颗健康的心，过正常人的生活"，一直是汪惠和她父母的一个梦想。可昂贵的心脏手术费用使家境贫寒的她望而却步。但是，倔犟的汪惠是不会轻易向命运低头的，她要与命运抗争，她要实现自己的梦想。

高中毕业后，她就开始外出打工。因为身体的缘故，她不能干体力活，但她有一个聪明的头脑，再加上一个坚定的信念——她要拥有一颗健康的心。虽然她的工资很低，但多积攒一分钱，她就觉得离她的梦想又近了一分。汪惠勉强凑了些钱，就慕名来到了清华大学第一附属医院向吴清玉教授求助。

虽然她凑的这些钱远远不够支付体外循环下的心脏直视手术的费用，但心脏中心的医护人员了解到汪惠寻"梦"经历后，被深深地打动了，决定一定要帮她圆了这个梦。正所谓"自助天助"，他们一分钱一分钱地为她精打细算，还有人义务为她加班。手术和术后恢复过程都十分顺利。汪惠的梦想成真了，她终于拥有了一颗健康的心，过上了正常人的生活！在住院 7 天后她就高高兴兴地出院了，淳朴的姑娘激动得说不出话来，只是一个劲儿地流着泪笑。

我们祝愿汪惠从此拥有健康美丽的人生！

17　父母爱心感动上苍　天使相助再造生命

河南林州市 22 岁的男青年李智（化名），终于摆脱了笼罩在心头有生以来的死神的阴影，完全恢复了健康，高高兴兴地出院了。

李智从一出生就全身发紫、气喘吁吁，哭闹时更是上气不接下气。父母担心孩子活不长，可是家里穷，没钱给孩子医治，只能小心翼翼地呵护他，尽着做父母的一份责任，而能不能活下来只能看天意了。令父母高兴的是孩子居然一天一天地活了下来，只是病情也一天一天地加重，死神始终威胁着他们。

李智出生以后，父母人生的主要目标就是筹集足够的钱给李智治病，让李智过上正常人的生活。他们一分一分的积攒着，同时带着李智四处求医：县里、省里、广州、上海、北京……他们不知道跑了多少家大医院，也逐渐明白了李智得的是一种严重的复杂先天性心脏病：完全性大动脉转位、完全性心内膜垫缺损、右室流出道狭窄、肺动脉瓣下狭窄。他们不懂这种病具体是怎么回事，只知道极严重、极复杂。一家医院一家医院地看，一次又一次地检查，结果差不多：心脏畸形太复杂，没有什么治疗办法。

去年年底他们全家又一次来到北京，在全国最著名的大医院之一的某医院住院近20天，又是一遍仔细的检查，结果依旧：确实太复杂，没法做手术。难道真的是上天无眼吗？！难道父母这二十几年的辛苦、期待都落空了吗？！难道李智只能在疾病的折磨中慢慢地耗尽自己的生命吗？！2005年的春节，全家人是在绝望、沮丧和惶恐不安中度过的。

李智的同乡、现在清华大学第一附属医院心外科工作的张明奎博士回家过春节，了解到他的情况，为他提供了一个消息：世界著名的心脏外科专家吴清玉教授现在就在清华大学第一附属医院工作，也许他有办法。全家人的心里重新燃起了希望。

春节一过，全家人就来到清华大学第一附属医院向吴清玉教授求治。吴教授与导管室、超声科、心外科、麻醉科、体外循环科、重症监护室的同人一道，认真研究了李智的病史、各种检查资料，就手术适应证和手术方式进行充分讨论，患者诊断为完全性大动脉转位、室间隔缺损、房间隔缺损、肺动脉瓣下及瓣上狭窄、三尖瓣关闭不全、右心室发育不良。认为可以手术，并制定出两套待选的手术方案：一个是行全腔静脉－肺动脉连接术；另一个是做心外通道即Rastalli及房室瓣成形手术。

终于要做手术了！李智和他的父母盼这一天盼了二十多年了！手术台上，吴清玉教授通过探查和测压，决定按第一套方案进行。由于术前已经做好充分的准备，麻醉、体外循环、手术及术后重症监护等各个环节配合得非常默契，手术中修复了关闭不全的三尖瓣，扩大了房间隔缺损，将上下腔静脉直接吻合到肺动脉上，取得了极大的成功，患者的心功能恢复正常，缺氧纠正。术后第二天就拔除了气管插管，在重症监护室治疗3天后即顺利转回普通病房。

李智出院了，他激动地对每一个治疗和护理过他的医师和护士频频道谢，从此开始了全新的生活。

吴教授却对他说，你最应该感谢的是你的父母，是他们对你的执著的爱感动了上苍，我们只不过是做了我们该做的工作。

18　急诊手术抢救严重心衰患儿

2005年6月27日，来自山西太原农村的3岁男孩，患严重先天性心脏病：完全性肺静脉畸形引流、房间隔缺损、严重肺动脉高压、中度三尖瓣反流、心脏衰竭、心包积液。孩子烦躁不安，端坐呼吸，不能平卧，反应迟钝，全身浮肿，脉搏微弱，四肢冰冷，肝脏增大到肚脐水平，尿量减少，随时都会有生命危险。清华大学第一附属医院心外科李洪银主任果断做出决定：急诊手术。心外科、麻醉科、手术室、体外循环科、心外 ICU 等各部门立即行动起来，李洪银主任亲自为他施行了根治手术。手术十分顺利，术后心功能已明显改善，正处于恢复之中。

严重先心病使孩子发生极严重的营养不良，因此心脏手术后还需要进行一段时间的营养支持治疗。在去除了营养不良的病因以后，孩子的营养状况将很快好转，一般在手术后半年左右即可恢复到正常同龄小儿水平。

那个当年重病的孩子，现在已经上小学三年级了，发育正常，个子甚至比同龄的孩子还高，不再受病痛折磨，全家人不再因为孩子的身体担惊受怕。奶奶说，当时没陪着孩子到北京做手术，在家里等着电话，心里真是七上八下，特别担心，盼着电话来，又怕听到电话响，直到孩子的爸爸妈妈来电话报平安，知道手术才用了两个半小时就结束了，而且相当成功，真是开心啊！孩子挺聪明的，脑子比爸爸妈妈都转得快，奶奶说没做手术前，孩子每年都得高热几次，现在吃得好，睡得香，真是太感谢那些为孩子做手术的医师了，给了孩子第二次生命，全家人可以开心地生活了。

19　第二次手术彻底根治先心病

2005 年 7 月 6 日，清华大学第一附属医院心脏中心外科又成功地为一名二次心脏手术患儿施行了根治手术。今年 9 岁的女孩小珺因患先天性心脏病：室间隔缺损，于 3 年前在河南省某医院接受了手术。术后复查时发现原有室间隔缺损处仍有残余分流，并且出现严重的三尖瓣反流。手术时发现原来室间隔缺损补片处的缝合线松开了大约 5mm×5mm；在右室流出道还有一条异常肌束上次手术时没有处理，导致右室流出道狭窄；三尖瓣瓣叶上有一剪开的痕迹，导致三尖瓣反流。吴清玉教授亲自为患儿施行了手术：修补室间隔残余漏、三尖瓣成形、右室流出道异常肌束切除、疏通右室流出道，从而达到了彻底根治的目的。

20　自身瓣膜修复　避免换瓣手术

2004 年，来自河南的 19 岁高三学生 ×× 在体检时发现有心脏杂音，心脏超声检查提示患有先天性心脏病、三尖瓣下移畸形、三尖瓣重度反流。经多方求诊，许多医师提出为其做换瓣手术，但是三尖瓣置换会带来许多问题，比如置换的生物瓣退化损坏，置换机械瓣后血栓形成、终身抗凝等，都会影响患者的生活质量。当得知北京的吴清玉教授在治疗三尖瓣下移畸形方面有独到之处，全家于是满怀信心和希望来到清华大学第一附属医院心脏中心外科病房，恳请吴教授为其手术。

在做完必要的术前检查和充分术前讨论后，吴教授决定为其行三尖瓣下移畸形解剖矫治术，这是吴清玉教授独创的术式，是目前心外科界公认为治疗三尖瓣下移畸形最好的方法。术中发现患者的三尖瓣后瓣、隔瓣后部、前瓣后部明显下移，后瓣发育差，三尖瓣瓣环明显扩大，房化心室大、壁菲薄。在切除房化心室、完全用其自体瓣膜移植重建三尖瓣后，经食管超声观察三尖瓣反流消失，各瓣叶对合良好。这就避免了三尖瓣置换，而且最大限度地恢复了右心的解剖结构，此例手术的特点是充分利用了患者的自身瓣膜、未用任何外来材料。不仅治疗效果好，患者生活质量得到了最大提高，同时也节省了人工瓣膜费用。手术后五年过去了，昔日那个参加高考的孩子，也已经大学毕业了，当年手术进行得相当顺利，近期复查结果表明一切都好。他在郑州找了一份工作，过着正常年轻人应有的生活。

21　多发性先天畸形孤儿接受心脏根治术

2005 年 7 月 25 日，清华大学第一附属医院心脏中心外科又成功地为一例来自"北京平安之家"患多发性先天畸形的孤儿安琪儿施行了心脏畸形矫治手术。安琪儿 6 个月大，体重 5.5kg，患严重先心病——法洛四联症（重症）合并唇裂、腭裂、狼咽。患儿全身发绀，口唇、甲床发黑，呼吸困难，缺氧严重，这种多发性先天性畸形在临床上十分少见，因为年龄小，头面部畸形累及上呼吸道和消化道，为气管插管、麻醉、手术和术后护理，尤其是撤离呼吸机和拔出气管插管后早期的护理带来了极大的困难。

吴清玉教授给予高度重视，亲自主持术前讨论，大家一致认为患儿病情较重，明确诊断心脏病变为先天性心脏病，法洛四联症，动脉导管未闭，并组织各相关部门做好充分的准备和密切配合，吴清玉教授亲自为安琪儿施行手术，手术中发现患儿室间隔缺损较大，直径 12mm，主动脉骑跨 50%，瓣口狭窄直径仅 5mm，左右肺动脉也发育较差，主动脉：肺动脉为 3：1，正常情况下应接近 1：1。术中结扎动脉导管，严密修补了室间隔缺损，进行了彻底矫治，手术后恢复得十分顺利，术后第二天患儿已顺利撤离呼吸机，一眼看去，皮肤颜色已经变得和正常孩子一样了，并开始正常进食，很快就出院了。因为有了一个健康心脏的保障，不久，安琪儿还接受了面部畸形整形手术，她开始以崭新的形象迎接健康的新生活。

22　你们所做的一切为你们的国家争得了荣誉

受国际上被誉为"Washington Top doctor"（华盛顿顶级心脏外科专家）的 George M. Garcia 医师的第三次邀请，由吴清玉教授带队的清华大学第一附属医院心脏外科手术小组于 2005 年 3 月 30 日再次抵达菲律宾首都马尼拉 Asian Hospital，进行手术演示和讲座。

在五天时间里，他们工作在 Asian Hospital 的手术室和心脏外科监护室，成功完成了两例难度极大的复杂先天性心脏畸形和 3 例常规先天性心脏病手术。术后，全部恢复得非常顺利，甚至未使用任何正性肌力药物。如此复杂的心脏手术术后效果如此之好，美国专家及菲律宾同行都感到非常佩服。

在回国前答谢宴会上，George M. Garcia 教授说："你们所做的一切为你们的国家争得了荣誉！"

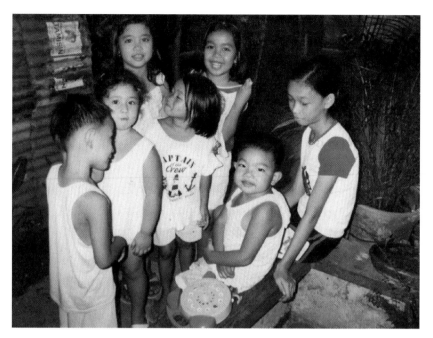

菲律宾痊愈患儿（右二）

May 18, 2005

Dr. Wu and Staff
First Hospital of Tsinghua University
Beijing, China

Dear Sir/Madam:

We are sending you pictures of my son Millard dela Peña after his operation showing how he is doing. He is now starting to coup up with his friends being to do things that he could not do before. As a parent seeing my child doing what he could not do before gives me happiness and security of his future thus reminding me of the kind hearted people who helped us and how grateful and in debt to them we are.

In behalf of my family and the whole clan, I would like to thank you and your staff for the help and the opportunity you have given my son especially the patience, time and sacrifice on your part just to do the charity work and give the children a new life. I cannot find the word to express how happy and grateful we are. We are very thankful to the LORD for bringing your group to us. I wish you all good health and success so that you could continue to help those who are in need and change their lives for the better.

We will keep you updated on how he is doing and through this pictures maybe we could be of help to you. If ever you will need us, just contact us and we will try our best to be of help. THANK YOU VERY MUCH AND GOD BLESS YOU ALL!

Very truly yours,

MANNY G. DELA PEÑA and FAMILY

菲律宾患儿家属的感谢信

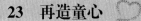
23 再造童心

2009年9月19日，清华大学第一附属医院心脏中心外科医护人员欢送一位非常美丽的小患者出院，这位小姑娘名叫佳佳，6岁，来自陕西，患有先天性心脏病，三尖瓣下移畸形，一年前曾在其他医院行手术矫治，但术后3个月出现三尖瓣大量反流，辗转求医到我院，吴清玉教授亲自再次施行了手术根治并获成功，至此，吴教授已成功完成此类手术63例。

佳佳从小聪明伶俐，发育正常，3岁入幼儿园体检时，发现心脏有杂音，医师告诉家长，小佳佳可能患有先天性心脏病，这突如其来的消息对整个家庭来说如同晴天霹雳。他们四处求医，经多家医院检查，最终确诊为"先天性心脏病，三尖瓣下移畸形"，是一种比较少见的复杂先天性心脏病。2004年他们来到了北京某心脏专科医院进行了手术治疗，然而，3个月后复查心脏超声显示，三尖瓣仍然有大量的反流，心功能差，肝脏肿大，小佳佳的食欲差、活动量明显减少，以往活泼好动的孩子，变得郁郁寡欢，经常烦躁，整个家庭都沉浸在痛苦和忧伤的气氛里。父母看着病情日渐加重的孩子，心都要碎了，却束手无策，谁能再救救我们的孩子？

终于有一天，他们偶然在中华心脏网上了解到吴清玉教授，他开创了治疗此类畸形的新方法——三尖瓣下移解剖矫治术，从根本上解决这个多年来困扰着国际心胸外科界的难题，并在国际交流中获高度赞誉。佳佳父母抱着最后一丝希望找到清华大学第一附属医院心外科，见到了吴清玉教授，话未出口便泣不成声。吴清玉教授认真地了解病情及治疗经过，认为有再次手术的机会，决定接收病重的佳佳住院治疗。入院后，吴教授亲自观看了佳佳的心脏超声录像，明确了三尖瓣的发育情况，经过认真的术前准备、组织讨论，认为孩子年龄小，病情重，二次手术，组织粘连严重，术中极易出血而且解剖关系不清晰，手术风险极大。若修复不成功，极有可能更换三尖瓣，换瓣后孩子需要终身服用抗凝血药，随年龄增长可能需要再次换瓣膜并会影响日后生育等。应该尽量争取再次手术修复三尖瓣，在取得家长理解与支持后，2005年9月6日，吴清玉教授为佳佳实施了手术治疗，术中见三尖瓣隔瓣、后瓣明显下移，三尖瓣发育差，重度反流，手术历时5小时，吴清玉教授精确手术，仔细修复，最终对病变的三尖瓣进行了解剖矫治，术后食管超声检查显示，三尖瓣恢复了正常的结构和功能，几乎没有反流，手术取得圆满成功。

出院的这一天，吴清玉教授查房来到了小佳佳的病房，小姑娘的脸庞像花蕾一样娇嫩红润，她快乐地笑着，清脆地喊着："吴爷爷好！"而她的父母却眼含泪水，面露笑容，所有的感激、感动与重生的喜悦都化作一句话："谢谢吴教授，谢谢心脏中心所有工作人员，救了佳佳，也救了我们全家。"

自从吴教授为孩子实施了三尖瓣解剖矫治术后，每年的复查结果都不错，孩子发育良好，比以前胖了，个子也很高。学习很用功，成绩优良。现在孩子的父母还清楚地记得当年的情形，孩子在第一次手术后状况很不好，父母非常焦急，多次来到北京的专科医院就诊，复查的结果很不理想，孩子的妈妈说当时基本绝望了。现在回想起当初到清华大学第一附属医院寻找吴清玉教授的经历，她说，这是冥冥之中上天的安排，孩子得救了。

24　医术高超名传世界　引来华侨回国就医

加拿大籍华人丁先生，患有严重的风湿性心脏病合并瓣膜病 30 余年，后来活动后即心慌气短，下肢浮肿，夜间不能安睡，生活和工作受到了明显影响。他的私人医师及当地医院医师建议手术治疗。丁先生接受了他们的建议，决定手术治疗，但却告诉他们是回国手术，加拿大的医师大惑不解。原来，丁先生了解到吴清玉教授已成功完成数千例换瓣手术，没有手术失败的记录。对清华大学第一附属医院心脏中心而言，换瓣手术是"简单的常规手术"。于是，丁先生放弃了国外优越的就医条件，最终选择回国自费手术治疗。话虽如此，但心脏共有四个瓣膜，而左心的二尖瓣和主动脉瓣是最主要的。手术中要切开房间隔，切除二尖瓣及瓣下腱索、乳头肌，再植入生物瓣或机械人工瓣，主动脉手术要切开升主动脉。此种手术的危险是左心室或主动脉破裂引起的大出血，一旦发生，患者就会下不了手术台。

丁先生接受了主动脉瓣和二尖瓣置换手术，术后恢复非常顺利。出院时丁先生及家属深情地说："祖国有这样的心脏中心是我们中国人的骄傲，海外华人为你们自豪！"

不久前丁先生到医院复查，身体情况很好。

25　不言放弃，共闯禁区，少年圆梦

2006 年 10 月，11 岁的云南昆明少年彦祖再次来到心脏中心，看着眼前这个面色红润、活泼健壮的少年，医护人员很难相信他就是 1 年前那个颜面青紫、活动受限的复杂先心病患者。患儿生后即发现先天性心脏病，辗转各地求医，曾将全套检查资料送到国外某著名心脏中心，结果却屡屡令父母伤心欲绝。2005 年 8 月患儿来到清华大学第一附属医院，经心脏彩超和 64 排 CT 检查，结合外院心导管检查资料诊断为：先天性心脏病，右室型单心室，肺动脉瓣狭窄。在心脏中心进行学术交流的国外著名心外科专家会诊后，倾向于不能手术，因为单心室常用的手术方法为全腔肺动脉吻合术，手术重要指征是肺动脉压力不能大于 15mmHg，而该患儿多次检查肺动脉压力都在 20mmHg 以上，属于手术禁忌，而单心室分隔手术在国外也仅有极少数成功报道，手术风险极高。吴清玉教授反复研究检查结果，结合多年临床经验，制定了四套手术方案。术中证实单一巨大心室腔为不定型，肺动脉平均压 20mmHg，吴院长决定行单心室分隔完全根治。术中吴院长以涤纶片将心室腔分隔为功能左室和功能右室，切除了肺动脉瓣下的肌性狭窄，并将部分心室肌形成心室间隔的一部分。术中食管超声显示左、右心室大小合适功能正常，心脏各瓣膜及左、右心室流出道未见异常。历时 8 个小时，手术顺利结束，家长抑制不住内心的激动，喜极而泣。

术后一年多复查心脏超声及 CT，各项指标均正常，已经长高了 7cm，实现了他梦

寐以求的能像正常孩子一样玩耍和踢足球的梦想。我们术后常规随访的电话打到了患儿的爸爸刘先生那里，电话那头传来了兴奋的回话："我正带着孩子在机场，明天就到北京啦！孩子很好，已经上了一个学期的学，什么都没耽误。放寒假了，我们来看看吴院长，看看你们大家！"

　　彦祖的故事要追溯到两年前。当年11岁的少年彦祖来自遥远的云南昆明，他的父母千里迢迢来到北京，已经不是第一次了。因为小彦祖出生后就被查出患有先天性心脏病，3岁时曾辗转来到北京，在一所权威的大医院做过全面检查，被认为无手术根治的机会。他的父母甚至将全套的资料送到国外著名的心外科专家手里，回复的结果是同样的。直到2005年8月，希望终于降临了。彦祖的父母带着孩子再次来京，找到了清华大学第一附属医院吴清玉院长。这位国际著名的心血管外科专家常说："患者和家属找到我们，辛辛苦苦不容易啊！我们绝不能轻易放弃。"吴院长是这么说的，更是这么做的。在仔细地查看了小彦祖的心脏超声后，吴院长亲自安排心脏中心陆大夫行心脏CT检查，结合当初外院的心导管造影结果，明确诊断为：复杂先天性心脏病，心室双入口（也称单心室）心室不定型，房间隔缺损，肺动脉瓣下狭窄。由于心导管测定肺动脉的平均压已达22mmHg，超过了行常规Fontan类手术的标准，为Fontan类手术禁忌证。即便能行此类手术，也非根治术，只是不得已而行之的姑息术。面对小小少年渴望生命的眼神，面对拳拳父母期盼未来的心愿，面对病家千回百转不屈不挠的艰辛求医之路，吴清玉院长经过几天的深思熟虑和组织有关医务人员反复讨论，毅然决定打破常规，将小彦祖收治入院安排行单心室分隔术。这种手术难度极大，风险极高，与彦祖相同病例而进行手术的情况国内尚无先例，成功的经验极少。手术中需要合理分配左右心室，重建心室间隔，并使左右两心室流出道无狭窄及梗阻，血流无阻挡，左心室与右心室间的瓣膜及瓣下结构不能受到影响，引起关闭不全。患者往往心脏畸变严重，在重建心室间隔的过程中，极易损伤心脏的传导系统，引起完全性房室传导阻滞及心力衰竭、心室流出道狭窄、心内残余分流、溶血等严重甚至致命的并发症。彦祖的单心室又属于分型中相对更为严重的心室不定型，可想而知其手术的难度及风险。吴院长亲自缜密设计了手术方案，再次组织全体医务人员反复讨论，对手术中的每个环节都进行了精心准备。2005年9月7日，对于彦祖，是一个永远不能忘怀的重生之日。这天一早，小彦祖微笑着被推进了手术室。手术在吴院长亲自主刀下有条不紊地进行着。术中证实单一巨大心室腔为不定型，肺动脉平均压21mmHg。手术历时8个小时。吴院长以涤纶补片将心室腔恰如其分地分隔为功能左室和功能右室，切除了肺动脉瓣下的肌性狭窄，并将部分心室肌形成心室间隔的一部分，精确避免了术中可能发生的各种危险，使手术获得了成功。术中的食管超声显示左右心室大小合适，功能正常。各心脏瓣膜及左、右心室流出道未见异常。彦祖术后无并发症，恢复顺利，术后两周完全康复出院。

　　如今距彦祖手术已经七年了，是我们的吴清玉院长以他的高尚医德、精湛医术换来了彦祖的新生。用彦祖父母的话来说，吴院长是孩子的再生父母。彦祖一家又来北京，经过复查，各项指标正常，彦祖像正常孩子一样生活，实现了参加体育运动和踢足球的愿望。

对于彦祖和他的父母，明天，该是多么美好啊！

26　手术治愈出生51天的复杂先心病患儿

2005年9月5日对大多数家庭来说是一个普普通通的日子，但是，对于连续失去两个孩子的小瑶（化名）父母简直是天大的喜讯，就在这一天他们的女儿小瑶出生了。全家人都沉浸在无比的幸福当中。

然而，好景不长，家里人发现孩子解大便时常哭闹不止。甚至喝奶都会气喘吁吁，于是，家人怀着忐忑不安的心情去医院做了检查，这一查，着实把家人吓坏了：小瑶患有先天性心脏病，而且是复杂的完全性心内膜垫缺损，肺动脉高压。孩子发育明显较正常孩子缓慢，这成了全家人的一块心病。他们害怕有一天他们的女儿会突然离开这个世界。于是，医院就成了他们经常光顾的地方。在反复就医的过程中，因为孩子太小，手术风险很高，没有大夫愿意、敢于承担这样的风险。好多医院都拒绝了小瑶的手术。并告知，一旦感染诱发心衰，孩子随时可能离开他们。这个孩子对于他们来讲，来之不易啊！

2005年10月25日，小瑶的父母带着他们出生仅51天的孩子来到清华大学第一附属医院，找到了著名的心脏外科专家吴清玉教授。面对孩子父母的重托，吴清玉教授答应给孩子手术。他已经创造了太多的奇迹，对他来说，任何新的光环都无足轻重，患者的安危才是最重要的。尽管任何挑战自我的"冒险行动"，都有可能毁英名于一旦。但他却选择了超越。入院后，经过周密的术前准备，孩子被送上了手术台，开胸后看见孩子的心脏只有鸽子蛋大小，这样小的术野，不但要将孩子的房室间隔修补好，还要把孩子变形的瓣膜修复好，更重要的是还不能损伤心脏的传导束，在吴清玉教授的精心操作下，手术顺利完成，在场的所有工作人员都松了一口气。孩子在监护室恢复顺利。

27　有惊无险——61岁的严重主动脉瓣钙化狭窄患者手术成功

61岁的先天性心脏病患者郭先生日前接受了主动脉瓣置换手术，手术过程及术后恢复都非常顺利，以至于患者和患者家属都以为不过是一个普普通通的换瓣手术。其实只有医师清楚：整个过程危机四伏，稍有不慎就有生命危险，因此手术医师和术后监护医师都格外小心。

这是一个主动脉瓣二瓣化畸形的患者，经过长达61年的病理变化，患者的主动脉瓣叶、二尖瓣根部和左室流出道的心内膜上都存在严重的弥漫性钙化，主动脉瓣严重狭窄，轻度关闭不全，同时升主动脉呈瘤样扩张，管壁变得极为薄弱。这种情况令具有二十多年临床经验的世界著名心外科专家、郭先生的主刀医师吴清玉教授倒吸了一口凉气：太可怕了，处理稍有不慎，就会导致无法收拾的局面——无法控制的致命性的大出血！

严重的弥漫性钙化使得瓣叶变得像石头一样坚硬，手术刀和手术剪都难以切开，吴教授只能用小圆刀小心翼翼地一点一点地剥离，以避免剥破原本极其薄弱的血管壁。

这种情况下，哪怕仅仅是一丝一毫多余的操作都是十分危险的。手术者要尽量减少手术操作，尽可能避免不必要的操作，而必要的操作也必须精确到位，丝毫不差。凭着精确的判断、丰富的手术经验和精湛的手术技巧，吴教授完满地完成了手术，使得手术有惊无险。

手术成功为患者的顺利康复奠定了坚实基础，而术后监护同样起着至关重要的作用。由于血管壁又薄又脆，以及手术创伤导致的血管壁水肿，术后的血压过高或血压上下波动对他来说也容易导致危及生命血管壁破裂出血。因此，把血压精确地控制在一定的范围内就变得格外重要了。经过精确的调节，患者情况一直被控制在理想范围内，没有出现任何意外，从而使得术后恢复过程十分顺利。术后患者情况一切正常。

28 幸福像花儿一样

2004 年 12 月 26 日对大多数家庭来说是一个普普通通的日子，但是在陕西省的一个王姓家庭里却充满了阳光，全家人都沉浸在幸福当中。就在这一天，一个漂亮的女婴来到了这个美丽的世界，她有一个美丽的名字叫"怡心"。可是，没过几天，大家发现孩子的嘴唇与其他孩子不一样，显得又黑又紫，并且时常哭闹不止。于是，家人怀着忐忑不安的心情去医院做了检查，这一查，着实把家人吓坏了：小怡心有先天性心脏病，而且是复杂的法洛四联症。虽然这是比较多发的发绀型心脏畸形，但她的畸形却明显偏重，随着孩子一天一天成长，小怡心却发育明显缓慢，这可愁坏了一家人，他们害怕有一天小宝贝会突然离开自己的怀抱。于是，他们开始了辗转求医的日子。

在反复就医的过程中，好多医院都拒绝了给小怡心手术，因为孩子太小，手术风险很高，没有大夫愿意承担这样的风险。2005 年 10 月 16 日，带着极大的信任，他们来到清华大学第一附属医院，找到了著名的心脏病专家吴清玉教授。入院后，经检查，发现小怡心的右心室流出道严重狭窄，反复出现气促、发绀加重的现象，也就是缺氧发作，这就意味着她随时有生命危险。吴清玉教授决定尽早为孩子手术，避免猝死的发生，但手术风险很高，然而这又是唯一可行能够挽救生命的办法。2005 年 10 月 18 孩子被带到了手术室，就在还没有进行手术的期间，小怡心又一次出现缺氧发作，血氧饱和度一度下降到 12%。经过精心处理，孩子的心脏被打开后，发现孩子的右室流出道极度狭窄，孔径仅有圆珠笔芯大小，如果手术不及时，对于孩子来讲，任何不良刺激都会引起缺氧发作，并夺走孩子的生命。在吴清玉教授的精心操作下，手术顺利完成，在场的所有人员终于放下了悬着的心。术后 16 小时，孩子脱离了气管插管，经过超声检查，心脏畸形得到了满意的矫治，恢复很好。原来紧锁眉头的小怡心父母也露出了灿烂的笑容，即使是在飒飒的秋风里，他们也感到了春天般的幸福。

吴清玉教授最先提出了法洛四联症矫治手术中，右室流出道狭窄的解除标准，扩大了手术指征，经他治疗的法洛四联症的外科死亡率降低到 0.8% 以下，使得原来仅能行姑息手术的患者得到了矫治。正是吴清玉教授精湛的外科手术给了小怡心花儿一样的幸福。祝愿她从今以后健康地成长！

29 拯救"罕见"之心——治愈法洛四联症合并蚕豆病患儿

来自广西的小伟豪今年才 1 岁 8 个月，从他出生不久，父母就带他走上了漫漫求医路。生后 2 周，小伟豪的"新生儿黄疸"非但不退，而且日渐加重，经检查明确诊断为"遗传性红细胞 -6- 磷酸脱氢酶缺乏症"，对症治疗后黄疸渐退。祸不单行的是大夫在检查出小伟豪患有遗传病同时，还发现了他的响亮粗糙的心脏杂音，并明确诊断出他另外患有先天性心脏病：法洛四联症。由于长期的缺氧，小伟豪的口唇发绀，活动受限，生长发育落后。手术治疗心脏病是一个迫在眉睫的事情。尽管法洛四联症目前在一些大医院手术根治希望极大，但是，因为小伟豪合并有罕见的遗传病，不幸的他多次被拒之医院门外。小伟豪的父母忧心如焚！

辗转来到了清华大学第一附属医院，小伟豪的父母看上了大名鼎鼎的吴清玉教授的专家门诊。吴教授看过小伟豪，毫不犹豫地将他收入病房，并郑重答应亲自为他手术。

在吴教授的亲自安排下，小伟豪的术前检查全面进行着。在因为进一步确诊心脏畸形的同时，小伟豪的遗传疾病明确证实为"红细胞 -6- 磷酸脱氢酶缺乏症"。这是一种性联遗传病，不完全显性，男性的发病率显著高于女性。我国以四川、广西、广东、福建等省区发病率较高。小伟豪的出生地广西，正是该病高发地区之一。因为红细胞 -6- 磷酸脱氢酶的缺乏，患者一旦应用具有氧化作用的药物，红细胞容易变形导致破裂，出现溶血。该病俗称"蚕豆病"，一般在食用蚕豆或其制品后数小时之后发生急性溶血，重者病情发展迅速，严重贫血，黄疸，明显血红蛋白尿，甚至出现休克，急性肾功能衰竭，导致生命危险，该病在医疗上禁用氧化剂，如止痛退热药、磺胺类、呋喃西林类等均可诱发急性溶血。

一经确诊，在吴清玉教授的指示和李洪银主任的周密安排下，小伟豪的术前准备更加一丝不苟。先天性心脏病法洛四联症合并红细胞 -6- 磷酸脱氢酶缺乏症查无先例。主管医师张明奎大夫通过咨询专家搜集资料、详细备案。周密列出禁忌药物。负责体外循环、麻醉的大夫同时也做好了缜密的安排，保证术中术后用药准确，杜绝溶血现象发生。

手术如期进行，在吴清玉教授的亲自主刀下，小伟豪的手术相当顺利，术中术后用药慎而又慎，最令人担忧的并发症——溶血，没有发生！小伟豪的先心病得到了彻底的根治。术后一周，小伟豪完全康复出院了。"再造之恩，永生难忘"，这是小伟豪父母离开病房时的肺腑之言。

现在，孩子已经上小学一年级了，长得又高又壮，坐在教室的最后一排。

30 小鹏鹏的新生

小鹏鹏 2003 年 4 月 18 日出生在北京房山区石楼镇北庄村的一个农民家庭，他是一个不幸而又幸运的小男孩。父亲外出打工，母亲是个智障者，孩子的出生给这个贫困的家庭增添了希望和快乐。可是好景不长，小鹏鹏生后 40 天常规体检时发现明显的心脏杂音。尽管他喘气比一般孩子要快，因为经济拮据，父亲没有遵照大夫的建议带小鹏鹏去医院做进一步的检查。出生 2 个月时小鹏鹏因患肺炎住院，超声心动检查确诊为"先天性心脏病，室间隔缺损"。因年龄小，手术风险大，且这个特殊的贫困家庭根本无力承担昂贵的手术费用，小鹏鹏的父亲只有选择放弃手术。病情在发展，眉清目秀而又显瘦小的鹏鹏常常感冒发烧，多次蔓延至肺，形成肺炎，打针吃药的费用更使这个低保贫困之家雪上加霜。小鹏鹏一家的遭遇牵动了许多好人的心。

人间处处有温暖。小鹏鹏一家的特殊情况得到了北京慈善协会的关注，协会领导一致同意由慈善部门承担小鹏鹏手术费用。慈善协会的领导亲自来到了清华大学第一附属医院，请中国最优秀的心外科专家吴清玉主刀，在医务处领导的大力支持下，小鹏鹏在最短的时间内被安排住院并做好了术前准备。吴清玉教授亲自查看并拟定了手术方案。2005 年 10 月 25 日上午，在妈妈怀里安安静静睡着的小鹏鹏被抱进了手术室。在吴清玉教授主刀下，小鹏鹏心脏的缺损被精巧地缝补上了，手术取得了完全的成功，术后小鹏鹏安返监护室，生命指征正常稳定，次日凌晨 3 点顺利拔除了气管内插管。目前小鹏鹏已能进食，恢复良好。康复后的小鹏鹏将是一个正常的孩子。

小鹏鹏曾经是不幸的，术后清醒过来的小鹏鹏的双眼格外明亮，它们仿佛在告诉世界：我获得了新生，我是最幸运的。人间处处充满爱！

31　28 岁的 Ebstein 畸形患者重获健康

Ebstein 畸形是一种罕见的先心病，随着年龄的增长，症状逐渐加重。28 岁本该是活力四射的年龄，可患 Ebstein 畸形的小莉已经出现心衰表现：活动后心慌、胸闷、气急、

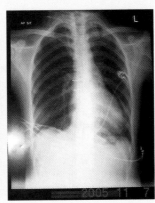
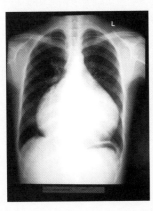
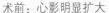

全身乏力，心电图有房性早搏，胸片见心脏明显扩大，超声心动图检查右心房明显扩大，三尖瓣前叶下移，瓣环扩大，三尖瓣重度反流。为了获得最好的治疗，小莉全家慕名来到清华大学第一附属医院心脏中心请世界上做 Ebstein 畸形手术最好的吴清玉教授亲自主刀。尽管她的三尖瓣三个瓣叶中起最重要作用的前瓣叶几乎没有发育，但已经成功完

术前：心影明显扩大　　术后：心影正常

成了上百例这类手术的吴教授驾轻就熟，用残存的瓣叶组织和她自己的心包为她"制造"了一个功能正常的三尖瓣，2005 年 11 月 1 日，在短短的 3 个多小时内就彻底解决了困扰小莉全家 28 年的心病。手术后当天，患者就脱离了呼吸机，手术前像烧瓶一样扩大的心脏也恢复到正常大小，心脏功能完全恢复，现在她又重新焕发出青春的活力。手术后第三年，她有了自己的宝贝儿子，非常幸福的一家三口。做工程师的她工作之余，喜欢游泳、跑步，和术前的状况相比，一切都恢复得太好了，复查的结果令人满意。

32　奇迹的诞生

古希腊神话中，阿波罗是掌握智慧、艺术和医术之神。我们说，心外科不只是一门应用科学和技术科学，它还包含着很重要的艺术，是艺术和科学的并列，而且还要求诚实、勇气、判断力、想象力、博学、同情和尽自己的一切努力献身于追求尽善尽美及崇高的道德伦理标准。正如阿波罗神所明示的那样，吴清玉教授对心外科发展至高无上的使命感、为拯救垂危生命不懈斗争的责任心，使得他的品质高尚无瑕，医术炉火纯青，从而创造出接连不断的生命奇迹。这里讲述的只是一个片段。

小曹34岁，是个4岁儿子的父亲，然而他的心脏病史由来已久。早在十年前，当地医院检查说他患有严重的心脏病，心脏明显扩大，因为只是偶尔剧烈活动后气喘，他没去进一步就诊，更没有任何治疗。就这样一拖再拖，直到半年前大量饮酒后出现心慌气短、全身浮肿，并突然发生了两次短暂晕厥，他才去北京一家知名心血管专科医院就诊。该家医院检查结果为"三尖瓣重度关闭不全，右心心肌病可能性大"，病因不能明确，只是给予服药控制病情。虽然浮肿消退了，未再晕厥，但心慌气促的症状没有明显减轻。辗转来到了清华大学第一附属医院心脏中心，经过心内科精心周密的调整治疗，小曹的症状得到了缓解，但他的心脏依然没有缩小，右心房室相当于正常人的3倍之大。因右室壁薄如纸，心脏搏动无力，他同时存在着严重的心律失常：心房颤动，频发室性期前收缩。为了进一步治疗，小曹被转到了心外科，明确诊断为"先天性三尖瓣发育不良并重度关闭不全"后，做还是不做手术，是一个非常艰难的选择。如果不做手术，随时都有猝死的可能，年轻鲜活的生命将无以挽回。如果手术，正常右房一般直径约55mm，巨大的右心房达到105mm，右心室达到63mm，X线胸片心胸比达0.89，三尖瓣瓣环极度扩大，除了心脏移植外，如此的心脏是手术矫治的禁区，风险极大，患者很有可能连手术台都下不来。罕见的危重病症，手术矫治无先例可循。面对小曹渴望新生的热切眼神，吴清玉教授组织全科讨论，缜密安排，决定进行手术矫治。

在做好充分的术前准备后，手术按计划进行。由于恶性循环，巨大的右心房室已将三尖瓣直径撑到了9cm（一般2.5cm），三尖瓣各瓣叶发育差，瓣膜成形毫无希望，吴清玉教授进行了三尖瓣机械瓣置换术。手术难度之大可想而知。手术紧张地进行着，小曹的心脏终于复跳了，手术成功了！回到术后重症监护室后，吴教授每天查看，指导治疗，李洪银主任夜不成寐守护着，各位住院大夫时时关心着，终于，小曹闯过了术后心律失常关，闯过了心力衰竭关，顺利脱离了呼吸机，病情好转一日胜过一日，年轻人的脸上渐渐有了发自内心的灿烂的笑容。术后10天超声心动图复查结果小曹的右心明显变小，心跳已稳定为正常的窦性心律。活动自如、心情舒畅的小曹带着对未来生活的美好憧憬出院了。临走时眼睛湿润哽咽难语。

大恩难以言报，吴清玉教授以自己卓越的品德和非凡的技术创造了一个又一个生命的奇迹，这样的奇迹将永远铭记在我们心中……

33　鑫荃"红着小脸"回家啦

小鑫荃是一位来自青岛，患有肺动脉闭锁、室间隔缺损、房间隔缺损、动脉导管未闭的复杂心脏畸形的小患者。他出生后面色青紫，动一下就气喘吁吁，孩子需要手术，可家里条件差，拿不出手术费，他家的事情上了《半岛都市报》后市民热心捐助才让他及时到了北京。

小鑫荃的父母先将他送至京城某著名心血管专科医院，在该院接受心血管造影后，被医师告知孩子的情况特殊，如果手术将有很大的难度及风险。费尽周折，他的父母终于打听到清华大学第一附属医院吴清玉教授能救孩子的命。

小鑫荃入住清华大学第一附属医院后，心脏外科的医师尽快给孩子做了详细的检查，并组织全科讨论，鉴于孩子特殊的病情，特地为小鑫荃制定了专门的手术方案，吴清玉教授为小鑫荃成功进行了手术。孩子做完手术后，转到了重症监护室，一天后就拔掉呼吸机转入了病房，并能够进食，恢复得特别快。当小鑫荃红着小脸回家后，他的父亲告诉记者"孩子现在饭量大了，体重比手术前长了两斤"。

《半岛都市报》记者拨通了清华大学第一附属医院心脏外科于大夫的电话，在电话中得知，小鑫荃的主治医师于大夫老家就是青岛。于大夫高兴地告诉记者，听说咱青岛人对小鑫荃这么关注，自己作为一名青岛人，感到由衷自豪，同时也深深地被家乡人民的爱心所感动。

34　急性感染性心内膜炎瓣膜穿孔患者获救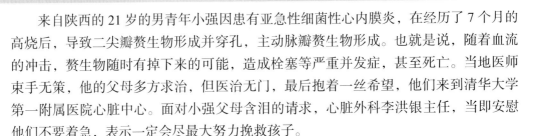

来自陕西的21岁的男青年小强因患有亚急性细菌性心内膜炎，在经历了7个月的高烧后，导致二尖瓣赘生物形成并穿孔，主动脉瓣赘生物形成。也就是说，随着血流的冲击，赘生物随时有掉下来的可能，造成栓塞等严重并发症，甚至死亡。当地医师束手无策，他的父母多方求治，但医治无门，最后抱着一丝希望，他们来到清华大学第一附属医院心脏中心。面对小强父母含泪的请求，心脏外科李洪银主任，当即安慰他们不要着急，表示一定会尽最大努力挽救孩子。

患者由于长期高热，一般状况极差，经过多次会诊检查和反复分析讨论病情，大家一致认为患者感染控制后是最佳手术时机，应该全力以赴争取抢救患者生命。在李主任、医师和护士们的悉心看护下，经过一周的调养，将患者调整到最佳状态。经过全面准备，小强被推进了手术室。心脏中心心外科全体动员，在麻醉科、超声科、检验科、输血科、手术室、ICU、体外循环等全院有关各科室积极配合及紧密协作下，经过几个小时的奋战，李洪银副教授主刀，手术顺利完成。经过ICU的监护，两天后，小强病情平稳，度过了术后最危险的时期并转入病房。两周后，小强恢复良好，各项指标恢复正常。

李洪银副教授常说：我们考虑的不是个人得失，而是必须尽自己最大的努力，因为这是一名医务工作者的职责。

35　身患重病的"袖珍"婴儿获救

"盼盼"，这个全家人盼来的宝贝，谁能相信一出生就患有复杂先天性心脏病，这对于中年得的盼盼父母来讲无疑是个晴天霹雳。孩子一出生就口唇青紫、呼吸困难，经诊断患有先天性心脏病：右室双出口、房间隔缺损、室间隔缺损、肺动脉高压，孩子发育明显较正常孩子缓慢，而且越长越小，这使得全家人寝食难安，盼盼的父母带着她一次次到医院就医，在反复就医的过程中，因为孩子太小，手术风险很高，京城先后有三家大医院因没有大夫愿意承担这样的风险，都拒绝为盼盼手术。

一个月前孩子不幸患了肺炎，经治疗后病情有所好转，可是由于严重心脏畸形，全身青紫、心率增快、血压降低，生命难以维持。不解决心脏问题，孩子就没有存活的希望。

这个孩子对于他们来讲，来之不易啊！

2005 年 11 月 21 日，盼盼的父母带着他们的"袖珍"婴儿——已经 3 个半月但体重仅 2.47kg 的女儿来到清华大学第一附属医院，找到了著名的心脏外科专家吴清玉教授。面对孩子父母的重托，吴清玉教授答应给孩子手术。这样小体重、复杂重症患者的外科治疗，需要高水平的外科团队。入院后，清华一附院心脏外科、麻醉科、手术室、体外循环科、心外科监护室做好充分的准备，吴清玉教授亲自为她施行了高难度的心脏矫治手术，孩子被推上了手术台，开胸后，看见孩子的心脏只有核桃大小，这样小的术野，留给大夫动手的空间很有限，稍有疏忽损伤心脏的传导束，就会引起术后心律失常，在吴清玉教授的精心操作下，完全避免了所有的手术并发症，手术顺利完成，孩子在监护室恢复顺利。

36　主动脉瓣狭窄合并主动脉缩窄行 Ross 手术成功

2005 年 12 月 22 日一例少见的先天性主动脉瓣狭窄、二瓣化畸形合并主动脉缩窄的 6 岁女性患儿，在清华大学第一附属医院心脏中心外科成功地施行了 Ross 手术（肺动脉瓣替换主动脉瓣）加主动脉缩窄解除和主动脉修复重建手术。

国内 Ross 手术开展不多，只有个别医师能完成此手术。国内开展 Ross 手术最早、经验最多和手术效果最好的是清华大学第一附属医院心脏中心吴清玉教授。吴清玉教授曾为一例年仅 3 岁合并单冠状动脉畸形的患儿行 Ross 手术，吴清玉教授手术的患儿无一例出现并发症，患儿术后全部痊愈出院。Ross 手术合并主动脉缩窄行主动脉成形手术病例非常罕见，手术难度很大，国际上也没有报告，本例是国内第一例。患儿因主动脉瓣狭窄同时合并主动脉缩窄，左室肥厚明显，上、下肢血压存在压差。麻醉采用上、下肢同时测压技术，体外循环采用深低温停循环技术，为手术提供监测手段和安全保障。吴清玉教授首先切开肺动脉，探查肺动脉瓣正常，可以替代患儿主动脉瓣。使用患儿自身主动脉组织修复、切开缩窄的主动脉，完成主动脉修复手术。再切开主动脉根部探查发现与术前诊断一致，主动脉瓣叶增厚，明显狭窄。接着将患儿的冠状动脉像"纽扣"一样从主动脉取下，切除病变的主动脉瓣叶。将患儿自身的肺动脉瓣游离、切除并移植到主动脉，再将冠状动脉移回原位，使用同种瓣替代肺动脉瓣，完成 Ross 手术。

术后患儿血流动力学稳定，上、下肢血压压差消失，心电图正常，经食管超声检查证实，主动脉瓣、肺动脉瓣闭合良好无反流。

孩子在家乡的一所私立学校读书，每天从早晨五点半起床到晚上九点半睡觉，可以参加体育活动。妈妈说复查了好几次，结果都没问题。

37　"闯"出新生命

闯是一个 18 岁的大男孩，浑身上下本该充满青春的朝气和活力。可是，站在我们面前的闯，一身蓝黑色校服，显得单薄瘦弱，面色凝重，与他的年龄极不相称。陪同他前来的是两位中华慈善总会的有关负责人和闯的同胞姐姐。根据他们的介绍我们得知，闯出生在北京郊区一个极为贫困的家庭，他的父母均为重残者，丧失劳动能力，依靠政府救助得以生存。按照政策所生的第二胎是个男孩，这个残疾贫困之家顿生无限希望。"闯"，意味着这个男孩能闯出一片新天地，闯出一番新生活。

然而，事与愿违。闯出生后体弱多病，1 岁时经检查被确诊患有先天性心脏病：室间隔缺损。因为无力支付数万元的手术费，闯的病一拖再拖。经常感冒、剧烈活动后易疲劳气促、体格发育瘦小的闯从小很懂事，学习认真，成绩优秀。今年已读高三的他，学习成绩名列年级前茅，再过几个月，就要面临高考，按闯的一贯成绩，有望考上理想的大学。但是，闯的身体，使他的高考前程未卜。中华慈善总会的有关领导了解到这一情况，一致同意赞助闯尽快手术治疗。于是，他们选择了清华大学第一附属医院心脏中心外科，才出现了本文开头的一幕。当心脏超声检查明确诊断为先天性室间隔缺损后，李洪银主任当即确认具备手术指征，指示迅速完善常规术前检查并安排次日上午加一台手术。手术如期进行，由李洪银主任亲自主刀，过程顺利，术毕安返 ICU。仅仅术后 4 小时便拔除了气管内插管。术后的闯，躺在监护床上，神清语利，笑意盈盈。大夫给他听诊心脏，闯居然笑嘻嘻地提出要给他自己戴上听诊器听听。平易近人的大夫真的给闯戴上了听诊器，闯像模像样听了一会儿，两眼笑成了一条线，居然很专业地说了一句："没有杂音啦！"

手术前的闯和今日的闯俨然判若两人。闯从此后挣脱了先天性心脏病的枷锁，很快地康复，投身到正常的学习、生活中去迎接高考，闯出新生命，闯出新生活。我们深深祝福闯和他的父母亲人。

38　三尖瓣发育不良患儿获救

李小贤（化名）是个 9 岁的小男孩，来自天津，生下来就颜面、口唇青紫，小贤平素易患感冒，从不能像其他孩子一样蹦蹦跳跳，活动耐量明显低于正常孩子。在当地医院检查，诊断为先天性心脏病、三尖瓣下移畸形、房间隔缺损。这是一种少见的先天性复杂心脏畸形，发生率为 1/210 000，占先心病的 1% 左右。轻者可终身无症状，重者生后症状明显，一年内生存率为 15% 左右，1/3 ～ 1/2 的患者于 2 岁内死亡。有的患者在成年后才有症状。多数患者死于心衰、缺氧和心律失常。

从此小贤的病成了压在爸爸妈妈心上的一块大石头。当他的父母得知清华大学第一附属医院吴清玉教授是治疗该病最好的专家，他们盼到了希望。来到我院后，心脏中心外科尽快给小贤安排化验检查：做心脏超声、摄胸片……明确小贤的诊断。

一系列的检查完成后，2006 年 3 月 15 日，小贤的手术如期施行。术中发现小贤右心明显增大，巨大房化右心室，继发孔房缺 9mm。三尖瓣隔瓣、后瓣未发育，前瓣发育差，乳头肌缺如，右心室腔仅有流出道部分。这是三尖瓣下移畸形中罕见的 C 型类型，近似功能性单心室，无解剖矫治指征。如果采取更换三尖瓣，右心室难以承担起肺循环泵作用，势必导致严重右心衰竭，从而危及生命。术中测得患儿肺动脉压力在正常范围，吴清玉教授果断地为他施行全腔肺动脉吻合术，避免了右心衰竭，纠正了缺氧，维护了心功能。

手术非常顺利，术后 15 小时拔除气管插管，术后病情平稳，面色红润，恢复良好。或许他现在正和小朋友开心地玩儿呢！

39 又紧急抢救一名危重患者获成功

50 岁的黄女士来自内蒙古，就在就医一周前的一个晚上感到一阵撕心裂肺的胸部剧痛。紧急到当地医院行 CT 检查证实患有急性 I 型主动脉夹层并累及主动脉瓣，医师告诉家人，这是一种灾难性的疾病，发病后 24 小时每一小时死亡率为 2%，症状出现后两周内死亡率达 75%，动脉瘤一旦破裂，就会导致大出血死亡，累及主动脉瓣则可因心源性休克而迅速死亡，但手术技术要求高，术后极易合并脑部及脊髓并发症，因此实施难度较大，这样给原本幸福的家庭蒙上了阴影。怎么办？家里大大小小的事可都离不开她呀！

这时他们打听到了清华大学第一附属医院的著名心外科专家吴清玉教授，是的，他们盼到了希望。于是，黄女士的家人带着她千里迢迢赶到北京，黄女士的病情非常紧急，随时有生命危险，为了保证患者的安全，当吴教授得知此事，立即安排救护车到车站迎接，没有耽误 1 分钟，他们顺利将患者接到医院。吴清玉教授紧急组织全科人员进行讨论，以最快的速度，做好术前准备，入院 2 小时后，黄女士被推上了手术台。在全麻，深低温停循环，选择性脑灌注下为患者施行手术。术中发现患者有大量血性心包积液，主动脉根部扩张明显，已累及主动脉根部及主动脉瓣，主动脉内膜及中层完全破裂，外膜完整，其下方可见血液波动，一旦破裂，发生大出血，生命将无法挽回，为了避免患者行主动脉瓣置换术后长期抗凝治疗，术中吴教授将其病变升主动脉及弓部切除，行保留主动脉瓣的 David 手术同时应用四分叉人工血管置换升主动脉及全主动脉弓，降主动脉远端真腔内置入游离人工血管，手术进行得非常顺利，历时 9 小时，吴清玉教授为她施行了 David ＋升主动脉＋全弓替换＋象鼻手术。术后未出现出血及神经系统并发症，经过心外科 ICU 及病房全体医护人员的精心照顾，患者顺利康复，痊愈出院。

40 春来心更暖 真情满人间

2006 年 4 月 17 日，清华大学第一附属医院心脏中心办公室传真机上传送来了一封来自山西侯马市红十字会的感谢信。这封不同寻常的感谢信，传诵着一个不同寻常的故事。

33 岁的女患者王巧，来自山西临汾地区侯马市，自幼体弱易感冒，15 岁时在一家大医院诊断为先天性心脏病、室间隔缺损，当时建议观察随访。自 2005 年 6 月起，王巧出现反复发热，精神疲惫，持续 3 个月未见好转，当地医院超声心动检查发现她的心脏瓣膜上已经长上了病菌，血培养进一步证实了体内感染了金黄色葡萄球菌。于是，当地医院采取了积极的抗炎治疗，王巧终于不再发热了。但是，她依然胸闷咳嗽，疲惫乏力，消瘦憔悴，失去了正常的工作和生活能力。在先天性室间隔缺损的基础上，王巧又患上了细菌性心内膜炎，并导致了多个心脏瓣膜的损害，急需手术救治。而王巧是个下岗女工，她的丈夫也失业在家，家中公婆病重在床，尚有 12 岁幼子在上学，家庭经济极为拮据。王巧的困境牵动了侯马市红十字会领导的心，很快发起了社会各界募捐活动，同时，红十字会的领导辗转联系到清华大学第一附属医院心脏中心有关领导。全体医护人员为患者精打细算，最大限度上减少了王巧的住院费用。在病床极其紧张的情况下，王巧很快被安排入住。入院化验检查齐备，超声心动明确诊断为：先天性心脏病，膜部室间隔缺损 10mm，主动脉二瓣化畸形并重度关闭不全，其瓣叶积聚大量赘生物，三尖瓣中度关闭不全。王巧病史典型，症状明显，诊断明确，唯有手术治疗才能最终治愈。尽管手术风险高，手术难度相对大，王巧的手术仍然很快确定了下来。

2006 年 4 月 17 日，王巧的手术如期进行。在全体医护人员共同努力下，手术中仔细切除了主动脉瓣叶并清除了大量赘生物，相应双叶机械瓣置换，周密修补了室间隔缺损，精确环缩成形了三尖瓣瓣环。术后王巧安返监护室。仅仅在术后 4 小时，王巧的气管内插管就被拔除了，离开了呼吸机辅助呼吸。手术完全成功的消息被她的家人转告给了当地红十字会，于是，就出现了本文开头的一幕。

术后第一天，王巧就被送回了病房继续恢复。3 天后，她原本苍白的脸有了些红润，原本紧锁的双眉舒展了开来，稍事活动的她未有特殊的不适。复查超声心动显示心腔大小趋向正常了，机械瓣功能良好，三尖瓣启闭无异常。

有道是：春来心更暖，真情满人间！王巧说："我将永远记着 2006 年 4 月 17 日，永远记着家乡的好心人！"是啊，这个非同寻常的日子，让王巧获得了新生。

41 "妙手仁心"——还孩子一颗健康的心脏

9 岁的女孩小磊来自深圳。这本是个娟秀娴静的乖孩子，也本该是天真活泼的年龄，但由于长期病痛的折磨，她美丽的眼睛下折射出深深的忧郁，似乎在诉说着自己不幸的故事。

小磊出生在吉林省偏僻的乡村，母亲患有高度智障残疾，父亲是个朴实的农民。小磊出生后因反复肺炎心衰，多次被送往医院救治。这对于本来就困难的家庭来说，无疑是雪上加霜。万般无奈的父母，因无力抚养小磊，被迫将其寄养在深圳的姨妈家。而并不富裕的姨妈对小磊视如己出，带着她到多家医院求治，但终因病情危重，风险太高，一直没有得到有效的治疗。几年前经某心脏病专科医院确诊小磊患的是先天性心脏病：右室双出口、多发室间隔缺损、重度肺动脉高压，因错过了最佳的手术时机，无法手术治疗。并不甘心的姨妈再次带着小磊辗转全国的多家大医院，就没能得到治疗。时间一年又一年地过去了，小磊的姨妈忧心如焚，再拖下去，孩子真的就没有一丝希望了，整个家庭都陷入了绝望之中。一个偶然的机会打听到著名心脏外科专家吴清玉教授在清华大学第一附属医院。于是，他们抱着一丝希望急匆匆地来到了北京，住进了该院的心脏中心。

通常情况下，先天性心脏病右室双出口，室间隔缺损合并重度肺动脉高压的患儿，手术的年龄当在两岁以内。一旦超过该年龄段，许多患者的肺动脉高压往往不可逆转，手术康复的机会很小。在吴清玉教授组织下，心脏外科反复进行了讨论，发现小磊患的是远离两大动脉的右室双出口，心脏明显扩大，肺动脉压力很高，病情危重。但经过认真分析讨论，认为患儿仍有手术指征，只是风险很高。考虑到一旦手术成功，孩子从此将获得新生，而放弃手术，则意味着孩子及家庭的希望将彻底破灭。吴教授带领着他的优秀团队，时刻将患者的利益放在首位，勇敢地又一次迎接着重大挑战。手术中发现小磊的心脏畸形复杂，室间隔缺损远离两大动脉，且为限制性室缺，要重新建立左室流出道，手术难度极大。凭着丰富的经验，吴清玉教授在术中扩大了室缺，巧妙地重建了左室流出道，同时为保护右室功能，尽量减小流出道切口，手术很成功。患者术后肺动脉压力明显下降，接近正常。术后第一天顺利拔除气管内插管，3 天后转回了普通病房，术后复查心脏超声显示左室流出道通畅，肺动脉压力明显下降，心功能良好，两周后痊愈出院。

小磊的故事堪称又一奇迹。这个动人的故事传诵到了慈善组织——中国狮子联会，该组织对小磊伸出了援助之手，在陈英主任的带领下一行数人专程从深圳赶来迎接可爱的小磊，并对吴教授表示感谢。

面对该慈善组织千里迢迢送上的巨大镜匾，面对金光灿灿的"妙手仁心"四个大字，求真务实的李洪银主任代表吴教授道出了心脏外科全科医护人员的心声："还给孩子一颗健康的心脏，是我们最大的愿望！"

42　黏液瘤摘除术后患者顺利出院 ♡

2006 年 4 月 30 日，清华大学第一附属医院心脏中心外科为来自内蒙古自治区的一名少数民族患者成功施行了左房黏液瘤摘除术。

该患者女性，52 岁，体重 78kg。近 10 年因咳嗽、气喘在当地医院被诊断为慢性阻塞性肺病曾反复入院治疗，病情无明显缓解。在清华大学第一附属医院就诊 3 周前患者再次出现气喘、乏力等症状。为了进一步治疗，患者入住我院呼吸科。经心脏彩超检查提示患者患有左房黏液瘤。心脏黏液瘤一经确诊，必须积极手术治疗，以防止猝死及栓塞发生。患者从呼吸科转入心外科时已经是下午 4 时 30 分。由于患者症状较重，心外科李洪银主任在看完患者后立即决定为患者施行急诊手术。此时忙碌了一天的心外科医护人员正准备下班，接到急诊手术的通知后，他们在最短的时间内完成了准备工作。术中发现患者左房增大明显，左房内有葡萄状瘤样占位，体积约 8cm×4cm×4cm，有瘤蒂连于房间隔，瘤体靠近二尖瓣口，随时都有阻塞二尖瓣口的危险。术中彻底切除病变，自体心包修补房间隔。术后患者恢复良好，次晨拔除气管内插管，隔两日转回病房，术后 7 天顺利出院。

十年病痛一朝除。患者出院时，女儿流下感激的泪水说："永远忘不了你们，清华大学第一附属医院心外科，是你们救了我妈妈的命。"

43 困扰领导的心脏病得到了治疗

2006 年 5 月 17 日，吴清玉教授主刀成功地为某西北省会城市重要领导施行了冠状动脉搭桥手术。该领导同志患冠心病多年，冠状动脉多支病变，心绞痛频繁发作，严重影响了工作和生活。国内权威专家会诊后，一致推荐我院吴清玉教授为其进行手术。工作在海外的亲属通过多种途径收集到大量冠心病的资料和治疗该病的专家，也一致推荐吴清玉教授。市保健局通过业内同行了解到，目前国内冠状动脉搭桥手术效果最好的也是吴清玉教授。

在国内专家、家属和保健局取得一致意见的情况下，由市委秘书长和市保健局局长陪同，患者来到清华大学第一附属医院心脏中心。检查发现该患者左主干及右冠状动脉多支、严重病变，远端冠状动脉非常细小，真可谓"命悬一线"，手术难度很大，患者还合并有严重的高血压、糖尿病和呼吸暂停综合征，随时有生命危险。吴清玉教授组织外科、内科、麻醉、体外循环、手术室和重症监护室医护人员，进行了认真讨论，制定了详细的诊疗方案。经过积极、细致的术前准备和治疗，高血压和糖尿病得到有效控制，患者心功能、全身状态和精神状态明显好转，为手术成功奠定了基础。

5 月 17 日在体外循环下，吴清玉教授为该患者搭了 5 根冠状动脉桥，长期缺血的心肌术后得到了充分的供血，跳动得非常有力。我们知道心脏手术是大手术，手术中一般都要使用近千毫升库血，而使用库血会带来许多潜在的问题如传染病等。在我院心脏中心外科，完成冠状动脉搭桥这样的手术，术中没有使用一滴库血。另外，手术后多数患者伤口疼痛、全身难受、恶心呕吐，患者形容为痛不欲生。我们使用镇痛和镇吐技术，使患者轻松度过术后，早日进食和下床活动，有利于术后恢复。该患者在术后第二天即拔除了气管内插管，开始床上活动锻炼并且想吃东西。患者很惊讶，听说做完手术很难受，但他却没有不舒适的感觉。患者目前已退休，手术后感觉很好，生活质量明显提高。

44 再次成功挽救带呼吸机的低体重先心病婴儿

随着宝贝女儿呱呱坠地，家住通州的王先生沉浸在幸福之中。就在全家人正准备给孩子取名时，厄运却悄悄降临了。小家伙吃奶时气喘吁吁，而且容易呛奶，伴有口唇青紫，于是，家人怀着忐忑不安的心情去医院检查，发现孩子患有先天性心脏病：房间隔缺损、室间隔缺损、动脉导管未闭、主动脉弓缩窄。这一不幸的消息已使王先生全家焦躁不安，但更大的不幸却一步步向他们袭来。孩子出生后20天，突然病情加重，遂急往首都某著名儿童专科医院求治，诊断为复杂先心病，房间隔缺损、室间隔缺损、动脉导管未闭、肺部感染、心功能衰竭、呼吸衰竭，需呼吸机辅助治疗，一张病危通知书粉碎了全家人的梦。

一连串的打击使王先生夫妇儿近绝望，然而对孩子刻骨铭心的爱使得他们不愿放弃，他们始终坚信孩子会得救的。这时，一位好心的同事对他们讲，清华大学第一附属医院的著名心外科专家吴清玉教授也许能救孩子的命，他们带着一丝希望，带着浑身插满各种管子，仍靠呼吸机维持生命的孩子来到了清华大学第一附属医院心外科。

心外科办公室里，术前讨论在紧张有序地进行着。因为孩子太小，体重仅4kg，合并严重肺部感染，全身营养状况极差，手术难度大，麻醉体外循环要求技术高，手术风险很高，然而手术又是唯一能够挽救生命的办法。吴清玉教授带领的优秀团队本着"一切以患者利益为在中心，以精湛的技术为患者解除痛苦，千方百计为患者节省医药费"的精神，又一次勇敢地面对挑战。经过充分的术前准备，于2006年5月24日给患儿实施了手术治疗。术中见患儿主动脉弓发出左锁骨下动脉以远严重缩窄，长达20mm，最窄处仅3mm，肺动脉明显扩张，同时患儿还合并有大的房缺、室缺、动脉导管未闭。手术中吴教授凭着多年的经验，巧妙地将部分扩张的肺动脉壁切下来，作为修补材料，修复增宽缩窄的主动脉，同时切断动脉导管，修补房缺、室缺，手术非常顺利。术后第七天，孩子脱离了气管插管，氧饱和度达到100%，术后经过心脏超声检查，心脏畸形得到了满意的矫治，恢复很好。当吴清玉教授告诉他们今后孩子的生长发育不受影响，长大后和正常孩子一样时，王先生夫妇再也抑制不住感激的泪水，似有千言万语却不知从何说起。

45 为肺动脉闭锁患儿施行U-F和右室流出道重建手术成功

2006年6月28日，清华大学第一附属医院吴清玉教授为一例肺动脉闭锁患儿成功施行了体肺侧支循环与固有肺动脉进行融合（U-F手术）和右室流出道重建手术。

肺动脉闭锁患儿，男性，2岁6个月，5.8kg，生后即发现心脏杂音、青紫且在哭闹后加重。安静状态下，经皮脉搏氧饱和度73%左右。某心脏专科大医院超声诊断肺动脉趋于闭锁、卵圆孔未闭、体肺侧支形成，心室造影诊断肺动脉闭锁、室间隔缺损、体肺侧支形成。患儿为进一步治疗入住我院，超声检查发现，室间隔缺损，主动脉骑跨在室间隔上50%，未见肺动脉瓣起闭活动，未见肺动脉主干、主动脉瓣轻度反流、三尖瓣轻度反流，降主动脉发出数条粗大侧支。我院诊断，肺动脉闭锁、室间隔缺损、体肺侧支形成。

吴清玉教授根据患儿病情制定了两套手术方案，一套为安全性高、相对简单的减状手术，即在主动脉和发育细小的左或右肺动脉间，通过人工血管建立体肺分流，增加肺血缓解青紫，该方案手术虽然简单安全性高，但不利于患儿的二次手术；另一套方案虽然复杂、危险高，但是患儿却获得了完全手术根治的机会，手术成功后可以像正常人一样成家立业。这套方案首先需要游离出粗大的体肺侧支与固有肺动脉进行融合（U–F 手术），然后重建右室流出道，手术成功后患儿肺动脉和右室得到发育，二期手术即可像法洛四联症一样进行根治手术。术中吴清玉教授仔细探察了心脏畸形后，决定采用第二套方案，给患儿争取最大的机会。U–F 手术最重要，同时也最困难的是，找到并游离出粗大的体肺侧支血管。吴清玉教授用时 3 小时找到了体肺侧支血管，然后开始建立体外循环。在体外循环下，将游离出的体肺侧支血管与细小的右肺动脉进行吻合，然后利用患儿自身心包组织重新建立右室流出道，使右心室的血液通过重建的流出道流入肺动脉，从而缓解青紫，更重要的是促进患儿右心室和自身肺动脉发育，为二期手术根治创造条件。手术结束后，患儿心、肺功能稳定，只用很少量的多巴胺支持循环，血压 74/42mmHg，中心静脉压 10mmHg，动脉血氧饱和度已达到 93%。患儿呼吸、循环稳定，两周后便出院了。

46　Ross 手术治疗主动脉瓣二瓣化畸形合并主动脉瓣下严重狭窄

2006 年 6 月 28 日，清华大学第一附属医院吴清玉教授为一例主动脉瓣二瓣化畸形合并主动脉瓣下严重狭窄的 16 岁患者，成功施行了 Ross（肺动脉瓣替代主动脉瓣）手术。

患者女性，16 岁，73kg，生后即发现心脏杂音，3 岁时在阜外心血管病医院行动脉导管结扎手术。4 年前安贞医院诊断主动脉瓣重度狭窄伴关闭不全（中）、二尖瓣轻度关闭不全。8 个月前诊断脾梗死，行内科保守治疗。7 个月前蛛网膜下隙出血，在宣武医院行介入治疗。患者为进一步治疗入住我院，检查发现，患者丙型肝炎、肝功能较差，凝血功能不正常。我院诊断该患者为主动脉瓣二瓣化畸形、主动脉瓣瓣下狭窄伴关闭不全、二尖瓣关闭不全、主动脉瓣赘生物、心内膜炎、蛛网膜下隙出血介入治疗术后、动脉导管结扎术后。经过一段时间的抗炎、保守治疗后，患者病情稳定，全身状态明显改善。

吴清玉教授根据患者病情制定了两套手术方案，一套是直接置换主动脉瓣，手术技术成熟、安全性高，但手术费用高且手术后患者须终身服用抗凝血药物，有一定的并发症，对患者的学习和工作影响较大，特别是女性患者对以后的生育有一定影响。另一套手术方案就是以患者自身肺动脉瓣替换畸形主动脉瓣的 Ross 手术。Ross 手术后移植到主动脉的肺动脉瓣，可随着患儿的生长发育而继续生长，不需要进行二次换瓣，特别适用于处于快速生长发育期的青少年患者。考虑到患者为一名 16 岁的高中学生，学习负担较重，又处于快速生长发育的青春期，吴清玉教授决定给患者施行自身肺动脉瓣替换主动脉瓣的 Ross 手术。

　　Ross 手术的技术要求非常高，切除肺动脉瓣的过程中，一旦损伤肺动脉瓣，将使移植到主动脉的肺动脉瓣出现狭窄或关闭不全，导致手术失败；而冠状动脉移植过程中，一旦损伤冠状动脉或冠状动脉移植后不通畅，就会出现类似于冠心病样的表现，威胁到患者生命。手术中吴清玉教授首先将患者的冠状动脉像"纽扣"一样从主动脉取下，然后游离、切除患者自身的肺动脉瓣并移植到主动脉，再将冠状动脉移回原位，使用同种瓣替代肺动脉瓣，体外循环运转 4 小时完成 Ross 手术。

　　手术结束后，患者心电图完全正常，未见冠状动脉供血不足的表现，心跳有力，循环稳定，为了控制血压需要静注硝酸甘油。术后第一天超声检查证实，移植到主动脉的肺动脉瓣启闭良好，未见狭窄或关闭不全，心功能良好。

　　孩子现在已经上大一了，除了避免参加剧烈的体育运动外，日常的学习生活就和普通孩子一样，除了天热的时候伤口有些痒外，平时没有什么不舒服。去年复查的结果很好，家里人都很开心。

47　法洛四联症、单冠畸形合并右冠走行异常患者急诊再次手术成功

　　2006 年 6 月 29 日，清华大学第一附属医院吴清玉教授为一位患有法洛四联症合并单冠状动脉畸形，且右冠状动脉横跨右室流出道的患儿急诊施行了法洛四联症根治手术，获得成功。

　　6 月 27 日我院心脏中心收治了一个来自山东济南的 1 岁 8 个月的患儿。这个小患儿与别的患儿不同，胸部有一个长长的还未拆线的手术切口，颈部还保留着直接通到心脏的深静脉导管。怎么回事？原来，患儿 6 月 23 日在山东济南一家大型三甲医院做过手术。医院原计划为患儿行法洛四联症根治手术，经过麻醉、切皮、断开胸骨、游离心脏大血管后，准备建立体外循环时，发现合并冠状动脉畸形。正常情况下左、右两条冠状动脉分别从主动脉发出，供应心脏血液和氧，而该患儿主动脉仅发出一条左冠状动脉，右冠状动脉发自左冠状动脉，更特殊的是右冠状动脉横跨在需要手术切开加宽的右室流出道上。手术前没有诊断出合并的冠状动脉异常，当地医师又缺乏处理这类畸形的经验，认为切开流出道进行加宽会损伤右冠状动脉，而损伤冠状动脉会导致死亡，遂终止手术。当地医院建议患儿到北京找治疗先天性心脏病的权威专家吴清玉教授。患儿家长紧急联系清华大学第一附属医院心脏中心进行咨询，吴清玉教授详细了解病情后，认为可以手术根治，建议患者尽快转到我院接受治疗。因为患儿已手术开了一次胸，尽管什么都没做，但同样会形成粘连等导致组织结构不清，增加手术难度和危险，因此建议尽快二次手术，同时建议患儿保留深静脉导管，以备紧急抢救，将各种危险降到最小。

　　患儿入院后，紧急进行各种手术前的准备工作，对患儿家属带来的检查资料认真分析，避免不必要的重复检查，节约时间和费用。我院超声检查报告，患儿法洛四联症、房间隔缺损、冠状动脉畸形，结合山东济南的手术报告，吴清玉教授认为患儿完

全可以施行一次根治手术。6月29日，在全麻体外循环下开始手术。术中发现患儿为典型的法洛四联症、巨大干下型室间隔缺损、肺动脉瓣、瓣环和右室流出道重度狭窄。特别是患儿为单冠状动脉畸形，右冠状动脉发自左冠状动脉主干，向右于肺动脉瓣环处横跨右室流出道的前面，使手术难度和危险陡增，从而导致在山东济南终止手术。使该患儿病情雪上加霜的问题还有，室间隔缺损为干下型，按原则也应跨肺动脉瓣环补片、加宽肺动脉瓣环和右室流出道。吴清玉教授碰到的先天性畸形多种多样，仅单冠畸形的手术经验近30例，可以说是处理这类问题经验最丰富的专家。手术中吴清玉教授在右冠状动脉上、下方，分别将右室流出道和肺动脉加宽成型，使用涤纶片修补室间隔缺损。这样既疏通了右室流出道又保护了冠状动脉，圆满地解决了这个难题。对这类难题吴清玉教授可以说是胸有成竹，对于公认的心脏复杂畸形法洛四联症，吴清玉教授有千余例手术经验，对他而言法洛四联症已是"简单"手术，即使合并有冠状动脉畸形。手术后开放循环，患儿心脏自动恢复跳动、收缩非常有力，顺利脱离体外循环，心电图显示无冠状动脉缺血表现。

术后第二日患儿即脱离危险，拔除气管内插管，很快就转回病房。看着儿子红红的小脸，患儿家长激动地讲，做手术特别是心脏这样的大手术，一定要找真正经验丰富的专家，因为一旦出现异常情况，毕竟专家经验多，这样孩子可以少受罪、少冒风险。

48 肺动脉闭锁型法洛四联症的 21 岁患者手术成功

2006年7月5日，清华大学第一附属医院吴清玉教授为一位21岁复杂先天性心脏病、肺动脉闭锁型法洛四联症、主动脉瓣二瓣化畸形致主动脉瓣严重关闭不全的患者施行了解剖根治和主动脉瓣替换手术。

患者生后即发现心脏杂音、口唇和颜面青紫。随着生长发育，青紫逐渐加重，活动耐力下降。曾就诊于阜外心血管病医院，诊断为复杂先天性心脏病、肺动脉闭锁。因畸形复杂、手术风险巨大和患者年龄大错过最佳手术时机等原因，未能手术治疗，患者及其家属几乎绝望。患者强烈的求生欲望，加上患者家属的不懈努力，经多方咨询得到消息，吴清玉教授是治疗复杂先心病的专家，许多其他医院认为不能做的手术吴清玉教授能做。患者辗转来到清华大学第一附属医院找到吴清玉教授，根据患者带来的外院检查资料，结合我院的检查，吴清玉教授诊断患者为：复杂先心病、肺动脉闭锁型法洛四联症、主动脉瓣二瓣化畸形合并主动脉瓣关闭不全、体肺侧支形成。

住院期间，来我院进行学术交流的一组日本心血管外科专家对患者的病情进行了会诊，认为畸形复杂、风险高的手术根治的可能性不大。针对患者的特殊病情，吴清玉组织全科医师进行了多次病例讨论反复研究，认为患者畸形虽复杂，但还有手术根治的希望。吴清玉教授组织麻醉、体外循环和手术室医护人员制定了详细的手术方案和围术期意外情况的应对措施。7月5日在全麻、体外循环下开始手术。术中发现患者右室流出道、肺动脉瓣、肺动脉瓣环和主肺动脉均严重狭窄发育不良，右室流出道最窄处仅1～2mm，巨大室间隔缺损达2cm×3cm，主动脉瓣二瓣化畸形导致关闭不全。因患者肺血严重不足，病史较长，形成了许多体肺侧支循环以代偿肺血的减少。侧支循环的形成虽有利于缓解患者缺氧和青紫，但给手术带来了很大的困难，术中心内回血多引起术野不清，术后可导致肺损伤过多等。吴清玉教授凭借丰富的临床经验，游离出大的体肺侧支循环并进行结扎，使用患者自身的心包对右室流出道和肺动脉进行加宽，使用涤纶布修补巨大的室间隔缺损，用最好的人工瓣膜替换了发育畸形功能不全的主动脉瓣。

手术历时 8 小时，手术后患者心跳有力，术后第二日晨即脱离危险，拔除气管内插管，3 周后患者痊愈出院。从出生后就一直青紫的颜面和皮肤，终于红润了，患者露出了由衷的笑容。

49　为体重 4kg、出生 22 天新生儿成功施行大动脉调转手术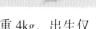

2006 年 7 月 12 日，清华大学第一附属医院吴清玉教授为一例体重 4kg、出生仅 22 天的新生儿成功地施行了大动脉调转手术。

患儿来自云南，出生后即发现全身青紫，特别是在哭闹和喂奶时常引起严重青紫、缺氧发作，喂养困难，且因肺内血多，导致感冒、肺炎。患儿在当地临床诊断为复杂先天性心脏病，完全性大动脉转位、室间隔缺损、动脉导管未闭。家属带患儿乘飞机从昆明来到北京清华大学第一附属医院，求救于吴清玉教授。因为当地的专家推荐吴清玉教授，他们获得的信息也是吴清玉教授是先心病外科手术治疗的权威，患儿家属相信吴清玉教授。

完全性大动脉转位一般在新生儿期也就是小儿未满月时施行大动脉和冠状动脉调转手术进行解剖根治，手术近、远期效果最好，对患儿生长发育影响最小。但是，新生儿器官发育不成熟、围手术期管理难度大、手术操作技术要求高，特别是在功能和结构非常复杂的心脏上施行手术，对整支手术团队如麻醉、体外循环、术后 ICU 和手术室等要求非常高。新生儿心脏大小类似鸡蛋，冠状动脉直径也就 1～2mm，进行冠状动脉移植，其难度和技术可想而知。移植后的冠状动脉如果出现扭曲、不通等，可直接导致手术失败，威胁到患儿生命。患儿合并有较大的室间隔缺损和动脉导管未闭，皮肤、口唇青紫有所缓解，但肺血多很容易诱发感冒、肺炎和呼吸困难，而且内科保守治疗效果不好，只有手术根治心脏病，肺炎才能彻底控制。

术中经过仔细探查研究，吴清玉教授发现患儿左肺动脉由主肺动脉发出后，没有走向左侧，而是走向左后侧。患儿动脉导管近 10mm，大小和走行与左肺动脉完全相同，如果手术经验不足处理错误，可能会导致手术失败患儿死亡。在麻醉科主任张东亚博士和体外循环手术室的密切配合下，吴清玉教授为患儿施行了大动脉和冠状动脉调转、室间隔缺损修补、动脉导管手结扎术。术后患儿心跳有力、心电图正常，不需要使用强心药物，循环稳定。

大动脉调转术是比较复杂的心脏手术之一，通常在新生儿期手术，国内该手术死亡率和术后并发症较高。吴清玉教授在新生儿大动脉调转手术方面，取得了亚洲最好的效果，他曾创造了为生后仅 26 小时完全性大动脉转位患儿，成功施行大动脉和冠状动脉调转手术的国内纪录。

如今孩子已经 6 岁了，在上幼儿园，身体发育正常，和普通孩子一样，健康地成长，每天蹦蹦跳跳，身高比一般孩子还高。

50 急诊行体肺分流术救治重症肺动脉闭锁患儿

2006 年 7 月 12 日中午，清华大学第一附属医院安静的心外科病房突然传来急促的脚步声，只见三位来人中有一人怀抱婴儿，均神情紧张径直奔向护士站。原来是有孩子被直接抱入病房求治。在妈妈怀里哭闹的男孩只有 6 个月，面色严重青紫，呼吸急促。值班大夫指示护士立即给予吸氧，监测血氧饱和度，其血氧饱和度显示仅有 51%。这时，家长拿出了昨日刚在北京某家医院的心脏超声和心导管造影检查结果，诊断提示患儿为先天性心脏病，肺动脉闭锁、室间隔缺损、动脉导管未闭。因病情危重，风险极高，外院拒绝给予手术治疗。心急如焚的父母，抱着一丝希望，带着孩子来到了我院心脏中心外科。

刚下手术台的李洪银主任顾不得吃午饭便阅读造影光盘，发现患儿肺动脉发育极差，左右肺动脉直径均只有 3mm，且仅仅依靠细小动脉导管连接，心脏中心超声室王廉一主任检查证实动脉导管内径不到 2mm。患儿无侧支血管入肺参与氧供，如果动脉导管痉挛甚至闭合，后果不堪设想。得知孩子的病情后，吴清玉院长当即决定急诊手术。孩子被抱入病房不到 2 个小时，术前准备就绪，孩子随即被抱入了手术室。吴院长带领的手术团队成功地给患儿进行了体肺分流术。即在孩子的主动脉和肺动脉之间连上一根直径 5mm 的人工血管，通过这根救命的桥梁，主动脉的血流源源不断地流入肺动脉，缺氧得到了缓解，还能促进肺血管发育，为二期手术打下基础，孩子的生命也就得到了保证。

术后孩子恢复相当顺利，经皮血氧饱和度达 83%，术后第三天就被转回了病房。随着日后孩子肺动脉的发育，可望进行二期彻底的根治手术。当看到回到病房面色红润安安静静的孩子，曾经心力交瘁的父母激动得泪流满面。

51 巨大房、室间隔缺损体重 3kg 患儿手术成功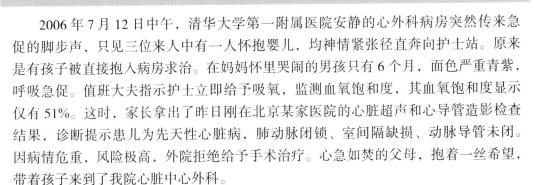

2006 年 7 月 18 日，清华大学第一附属医院吴清玉教授为一例出生后 45 天、体重仅 3kg 的患儿成功施行了心脏手术。

患儿出生后即遭遗弃，被慈善组织收养。查体发现心脏杂音，哭闹后口唇青紫，喂养困难。外院超声检查提示：先天性心脏病，巨大室间隔缺损、房间隔缺损、肺动脉高压。反复肺炎、心衰，虽然出生仅 45 天，但有 30 多天在医院住院治疗。

慈善组织的工作人员天天为患儿祈祷，并为患儿筹集到手术费用。患儿虽在多家大医院住院治疗，但因患儿心脏缺损巨大，合并肺动脉高压、肺炎和心衰，以及全身状态差、低龄、低体重等原因，对麻醉、手术、体外循环和术后管理要求高、难度大而未能手术治疗。在专家的建议下，慈善组织的工作人员经过慎重考虑将患儿转到了清华大学第一附属医院，就诊于吴清玉教授领导下的心脏中心。患儿转入我院后检查发现，患儿为先心病，巨大室间隔缺损、房间隔缺损、动脉导管未闭合并重度肺动脉高压，心、肺功能较差。经过精心的术前准备和短时间调理后，吴清玉教授决定为患儿施行心脏手术治疗。

患儿体重仅 3kg，像刚刚出生的新生儿一样，因患心脏病，心、肺功能和全身状态却不如新生儿。患儿心脏如鸡蛋般大小、手腕只有成人拇指粗细，进行手术、麻醉的难度和技术要求可想而知。麻醉科主任张东亚凭借娴熟的技术，经右侧鼻孔气管内插管控制呼吸，在患儿左手腕部的动脉内置入测压管，并顺利地建立了中心静脉通路，为手术提供了条件和安全保证。吴清玉教授像雕刻一件艺术品样开始了精心的手术。术中发现，患儿室间隔缺损巨大，直径达 20mm×15mm，几乎类似于单心室，未闭的动脉导管 8mm，形成大量的左向右分流，从而导致患儿肺血过多，反复诱发肺炎和心衰，且久治不愈。吴清玉教授首先结扎了粗大的动脉导管，防止了体外循环手术对肺功能的损伤，使用患儿自身的心包组织修补了巨大的室间隔缺损和房间隔缺损。手术结束，心脏恢复跳动，异常的左向右分流消失，肺动脉压力明显下降，心脏和肺负担减轻恢复到正常状态。张东亚主任通过加深麻醉、呼吸控制和使用药物等综合措施，控制肺动脉高压，促进患儿恢复。患儿在心外监护室呼吸、循环稳定，两周后痊愈出院了。

52　再次成功救治一名重症心内膜炎患者

24 岁的心脏中心外科女患者李某来自甘肃，自幼体弱多病，15 年前在北京某医院诊断为二尖瓣关闭不全，但一直未得到有效治疗。2006 年 6 月，怀孕已 6 个月的她突然出现发热，体温高达 39.3℃，伴寒战，在当地医院采用抗炎治疗但症状并无明显缓解，后转至上海多家医院诊治，也无明显好转。1 个月前患者出现呼吸困难，伴气短、胸闷、咳嗽、咳痰，咳白色泡沫样痰，不能平卧，伴双下肢水肿，被诊断为急性感染性心内膜炎。于 7 月 25 日转至北京某大医院诊治，患者病情仍不断恶化。

为了抢救患者、保护胎儿，于 7 月 28 日行剖宫产手术。术后一周，患者出现右侧肢体瘫痪和言语障碍，急诊行头部 CT 诊为脑栓塞。8 月 8 日因左下肢疼痛，腘动脉及足背动脉搏动减弱，皮温较凉，行血管超声提示左股动脉栓塞，遂急诊行左股动脉切开取栓术。术后病理回报：血栓内可见细菌菌落。同时超声心动图检查示：二尖瓣重度反流，主动脉瓣重度反流，赘生物形成。经某著名教授会诊后指出，患者为细菌性心内膜炎，导致了多个心脏瓣膜的毁损，急需手术救治，但手术风险极高。随即教授为其推荐了国际著名心血管外科专家吴清玉教授，并亲自与吴教授联系。

2006 年 8 月 16 日下午 5 时患者转入我院。吴清玉教授不顾自己刚刚完成两台复杂心脏手术的疲劳，立即组织心脏外科各组专家为李某进行了会诊并指出，感染性心内膜炎赘生物形成，外科手术是有效的治疗手段，且应及早手术治疗。同时提出，由于患者为急性感染性心内膜炎，全身炎症反应严重，多脏器功能受损，术中及术后都易发生严重的低心排综合征，手术风险极高，各专业组应充分做好术前准备。经过紧张认真的准备工作，最后定于 2006 年 8 月 17 日为患者进行急诊手术治疗。

术中探查发现患者主动脉瓣叶大量赘生物，瓣周脓肿，重度关闭不全；右冠瓣叶毁损，二尖瓣瓣叶赘生物，瓣叶毁损严重，腱索断裂，关闭不全。术中吴清玉教授切除病变瓣叶，清除主动脉瓣周脓肿残壁，以 27 号双叶机械瓣置换二尖瓣，23 号双叶机械瓣置换主动脉瓣，历时 2 小时 40 分，吴教授顺利为李某实施了心脏手术，术后吴教授不顾一天的劳累，还亲自为家属讲解了病情，并再次指出，该疾病应及早手术治疗。

53 小璇变得漂亮了

小璇刚满 3 岁，来自福建，生后就发现口唇青紫。随着一天天长大，青紫加重，呼吸急促，活动受限，智力发育迟缓，到 1 岁还不会站立、说话。当地医院检查确诊为复杂先天性心脏病，单心室、肺动脉狭窄、房间隔缺损、动脉导管未闭。因肺动脉发育差，两年前在当地医院施行了姑息性手术：主动脉 – 肺动脉分流术，即应用一根人工血管从主动脉连向肺动脉，增加肺血流以促进肺血管发育。手术后，小璇状况有所改善，青紫较前减轻，但生长发育仍明显延迟，3 岁的小璇才刚刚会走路，只会说几个简单的词。绝望中的小璇父母从网上查找到我国著名心血管外科专家吴清玉教授的相关信息，于是满怀希望带着孩子来到北京求助吴教授。

入院后很快完成了术前检查。心脏超声和心导管检查确诊为复杂先天性心脏病，右室型单心室、左侧房室瓣闭锁、三尖瓣中度反流、房间隔缺损、大动脉转位、肺动脉瓣及瓣下狭窄，肺动脉发育尚可，左肺动脉起始部明显狭窄。由于其肺动脉瓣下严重狭窄仅有 2mm 宽，心导管未能测得肺动脉压力。在我院主办的 2006 年心血管外科进展国际研讨会上，对小璇的病例进行了讨论，与会专家一致认为，术中根据肺动脉压力决定手术方案，但需同期行三尖瓣成形。于是，2006 年 9 月 1 日吴教授和著名的澳大利亚查尔斯王子医院心外科专家 Peter G. Polhner 教授同台联手，对小璇施行手术。手术在体外循环下进行。由于是第二次手术，术中发现组织粘连严重。正中开胸后，仔细游离升主动脉、主肺动脉及人工血管，切断缝扎体肺分流人工管道；术中测得肺动脉压力为 22mmHg，选择双向 Glenn 式；用自体心包片加宽左肺动脉起始部；扩大了房间隔缺损；三尖瓣成形，关闭良好；并行循环下，切断上腔静脉，连续缝闭近心端，上腔静脉远心端与右肺动脉行端侧吻合。手术顺利，术后安返监护室。血气结果满意，术后 4 小时拔除气管插管。不吸氧状况下小璇的血氧饱和度达到了 84%。从监护室回到病房的小璇，脸色变得红润，小嘴爱说话了，大眼睛更灵活了。术后两周，恢复良好的小璇出院了，她俨然已变成了一位漂亮的小姑娘。

孩子的父亲至今仍然记得当年医师的预言，"你的孩子活不过三四岁"，这是术前其他医院的医师的判断。然而，6 年过去了，孩子基本情况还好，身高、体重发育正常，然而有个问题一直困扰着孩子的父母，那就是智力发育的问题，学习方面有些吃力。孩子的父亲说，既然把孩子带到了这个世界上，就有责任照顾她，尽所能让她正常地快乐地生活。下一步就要针对她注意力不能集中这个问题，找相关专家咨询。

54　吴清玉院长与 Peter G. Polhner 教授携手成功救治复杂先心病孤儿

7 岁的小龙患先天性心脏病，后被慈善组织收养。在国际慈善组织资金资助下，小龙先后转诊多家医院，均因病情复杂，未能得到有效医治。抱着最后一线希望，来到清华大学第一附属医院心脏中心外科。

某医院心导管造影检查结果提示，小龙患有先天性心脏病，肺动脉闭锁、室间隔缺损、体肺侧支形成。我院 CT 显示：主动脉骑跨、右位主动脉弓、主肺动脉闭锁、巨大体肺侧支形成。

在 2006 年 9 月心血管外科进展国际研讨会上，与会专家积极讨论，最后决定术中探查肺动脉起源以及大的体肺侧支，根据患者肺动脉起源以及肺动脉压力决定手术方式。9 月 4 日吴清玉院长与 Peter G. Polhner 教授共同为小龙手术，术中见主肺动脉近心端闭锁，左、右肺动脉发育差，左肺动脉直径约 5mm，右肺动脉 3mm，有一细小动脉导管，探查见左肺三支体肺侧支，其中一支来自右肺。结扎动脉导管，将三支较粗的体肺侧支与肺动脉融合，并用一 6mm 人工血管行主动脉与肺动脉分流，为二期手术打下了良好的基础。手术顺利，小龙术后第二天由 ICU 转回病房，9 月 20 日顺利出院。2011 年 4 院来院复查，患儿恢复良好，已经具备可以进行根治手术的条件，目前在等待进行第二次根治性的手术。

55　重症肺栓塞患者手术成功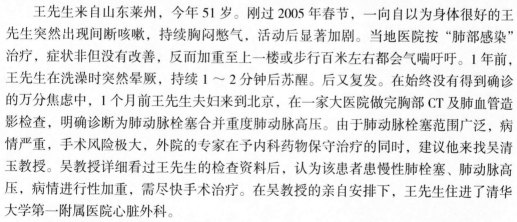

王先生来自山东莱州，今年 51 岁。刚过 2005 年春节，一向自以为身体很好的王先生突然出现间断咳嗽，持续胸闷憋气，活动后显著加剧。当地医院按"肺部感染"治疗，症状非但没有改善，反而加重至上一楼或步行百米左右都会气喘吁吁。1 年前，王先生在洗澡时突然晕厥，持续 1～2 分钟后苏醒。后又复发。在始终没有得到确诊的万分焦虑中，1 个月前王先生夫妇来到北京，在一家大医院做完胸部 CT 及肺血管造影检查，明确诊断为肺动脉栓塞合并重度肺动脉高压。由于肺动脉栓塞范围广泛，病情严重，手术风险极大，外院的专家在予内科药物保守治疗的同时，建议他来找吴清玉教授。吴教授详细看过王先生的检查资料后，认为该患者患慢性肺栓塞、肺动脉高压，病情进行性加重，需尽快手术治疗。在吴教授的亲自安排下，王先生住进了清华大学第一附属医院心脏外科。

经过充分的术前准备，2006 年 9 月 19 日，吴教授亲自主刀为王先生施行了肺动脉内膜剥脱术。术中见到右心扩大，肺动脉明显增宽，主肺动脉及右肺动脉内均有大量陈旧性血栓，右肺动脉开口完全堵塞，左肺动脉部分血栓阻塞，重度肺动脉高压。术中吴教授仔细地剥离血栓，经过 5 个小时的手术，吴院长率领他的手术小组终于彻底清除了所有肺动脉腔内的血栓。术毕安返监护室。循环稳定，氧合良好。术后 10 小时脱离呼吸机，自主呼吸顺畅，氧合状态良好。术后第二天王先生便从监护室转回病房，身体恢复良好。王先生的话道出了他的真实感受："从未有过的舒心舒肺，吴教授真是救命恩人！"

56　重症高龄三尖瓣下移畸形患者得到救治

2006年10月10日，清华大学第一附属医院心脏中心外科成功治疗了一例重症三尖瓣下移畸形（Ebstein畸形）老年患者。

Ebstein畸形是一类少见的先天性复杂畸形，病变以三尖瓣发育异常、瓣环扩大、瓣叶下移、关闭不全和房化右心室形成为主。由于长期的三尖瓣反流和房化右室的矛盾运动导致心功能衰竭。该疾病应早期治疗，若延误治疗则因心律失常、心力衰竭等导致死亡。吴清玉教授在世界上首次提出了Ebstein畸形的解剖矫治的新观念，并对其进行分型，使该类疾病的手术成功率得到很大的提高，解决了这一世界性的难题。

该患者60岁，十几年来经常心慌气短，活动受限，双下肢重度水肿，病情不断加重，已无法自主生活。曾在多家医院就诊，拟行三尖瓣机械瓣置换术，但由于病情危重，且三尖瓣替换术后抗凝并发症较多等原因一直未得到治疗。后患者辗转求医，多方咨询。一月前慕名来到清华大学第一附属医院。经检查，该患者三尖瓣后叶、隔叶重度下移、隔叶近似缺如、三尖瓣重度关闭不全，右心房有正常的两倍大。由于治疗过晚，患者右心功能极差。经过积极术前准备，认真讨论，制定了周密的手术方案，由吴清玉教授主刀实施了手术。术中切除了巨大的房化右心室，自体心包重建隔叶，将前叶和后叶恢复到正常位置。历时4小时，最终取得了手术的成功。

该例手术患者年龄大、病变重、心功能差，全身状况不佳，且合并多种疾病，其手术难度大、风险高。清华大学第一附属医院心脏外科医务人员在吴清玉教授带领下，时刻将患者的利益放在第一位，勇于突破手术禁区，再创佳绩。

57　一次惊心动魄的抢救

在2007年新春佳节来临之际，清华大学第一附属医院心脏中心外科收到了一封由院党委转来的热情洋溢的感谢信，信中写道："感谢清华大学第一附属医院的吴清玉大夫和心外科的全体医护人员为挽救我哥哥的生命所做的一切……吴大夫和心外科的有关医护人员给予了他精心的治疗和细心的护理，使我哥哥有机会能够踏上第二次生命的历程。"这使我们的思绪又重新回到了那次惊心动魄的手术抢救中。

2006年11月17日，本来是一个普通的星期五。11时40分，每周一次的病历讨论会刚结束，办公室的门就被推开了，进来的是一名家属，言语中充满了焦虑："吴清玉大夫在吗？我哥哥快不行了，请您救救他吧！"吴院长冷静地让家属坐下，仔细询问了患者情况，大家这才了解到病情的严重性。这是一名Ⅰ型主动脉夹层动脉瘤患者，属于主动脉疾病中最常见的灾难性病变，如不予以治疗，急性主动脉夹层约33%在24小时内死亡，50%左右在48小时内死亡，80%在1周内死亡。而该患者又是同类疾病中最为严重的一种，手术实施难度大。3天前患者突发急性症状，生命危在旦夕。更为棘手的是，患者目前还在外地，离北京有 300 多公里颠簸的路程。大家都把目光齐刷刷地集中到吴院长身上。吴院长沉思片刻，果断地说："需要立即给患者施行手术。抢救生命要紧，我们有风险也有希望，力争手术成功。"吴院长坚定的语气感染了在场的每一个人，尤其像暖流一样温暖了家属的心。紧锣密鼓的备战工作开始了。吴院长马上与院急救中心负责人联系，亲自安排派车急救和商量好各个细节，由急救中心主任医师组织救护队伍前往接患者。12 时整，急救中心的救护车载着医护人员和专用设备呼啸而去。同时，在院内紧急成立了抢救小组，根据患者家属提供的病情资料确定手术方案，进行术前准备。

21 时许，救护车经过 9 个小时的长途跋涉，将患者安全运抵我院。所有术前准备工作早已就绪，患者被直接送上了手术台。患者的胸腔被打开了，升主动脉、主动脉弓及降主动脉明显增宽形成的夹层直径达 6cm，夹层内较多血栓形成，近端达主动脉瓣环，使右冠状动脉开口受累，主动脉夹层内膜破口位于主动脉锁骨下动脉对侧，三支头颈动脉开口均受累。动脉夹层随时有破裂的可能，一旦发生，患者就失去了生存的机会。手术在紧张有序地进行着，手术室内的灯光通宵达旦。从 17 日 21 时至 18 日 10 时，历经 13 个小时惊心动魄的抢救，在吴清玉院长的高超技艺和全体手术人员的密切配合下，患者的升主动脉及主动脉弓被成功进行了置换，并在胸降主动脉内置入人工血管，手术取得了圆满成功！患者愈后状况良好，目前可以举杠铃、练单杠，各方面和正常人没有区别。

患者家属感谢信

这次手术抢救的成功，再次证明清华大学第一附属医院心脏中心外科在疑难重症心脏病的手术治疗方面已经达到了国际先进水平。同时，通过这次实战演练，全体医护人员所表现出来的团结协作、迎难而上的忘我精神与工作效率，也反映出我们在突发事件的处理能力和应急手术机制等方面都上了一个新的台阶。

在感谢信的最后有这样一段话："清华大学第一附属医院心外科现在国内已经有了很好、很大的影响，已经接受了很多心外疑难患者，我从医院看到有许多从全国各大医院转来的患者，要求接受吴清玉大夫的治疗，这让我感到莫大的欣慰。我为清华大学第一附属医院有吴清玉教授这样出色的大夫而感到万分自豪，也为医院有这样一个深深值得人们信赖、团结奋进的心外科团队感到由衷的骄傲。"来自患者的心声，既是对我们现有成绩的充分肯定，同时也是对今后工作的有力鞭策。

6年过去了，再次拨通患者家属的电话，电话那端依旧是感激的话语，是对吴教授及整个心脏中心团队的赞扬。6年前发生的一切，对全家人来说，仍旧历历在目。患者在接受了手术之后，就像获得了新生，年近6旬，却比以前还健康，依然在工作，可以骑自行车，每天坚持体育锻炼。曾经的危在旦夕，命悬一线，被健康的生活、灿烂的笑容所代替，这让一家人备感欣慰。

58　和谐社会　爱心体现——先心病贫困患儿的救治

2006年12月14日，清华大学第一附属医院院长、著名心外科专家吴清玉教授，为一位特殊先心病患儿成功施行了法洛四联症根治手术，12月15日患儿脱离危险转入普通病房。

这个3岁的小女孩出生在一个特殊的家庭，父亲双腿残疾，以轮椅代步，母亲为聋哑人，而70多岁的爷爷奶奶靠拾荒维持全家人的生活，小女孩是全家的希望和寄托。但小女孩的出生并没有给全家带来欢乐和希望，因为孩子出生后全身青紫，患有严重的先天性心脏病，法洛四联症，左上腔静脉并存，缺氧发作频繁，随时会有生命危险。

法洛四联症是心脏同时出现室间隔缺损、肺动脉狭窄、主动脉骑跨和右心室肥厚四种畸形联合存在的一种复杂先天性心脏病。对于右心室流出道或肺动脉严重狭窄的患儿，任何因素引起的活动量加大、耗氧增加，如哭闹和吃奶等，都会诱发孩子缺氧发作，而缺氧发作随时会威胁孩子的生命。当地医师告诉他们，心脏手术是大手术，技术要求很高，当地医院还不能开展。另外，相对家里的经济条件而言，孩子的医疗费用是一笔不小的开支，家里勉强维持生计，根本没有钱为孩子做手术。爷爷奶奶无奈将孩子接回了家。母亲受不了这个打击，在孩子出生后不久即离家出走了，可怜的孩子又失去了母爱。从此，爷爷奶奶不但要维持全家的生计，还要设法凑集孩子做手术的费用。爷爷奶奶靠奶粉，一口一口将孩子养到3岁，其中的艰辛难以想象。

一个偶然的机会，孩子的父亲听说清华大学第一附属医院心脏手术做得非常好，那里的医护人员对患者也非常好，而且有基金资助贫困的先天性心脏病患儿手术。全家带着所有的钱来到了清华大学第一附属医院。经验丰富的医师护士看到全身青紫、软弱无力、营养不良的孩子，意识到这是一个患有严重的先天性心脏病患儿，很快将孩子收住入院、安排各种必要的检查。入院后，孩子的父亲和爷爷奶奶看到了一些有关心脏中心外科的介绍，又从病友处得到一些消息，了解到清华大学第一附属医院心脏中心是国内最强的心脏中心之一，心脏中心主任、医院院长吴清玉教授是世界著名的心外科专家。了解到这一情况后，全家人既高兴又担心，高兴的是，孩子的病有救了，担心的是，吴清玉这么有名的教授能为他们的孩子做手术吗？更何况手术费用还没有凑足。

心脏中心的工作人员了解到患儿家庭的特殊情况后，一边积极为患儿做术前准备，一边将情况汇报给吴清玉教授。了解到患儿非常不幸的遭遇后，吴清玉教授要求心脏中心的工作人员一定要保障手术成功。鉴于患儿家庭的特殊情况，免去所有不必要的检查，节约开支，降低费用，同时专人负责帮助患儿申请基金资助。一切都在按部就班地进行，但患儿却好像急于手术治疗似的，等不了这些，在病房频繁缺氧发作。2006 年 12 月 14 日上午，患儿又一次缺氧发作，虽经紧急处理病情得到控制，但随时有可能再次发作。考虑到这些，吴清玉教授决定在当天下午由他主刀为患儿紧急急诊手术。吴清玉教授的手术效果，全世界心外科都是公认的。但术中吴清玉教授发现，患儿室间隔缺损位置非常特殊，大小 2cm×1.5cm，修补非常困难，稍有不慎即会损伤周围重要结构组织，引起严重并发症甚至死亡。本应发自左心室的主动脉，骑跨在右心室达 60% 以上，右心室流出道非常狭窄，最窄处直径仅 2mm。吴清玉教授凭借丰富的手术经验和娴熟的技术，修补了室间隔缺损，对引起缺氧发作的右室流出道进行了加宽，顺利完成了手术。术后患儿恢复非常顺利，在重症监护室度过了一个晚上后，第二天早上即脱离危险，拔除气管内插管，返回普通病房。

爷爷奶奶看到眼前这个脸色红润的女孩，简直不敢相信这就是他们那个出生后就一直全身青紫的孙女。爷爷奶奶感慨道，之前听说心脏手术是很大、很复杂的手术，既担心钱不够，不能手术，又担心手术效果。万万没想到，贫困孩子能得到基金 7000元人民币赞助进行手术治疗，没想到手术效果这么好，更没想到吴清玉教授亲自主刀手术和得到清华大学第一附属医院心脏中心这么多热心医师护士的帮助。患儿于 2008年 12 月 28 日出院，恢复良好。

专家提醒，对先天性心脏病患儿，应做到"三早"，即早发现、早诊断、早治疗，以免耽误病情，影响患儿身心健康。另外，清华大学第一附属医院与多家社会福利和慈善机构合作，帮助贫困的先天性心脏病患儿手术治疗。

59　主动脉弓中断矫治手术获得成功

2006 年 12 月 29 日，清华大学第一附属医院心脏中心 2006 年最后一个手术日，一个平常的工作日。但对来自云南昆明的小佳佳（化名）来讲，却是个特殊的日子，这一天吴清玉教授为小佳佳成功地施行了罕见的主动脉弓中断矫治手术。

小佳佳刚出生时，一切都很正常，直到生后 3 个月体检时发现心脏有杂音。尽管发现了心脏杂音，但孩子无青紫，吃奶睡眠正常，小佳佳的父母心存侥幸，没准儿孩子长一长，心脏杂音就消失了。小佳佳父母的心理是可以理解的，新生儿出生后确实可听到心脏杂音，有部分杂音是生理性的，但有些杂音是病理性的，这部分孩子存在先天性心脏病的可能非常大，应及时到正规医院找有经验的专家就诊检查，以免贻误治疗，影响孩子生长发育。

20天前小佳佳因"肺炎"在当地住院，检查发现，小佳佳为先天性心脏病，巨大室间隔缺损（干下型），合并重度肺动脉高压。当地认为小佳佳年龄太小、缺损巨大，且合并重度肺动脉高压，手术风险较大，建议他们尽快到北京找国内心脏病权威专家吴清玉教授。

小佳佳的父母没敢耽误一天，在当地医师的协助下来到清华大学第一附属医院。住院后，心脏中心对小佳佳进行了详细的检查。特别的是小佳佳上、下肢血氧饱和度有差异。经验丰富的医师超声检查发现了问题，小佳佳是巨大室间隔缺损（干下型）合并重度肺动脉高压没错，但更关键更严重的是，小佳佳的主动脉弓是完全中断的，胸部以下靠异常开放的动脉导管供应血液，而动脉导管向胸主动脉供应的血液是没有经过肺氧合的静脉血液。

明确了诊断，下一步就是如何手术了。吴清玉教授召集包括术前诊断、麻醉、体外循环和术后ICU的所有医、护人员进行了一次术前讨论。主动脉弓中断是一种少见的先天性心脏病，发病率占先心病的1%，也可能合并严重的心内畸形。主动脉弓中断手术难度较大，技术条件要求较高，加上肺动脉高压的影响，以往手术死亡率高达30%～60%，也就是说手术后有一半的患者死亡。近年来，随着手术和围术期处理水平的提高，手术成功率也显著提高，死亡率已降低到10%左右，但相对于其他手术1%左右的死亡率，该病的死亡率仍非常高。患者手术较晚、肺动脉高压、术后并发右心衰竭和呼吸功能不全，是死亡的主要原因。但低龄、低体重、B型离断、重度肺动脉高压和全身情况差等，均为手术危险因素。明确了该疾病的严重性和可能出现的问题后，尽管大家感到压力非常大，但这样的情况对心脏中心来说已不是第一次了，因为中心收治的患者中80%是其他医院转来的危重、疑难、复杂心脏畸形患者。在吴清玉教授带领下，中心解决了一个又一个难题，创造了一个又一个奇迹，总体手术效果达到了国际先进水平，更何况中心有多例主动脉弓中断手术的成功经验。

尽管小佳佳的心脏畸形复杂，但吴清玉教授却是经验最丰富的心外科专家，在国内主动脉弓中断手术经验最多、手术效果最好。经过讨论决定在全麻、深低温停循环下，重建缺失的主动脉弓连接升主动脉和降主动脉，修补巨大的室间隔缺损，结扎未闭的动脉导管。确定了手术方案后，对术中和术后可能出现的问题，麻醉、体外循环、手术室和ICU等制定了各自计划和急救预案。因患儿上、下肢是由不同的动脉系统供血，血压和血氧饱和度均存在差异，麻醉采用了很少使用的上、下肢同时测压技术，既提供了安全保证又为手术提供了技术指标。深低温停循环是一个技术要求很高的体外循环方法，可为手术提供一个良好的手术视野，确保手术成功。

尽管各方面做了充分的准备，但手术开始后还是发现小佳佳的心血管畸形比预想的严重。麻醉后张东亚教授发现，患儿下肢血压比上肢血压还高，而下肢是由肺

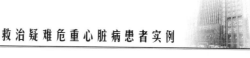

动脉供血，说明肺动脉压高于主动脉压，属于极危重的肺动脉高压。开胸后见到，小佳佳的主动脉很细小直径不足 1cm 且在升主动脉处完全离断；肺动脉异常粗大直径达 3cm 左右，经开放的动脉导管与降主动脉相连，干下型巨大室间隔缺损。体外循环开始后，灌注师吴清凤将患儿体温逐渐降低到 18℃，然后停止血液循环。吴清玉教授凭借丰富的临床经验，采用上、下分头灌注技术，保障重要器官供血供氧前提下，从肺动脉取材重建了主动脉弓和升主动脉与降主动脉连接，切断了未闭的动脉导管，对肺动脉进行成型，修补了室间隔缺损，完成了手术。手术完成后，患儿心脏自动恢复跳动、窦性心律，上、下肢压差消失，并顺利脱离体外循环。手术成功了，但还有很多问题如止血、控制肺动脉高压和保护心、肺功能等，任何疏忽都有可能导致患儿出现严重并发症甚至死亡。因手术切口多且多是大动脉血管切口，外科副主任医师陈兴澎博士小心翼翼地检查每一个切口，确保每一个针眼不出血，麻醉医师邵燕斌和麻醉科主任张东亚教授密切观察着患儿病情变化，及时处理术中出现的情况，控制肺动脉高压，维护心、肺功能。经过近 10 个小时的手术，患儿心、肺、肾功能稳定，安全返回 ICU。

术后第一天，患儿清醒，开始减强心药物；第二天完全停用强心药物；第三天脱离危险，拔除气管内插管，恢复自主呼吸。检查表明，小佳佳上、下肢无压差，上、下肢血氧饱和度相同，术后 18 天痊愈出院。

60　冠心病合并瓣膜病及肾功能不全患者手术治愈出院

清华大学第一附属医院心脏中心为一名肾功能不全的患者成功施行冠状动脉旁路移植术、主动脉瓣置换术及二尖瓣成形术。

患者老何，男性，70 岁，来自黑龙江省双鸭山市。高血压病史 10 年，8 年前患脑梗死，遗留右侧肢体活动不利，生活不能自理，近两年经常出现活动后胸闷、气短、心前区不适。当地医院行心脏彩超及冠状动脉造影诊断：冠状动脉粥样硬化性心脏病三支病变，右冠狭窄 80%，前降支狭窄 90%，回旋支弥漫性病变，第一对角支狭窄 70%，第一钝缘支狭窄 80%，第二钝缘支狭窄 50%。超声心动显示：主动脉瓣膜重度狭窄及关闭不全、二尖瓣中度关闭不全。患者反复入院治疗，病情却无明显缓解。3 周前患者再次出现气喘、乏力等症状。为了进一步治疗，老何一家来到北京，想彻底治好病，最初来到北京某著名心脏专科医院，入院后发现患者肾功能不全，因患者年龄较大，合并肾功能不全，手术风险极高。院方告诉老何手术成功机会不大，听到这个消息老何一家的心凉了半截，怎么办，就这样回家吗？这时，他们听说，清华大学第一附属医院著名心外科专家吴清玉教授也许能救老何的命。带着所有的希望，老何一家来到了清华大学第一附属医院心脏中心外科。

经过周密的术前准备及讨论，中心决定为老何施行主动脉瓣置换术、二尖瓣成形术及冠状动脉旁路移植术。术后患者恢复良好，次晨拔除气管插管，第三日转回病房，术后的老何再也没有出现胸闷、气短等症状，最令老何高兴的是，由于心脏供血得到改善，老何的肾功能指标一天天好转，出院前，肾功能完全恢复正常。

十年病痛一朝除。老何出院时，他的女儿流下感激的泪水："永远忘不了你们，清华大学第一附属医院心脏外科，永远忘不了我们的救命恩人吴清玉院长，是你们救了我父亲的命，是你们让我们全家能够团聚在一起！"

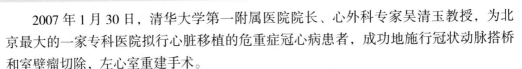

61 高超技术使危重冠心病患者免于心脏移植

2007 年 1 月 30 日，清华大学第一附属医院院长、心外科专家吴清玉教授，为北京最大的一家专科医院拟行心脏移植的危重症冠心病患者，成功地施行冠状动脉搭桥和室壁瘤切除，左心室重建手术。

患者男性，62 岁，90kg，1 个月前夜间出现阵发性胸闷、气短、不能平卧，端坐位后缓解，伴咳嗽、咳痰，当地医院处理后转入北京某心脏专科医院。该院要求患者绝对卧床休息，给予扩冠、抗凝和降低心肌氧耗等治疗。该患者 1 月 8 日行冠状动脉造影，显示冠状动脉三支病变，受累范围广泛，前降支中段和近段 99% 狭窄；左室造影显示节段性室壁运动障碍，心尖部矛盾运动，心尖部室壁瘤形成。核素检查报告，心肌梗死部位已无存活心肌。该院临床诊断为冠心病、陈旧性心肌梗死、室壁瘤形成、心脏扩大，拟行心脏移植手术。考虑到心脏移植的种种困难、移植后可能出现的排异反应和巨大的经济负担，患者及家属拒绝心脏移植，在好心人建议下来到清华大学第一附属医院。

患者转入清华大学第一附属医院后，吴清玉教授组织全科进行了病例讨论。讨论后大家认为，虽然患者冠状动脉病变严重，心尖部室壁瘤形成，梗死部位已无存活心肌，且心功能很差，但并不是没有手术治疗的机会，可先进行内科药物保守治疗，改善心功能，择期施行冠状动脉搭桥手术。经过一段时间的卧床休息和药物治疗，患者心功能得到一些改善，于 1 月 30 日在全麻体外循环下进行了手术。术中发现患者心脏显著扩大，心尖部心肌梗死巨大室壁瘤形成，左冠状动脉前降支完全闭死。打开室壁瘤后见室壁很薄，心内膜因缺血、梗死严重纤维化。利用患者自身静脉血管，吴清玉教授为患者搭了四支桥，切除了缺血梗死的心肌所形成的室壁瘤，重建了左心室。心肌得到充分的血液供应，室壁瘤引起的心尖部矛盾运动对心功能的影响也消除了，术后没有使用任何强心药物，心率和血压稳定。麻醉后手术前患者肺毛压 17mmHg，心排血量仅 2.0L/min 左右，手术后肺毛压降到 11mmHg，心排血量高达 6.0L/min，说明患者心功能得到明显改善，手术非常成功。患者在心脏 ICU 的恢复也非常顺利，术后第二日清晨脱离危险已拔除气管内插管，恢复自主呼吸。

清华大学第一附属医院心脏中心刚刚成立短短两年时间内，已为四例外院拟行心脏移植的患者成功地施行了手术治疗，避免了心脏移植手术。吴清玉教授曾创造了第一例人工心脏移植后再次心脏移植手术的亚洲纪录，术后患者恢复了正常的生活和工作。吴教授认为应尽量保存患者自己的心脏，能不做心脏移植尽量不做，要严格掌握心脏移植的手术适应证。

62　手术成功的学子能圆大学梦

2007 年 1 月 31 日，吴清玉教授为一例非常罕见的先天性心脏病患者成功施行了根治手术。患者临床诊断为：先天性心脏病、矫正性大动脉转位、房室连接不一致、室间隔缺损、卵圆孔未闭、肺动脉瓣狭窄、右位主动脉弓、左上腔静脉、体肺侧支血管形成、冠状静脉窦无顶综合征和内脏心房反位。

小朱来自安徽省，今年 19 岁，已经上高三了。面对即将到来的高考，他彻夜难眠。原来他自幼患有复杂先天性心脏病，腔静脉血液经右房入左室流入肺动脉，肺静脉血液经左房入右室流入主动脉。曾就诊于国内多家医院，皆因畸形复杂束手无策。1 个月前上海某大医院承诺为其施行手术治疗，小朱同学终于看到了一丝希望。小朱被接入手术室实施了麻醉，都已切开皮肤开始手术，但终因畸形复杂、手术难度大和死亡率高等多种原因放弃手术。希望再次破灭使小朱伤心欲绝。上海专家建议患者到北京找吴清玉教授会诊，这次患者多了一个心眼儿，对吴清玉教授和他领导的团队进行了多方打听和深入了解后，小朱来到北京找到了清华大学第一附属医院院长、心外科专家吴清玉教授。吴清玉教授组织全科医护人员详细研究了小朱带来的资料并讨论了病情，确认小朱所患疾病是矫正性大动脉转位，心房反位、心室右袢、室间隔缺损、继发孔房缺、肺动脉瓣狭窄、三尖瓣中量反流、双侧上腔静脉。吴清玉教授制定了周密的手术方案，1 月 31 日在全麻体外循环下开始手术。术中发现除上述畸形外，小朱还合并有肺动脉瓣增厚、二瓣化畸形、瓣环及瓣下严重狭窄、冠状动脉窦无顶综合征。吴院长针对三尖瓣反流做了双孔成形，用涤纶片仔细地修补了室缺和房缺，切开解剖左室使用人工血管片于心室内建立一条内隧道，在心外使用带瓣的同种血管和人工血管吻合解剖右室与主肺动脉，建立一条外通道，使心内血流恢复正常，为患者成功地施行了复杂畸形根治手术。术后患者各项血流动力学指标稳定，顺利返回心脏 ICU。术后第二日，患者生命体征平稳，脱离危险，拔除气管内插管，恢复自主呼吸。不久转入普通病房，顺利恢复。

小朱高兴地说："我终于能圆我的大学梦了。"专家提醒，矫正性大动脉转位是一种较少见的先天性心脏畸形，仅占先天性心脏病的 0.8% ～ 1.4%。室间隔缺损、肺动脉瓣狭窄和左侧房室瓣关闭不全，是其三种主要并发症，也是手术矫治的关键。

63　绿色通道急诊手术救治危重冠心病患者

2007 年 2 月 8 日，距离传统农历猪年春节还有 10 天，商家张灯结彩，行人脚步匆匆，到处洋溢着节日的喜庆气氛。这一天，清华大学第一附属医院心脏中心全体人员除和往常一样忙碌着临床医疗工作外，还在为年终总结和迎新年庆典活动做准备。

"准备做急诊搭桥手术。"吴清玉院长一个电话，中心各部门立即启动危重症急诊手术预案，8 日晚急诊施行搭桥手术，成功挽救了一位 71 岁突发心肌梗死患者的生命。

原来，当日下午吴清玉教授在某医院会诊了一例急性心梗的冠心病患者：男性，高血压病史 30 多年，无糖尿病，2 月 4 日晚间散步时略感不适，5 日晨感胸闷、无力，就诊于北京某大医院，诊断为冠心病、急性心肌梗死和心律不齐。急诊行冠状动脉造影显示，冠状动脉多支病变，严重狭窄，已无法行支架介入治疗，只有紧急行冠状动脉搭桥手术才能挽救患者的心脏和生命。当晚患者即表现出心功能不全，维持循环困难，给予主动脉内球囊反搏（IABP）治疗，紧急联系北京两家大医院，因种种原因，直到7日还未能手术。患者家属心急如焚不知所措，这时有专家和朋友推荐吴清玉教授。2月7日晚，患者家属通过网络对吴清玉教授和他领导的团队进行全面的搜索后，得出这样的结论：吴清玉教授是心外科权威，他领导的团队实力雄厚、技术全面，无论是先天性心脏病、冠状动脉搭桥、瓣膜替换还是动脉瘤手术，近、远期疗效达国际先进水平。另外，吴清玉教授领导的心脏中心有一套科学的诊疗流程，严格掌握手术适应证，不为手术而手术，从病情出发，综合考虑，选择内科介入治疗、外科手术治疗或不同的手术方式等，为患者争取最佳近、远期效果。

经过一晚上的搜索，患者家属浏览了大量有关吴清玉教授的帖子，更坚定了信心，决定转院到清华大学第一附属医院接受急诊手术。8日下午，清华大学第一附属医院派出了救护车，在资深心外科医师陪同下将患者接入医院，直接送入手术室，手术室已做好了急诊手术的一切准备。经过7个小时紧张的手术，为患者搭了4根桥，将患者从死亡边缘挽救了回来。术后获得充足血液供应的心肌，跳动非常有力，术前仅2L/min的心排血量到术后已升高到6L/min，不需要任何辅助。医护人员手术结束后按吴清玉教授指示，撤除了术前用于增加冠状动脉供血的IABP装置。9日凌晨2点多，患者被推出手术室，见到获救的亲人，患者家属百感交集，高高悬起的心终于放下。患者于手术后第一日即脱离危险，恢复自主呼吸，拔除气管内插管，不久便转回病房。

专家提醒，冠状动脉疾患发病急、变化快、潜在风险大、死亡率高，因此临床上既要高效、快速识别高危胸痛人群，迅速予以施治，不误诊一个高危冠心病患者，又要减少对低危险冠心病患者不必要的诊疗。急性心肌梗死是一个严重威胁生命的疾病，死亡率很高，如能在发病几小时内将梗死的血管开通，不但可以保住患者生命，并且可以挽救部分坏死的心肌，改善心功能，提高生活质量及长期存活率。对于急性心肌梗死的患者来说，时间就是生命。清华大学第一附属医院心脏中心开辟了急性心肌梗死救治的绿色通道，从急诊科接到患者，到中心内、外科紧急处置，无论是到导管室进行冠状动脉介入治疗，还是到手术室施行冠状动脉搭桥手术，保证在最短的时间内迅速打通梗死的冠状动脉，完成对急性心肌梗死的救治。

患者后来到清华大学第一附属医院进行复查，各项结果都不错，全家人都很开心，一起去游五台山。老人的女儿说，老父亲可棒了，爬山的时候爬得比她都快。目前，心脏没有任何不适，非常感谢吴院长和他领导的心脏中心这支团队，感谢各位为老人家忙前忙后的医师、护士。

64 体重2.5kg的宝宝"平平"出院了

令人难忘的一个星期五的中午，清华大学第一附属医院心脏中外科病房的陈大夫接到了来自北京一家著名的儿科诊治中心的求救电话，那边的大夫告知，有一个出生仅 3 个月的小婴儿因患先天性心脏病合并肺炎心衰，病情危重，需要急诊手术挽救生命。陈大夫急人所急，毫不犹豫地答应将病儿直接转至我们心脏中心外科监护室。

于是，在呼吸机辅助呼吸、全程严密守护下，这个叫"平平"的小女婴被直接转入了心外科监护室。我们第一眼见到的"平平"出乎意料的瘦小：出生后 3 个月，体重仅 2.5kg。因她出生时妈妈孕期仅 36 周，而她的出生体重仅有 1.6kg，按儿科学的定义，"平平"属早产低体重儿，即便是没有先天畸形，这样的孩子，全身各大系统的发育均不甚健全成熟，父母如何将其喂养长大已经是个难题，更何况她还患有先天性心脏病，肺血的大量增多导致其反复肺炎心衰，小小生命危在旦夕。入院后经过监护室的精心治疗护理，病情渐趋稳定，完善了必需的术前准备，2 天后，吴院长为"平平"做了手术。术中明确诊断为先天性心脏病，右室双出口合并大室间隔缺损、房间隔缺损、重度肺动脉高压。吴院长巧妙地将主动脉与左室通过心内隧道进行了连接，隔断了心内左向右的分流，并修补了共存房间隔缺损，手术成功了！术后复查超声心脏大小正常，心功能正常，心脏血流完全正常！闯过了感染关、喂养关，术后 6 天小平平就平安回到了病房父母的身边，激动的母亲流下了幸福的泪水。

因为小平平从生下来后，总共没在父母身边待几天，一直是在不断地住院治疗肺炎，对于孩子的喂养护理，她的妈妈几乎没有任何经验，在病房医护人员手把手地教导下学会了正确喂养和护理。等到妈妈觉得出院后完全有把握养护好孩子了，小平平终于平安出院了！

虽然在我们心外科的手术记载中，小平平不算是年龄最小的，但是，她的体重是最低的。从手术的成功到完全康复出院，标志着我们心外科无论从手术、麻醉、体外循环、重症监护、病区护理，均达到了一个崭新的高度。

65　生命如此美丽——合并肾上腺嗜铬细胞瘤的复杂先心病患者治愈出院

带着清爽的春风和细细的雨丝，伴着温暖、和煦的阳光，春天悄悄地来到了我们身边。那盛开的迎春花，好像在传播着春天到来的喜讯；那怒放的桃花，也在为春天的到来喝彩。青的草、绿的叶、各色鲜艳的花，把生机勃勃的春天装扮得五彩斑斓。生命如此美丽，清华大学第一附属医院心脏中心外科的全体医护人员正精神抖擞地迎接春天的到来。

来自云南的回族姑娘小杨今年 33 岁，自出生后 3 个月就发现颜面口唇发绀，平素体质差，动不动就感冒，活动后喜蹲踞并出现颜面青紫，活动耐量明显较同龄人差，随着年龄的增长，生长发育受到限制，症状也越来越重。她常常躲到家里不敢出门，原本属于她的青春早已被病痛夺走。她曾到全国多家医院就诊，行心脏彩超诊断为先天性心脏病，完全性肺静脉异位引流、房间隔缺损、肺动脉高压。真是祸不单行，小杨 2005 年起出现血压升高，最高 220/145mmHg，自服降压药，无明显好转。2006 年，小杨的生活出现了转机，经朋友介绍，她来到清华大学第一附属医院心脏中心外科。

术前检查发现血压不稳定，经检查确诊，患者在复杂的先天性心脏病的身体上合并肾上腺嗜铬细胞瘤。嗜铬细胞由于释放肾上腺素，会使血压升高，对先天性心脏病患者来说，更增加了心脏的负担，为手术带来更大的风险，经与泌尿医学中心李胜文主任会诊，决定于 2006 年 5 月在我院泌尿医学中心行左侧腹膜后嗜铬细胞瘤切除术。术后恢复良好，血压降至正常。

2007 年 3 月，小杨再次入院，术前经过心导管造影检查证实患有先天性心脏病，完全性肺静脉异位引流，房间隔缺损，肺动脉高压诊断明确。一般来说本病应该在生后两年内手术，该患者已 33 岁，早已错过了最佳手术时机，手术危险很大，但同往常一样，吴清玉教授还是决定冒着风险进行手术治疗。各项术前准备完善后，2007 年 3 月 20 日，吴清玉教授亲自为小杨施行高难度的心脏矫治手术，在全麻体外循环下，开胸后仔细探查，先是游离动脉导管并将其结扎，随后切除肺静脉共同通道与左房之间的隔板，以涤纶线缝合上述切缘将肺静脉隔入左心房内，接着用相应大小涤纶片修补房间隔缺损，最后将三尖瓣成形，手术非常成功。术后患者血流动力学稳定。在重症监护室及病房的全体医护人员精心看护下，小杨恢复得非常顺利，术后复查心脏超声显示，小杨对心内畸形矫治非常满意，术后 9 天出院。小杨终于迎来了她生命中的春天，我们心脏中心外科全体医护人员真心祝福小杨在这个春天变得更加美丽。是啊，原来生命如此美丽！3 年后，她已成了家，并有了一个白胖的儿子，同时还经营着一家小店，生意相当好。

66 手术切除巨大的横纹肌瘤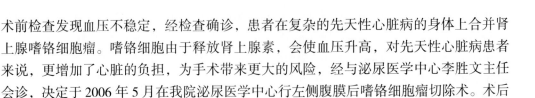

嫣儿是来自河南的一个小婴儿，出生 3 个月，体重 6kg。生长发育、智力各方面都好，是父母的掌上明珠。最近孩子出现了憋气症状，到当地医院一检查，可吓坏了嫣儿的爸爸妈妈。原来嫣儿左心室长了一个大瘤子。面对极其罕见的心脏肿瘤，当地医师劝嫣儿的父母赶快到北京就医。几经周折，经某大医院心外科专家介绍，嫣儿一家在清华大学第一附属医院找到了吴清玉院长。

嫣儿的心脏彩超显示其左室壁（前壁、侧壁和后壁，上自二尖瓣后叶跟部下至近心尖部）可见中强回声大团块，回声均匀，大小约 2.4cm×3.6cm。术前吴院长查房认为，如此小月龄的婴儿最常见的就是横纹肌瘤。经过精心准备，2007 年 4 月 11 日吴院长为嫣儿做了心脏肿瘤摘除手术。整个手术过程有惊无险：麻醉后因巨大的左室壁肿瘤严重影响患儿左室功能和冠状动脉供血，心脏应激性非常高，反复发作心室颤动，经胸腔内电击除颤后难以恢复窦性心律。在体外循环下，经心尖切口探查，发现肿瘤与心内结构无关，经心脏左室约 7cm 长切口完整取出 3cm×5cm 的室壁肿瘤，修复了左室壁。在正性肌力药物的帮助下，安全脱离体外循环，返回 ICU。嫣儿术后第二天就脱离了呼吸机，顺利恢复，1 周后病理报告结果出来了，确定就是横纹肌瘤。

嫣儿的父母在嫣儿出院当天送来一块"医德高尚，医术精湛"的牌匾，以表达对吴院长及心脏中心外科全体医护人员的感激之情。

孩子目前一切都好，生长发育正常，喜欢唱歌跳舞，蹦蹦跳跳的。父母很在意这个宝贝，每隔半年要复查，结果十分稳定。

67　小通回来复查了

当小通的妈妈抱着他走进清华大学第一附属医院心脏中心外科医师办公室时，映入医护人员眼帘的是一个胖墩墩的小男孩，看着他活泼可爱的样子，谁也不会把他和3个月前在我院心脏中心外科施行急诊手术的那个复杂心脏畸形患儿联系到一起。

看着孩子可爱的笑容，回想到3个月前的一天，一个患有完全性肺静脉异位引流的先心病患儿需做紧急手术。为保证孩子的安全，我们专门派出救护车以及心外科大夫亲自去接孩子来院手术。监护室也早已做好充分的准备，紧张有序地等待着小患者的到来。经过医护人员的精心看护，小通乘坐救护车安全来到我院心脏中心，直接入住心外科监护室。

小通出生时体重3kg，此后生长缓慢。出生后半月体重没有增加，因喉中痰鸣、咳嗽喘息、呼吸促、呛奶至当地儿童医院就诊，查体发现心脏杂音、发绀，经过超声心动检查提示患有先天性心脏病，肺静脉异位引流、房间隔缺损。因为肺炎、心力衰竭，经过积极抢救，才能勉强维持着微弱的生命。可是由于严重心脏畸形，只有手术根治心脏病，肺炎才能彻底控制。当地医疗条件有限，小通的全家商量后准备来北京治疗，他们首先来到北京某部队医院。

但由于孩子病情重，体重低，器官发育不成熟，这使得围手术期管理难度加大，手术操作技术要求高，特别是在这种功能和结构非常复杂的心脏上施行手术，对整支手术团队如麻醉、体外循环、术后ICU和手术室等要求非常高。经部队医院医师慎重推荐，他们决定让孩子转院，将孩子的生命托付给清华大学第一附属医院心脏中心外科。

待各项术前准备完善后，入院第二天，吴清玉教授亲自为小通施行了高难度的心脏矫治手术，手术非常成功。术后重症监护室的医护人员攻克了手术后心功能的维护、肺功能的恢复、营养的支持、感染的控制、胃肠道功能的保护等一个又一个难关。小通终于一天一天好了起来。

术后两周，孩子顺利出院。回家后不久孩子已经长了足足3kg，心脏超声复查结果非常令人满意，从此小通可以像一个正常孩子一样健康快乐地成长了。

68　总裁选择吴清玉院长做搭桥手术

2007年6月6日，在清华大学第一附属医院心脏中心外科手术的一位美籍华人、世界五百强跨国企业之一的中国区总裁兼首席执行官刘先生康复出院了。他颇有感触地说："我是经原阜外医院的老院长还有其他几位专家的推荐，来这里找吴清玉院长做手术的。刚到这家医院的时候，没想到中国还有这么简陋的医院！我已经很多年没有住过两个人一起的房间了，房间里没有卫生间，感觉这家医院的硬件条件很差，但是我相信吴院长的技术水平，也上网查了很多资料，我非常相信吴教授，经过多次思想斗争决定来这里的。我作为一个世界五百强的跨国企业的大区 CEO，我能享受世界上最好的医疗服务，包括德国、瑞士、美国等任何一个国家最好的医师，我都可以得到最好的待遇，包括完善的保险。现在到这儿来，我很多同事有很大担忧，很多国际医药协会、中国医药协会的朋友都劝阻我，让我去国外，我都没听他们的，我就是相信吴院长。经过这次住院后，在和医护人员的接触过程中，我感觉到我确实做了一个正确的决定，尽管医院不甚气派，但是我们的医护人员的水平和态度非常好，任何时候，只要病人出现了困难，所有的医护人员都会关注，只需按一下床头铃，他们就会马上过来，我对他们的服务非常满意，所以我觉得我这个决定是对的，我的家人、朋友，也都准备到这家医院来住院看病，我的弟弟准备把医保转到这里。我的国外的同事朋友们都想见一见吴院长，我跟他们说吴院长每天都很忙，我也是今天才有机会和院长一起合个影，到时候带照片回去给你们看看吧。最后，我祝愿也是相信，这家医院在不远的将来会发展得更好的！"

2010 年患者复查冠状动脉造影，桥血管通畅，目前情况很好。

69　爱心——托起了生命的绿洲

小佳丽曾经是多么不幸，因为她出生后不久全身发紫，刚会走路时没走几步就要蹲下。2 岁的她被亲生父母遗弃，幸运的是她被一个好心人家收留。村里的医师告诉说，这孩子患有严重的先天性心脏病，需要去大医院检查治疗。已经 6 岁的小佳丽，渴望像健康孩子那样蹦蹦跳跳，渴望和同龄孩子一起上学。然而，面对孩子的疾病，地处山西繁峙县偏僻小村的家庭，生活贫困，无力承担求医费用。终于，她的养父母得到热心人的指点，筹遍亲朋，怀揣几千块钱，辗转来到清华大学第一附属医院心脏中心。

小佳丽经超声室王廉一主任详细检查，诊断为先天性心脏病：法洛四联症。小佳丽的病完全可以通过手术矫治得到彻底康复。没有手术费用，愁坏了她的奶奶。我院职工和院领导知道了这件事后，大家一致认为，我院应全力救治这个孩子。在院领导的带领下，我们整个医院行动起来，职工踊跃捐款，院发展办公室积极联系新闻媒体，中华慈善总会的领导也表示了最大支持，捐款 2 万元。

短短几天，凝聚着大家爱心的捐款汇集到了院办公室。2007 年 7 月 5 日，在充分的术前准备下，由吴清玉院长亲自为小佳丽施行了法洛四联症根治术。手术顺利，术后 6 小时拔除气管插管。第三天，小佳丽就回到了亲爱的奶奶身边。术后的小佳丽面色红润，行走自如，心脏超声复查显示手术效果极为满意，小佳丽痊愈出院了。

对小佳丽来说，正常的生活已经成为现实，上学也不是遥远的梦想。爱心——托起了生命的绿洲。

70　生命的活力在这里汲取

来自江苏铜山县的小光是个 20 岁的小伙子，却从没有像健康小伙那样生龙活虎过。据他的父母讲述，生后五六个月后，小光的嘴唇就发紫了，越来越重，长大些学走路时更喜欢蹲着，当地医院检查明确诊断为先天性心脏病、法洛四联症。小光的疾病令这个贫困的家庭愁云满布，因为疾病，小光连学也没有上成。几年来，父母多次举债带着他前往大城市求治。然而，几家专科大医院求治的结果，均认为病情极为严重，手术风险极大，小光久久未能得到手术治疗。终于，他们打听到了清华大学第一附属医院著名心外科专家吴清玉教授。

小光来到清华大学第一附属医院心外科，超声心动检查的结果令人堪忧。诊断是确切的：先天性心脏病、法洛四联症。小光的肺动脉发育差，右室流出道及肺动脉瓣严重狭窄，除了严重缺氧外，右心功能差经常出现水肿，左室的射血分数还不到正常人的一半，三尖瓣有赘生物附着。手术高危因素赫然在目，这正是其他医院迟迟不肯为他做手术的根本原因。

早在 1997 年，吴清玉教授因在手术治疗法洛四联症上的突出成就荣获卫生部科技进步奖。在提高法洛四联症根治术疗效及高危因素的临床研究方面，吴清玉教授独树一帜，成果辉煌，手术的成功率高达 99.2%。面对小光如此严重的病情，吴院长毅然决定收治入院。经过一个月的吸氧休养，小光的左心功能未见好转。不能再等了，经与家属和小光本人充分沟通，吴院长决定冒着高风险进行手术根治。7 月 19 日，在麻醉、体外循环等科的全力配合下，吴院长亲自主刀施行法四根治手术。术中证实肺动脉瓣严重狭窄呈鱼口状，内径仅 5mm，三尖瓣瓣叶表面存在较多赘生物。吴院长以其精湛的技术，仔细修补了室缺、采用自体心包加宽了右室流出道，清除了三尖瓣瓣体的赘生物。手术成功了！术后第一天就拔除了气管插管，恢复顺利。术后复查超声心动显示，左室的射血分数提高至趋于正常。

小光手术的成功，使他与术前判若两人：面色红润，容光焕发，活动自如。年轻生命的生活质量，从此得到了保障。

71　巧夺天工——年幼复杂先心病患儿获救 ♡

2007 年 7 月 23 日，著名心外科专家吴清玉教授为一位来自内蒙古自治区 2 岁 11 个月的复杂先天性心脏病患儿成功施行了解剖根治手术。

患儿小志国出生后 3 个月即发现心脏杂音。平素易患上呼吸道感染，随着生长发育，活动耐力逐渐下降。曾就诊于北京某著名心脏专科医院，因畸形复杂、手术风险大，患儿年龄小，未得到有效治疗。小志国的病被一拖再拖，小志国的妈妈经常以泪洗面，他的父亲几乎绝望。后经多方咨询得知，吴清玉教授是治疗复杂先心病的专家，许多其他医院认为不能做的复杂重症手术吴清玉教授能做。小志国的父母带着他从内蒙辗转来到我院找到吴清玉教授。根据患儿家属带来的外院检查资料，结合我院的检查，吴清玉教授诊断患儿为先天性心脏病，右室双出口、左位型大动脉转位、室间隔缺损、房间隔缺损、肺动脉狭窄。

经过周密的术前准备，患儿手术于 7 月 23 日如期施行。术中发现患儿右心房、室明显增大，右心室肥厚，左心室发育良好，主动脉位于左前，肺动脉位于右后，主动脉及肺动脉均起自右室，肺动脉开口于三尖瓣前叶上方，巨大室间隔缺损，直径 3.5cm×3.5cm，远离两大动脉，房间隔缺损直径 2cm，肺动脉瓣及瓣下狭窄，永存左上腔静脉。按照以往经验，此种心脏畸形的矫治需用到人工血管，孩子年龄小，随着生长发育有可能需要二次手术更换管道。吴清玉教授凭借其丰富的临床经验，常规建立体外循环后，先是结扎了左上腔静脉，接着阻断升主动脉后切开右房及右室流出道，仔细探查心内畸形，巧妙使用人工血管片及患儿自身心包片修补室间隔缺损建立左心室与主动脉连接，然后解除肺动脉瓣下狭窄，人工血管片加宽右室流出道，避免了右心室切口及外管道使用，最后用涤纶片修补房间隔缺损，手术历时 7 小时，非常成功，术后第二日晨即脱离危险，拔除气管内插管。

在监护室医师和护士的精心看护下，小志国恢复得很快，术后第五天转回病房修养。小志国的妈妈情不自禁地流下了感激的泪水："我们全家的救命恩人——吴清玉教授及心脏中心外科全体医护人员，我们全家感谢你们！"

72 重铸新生命 有口皆碑

河南沈丘县的李家新添了一个 8 斤 4 两的男孩，还没来得及举家欢庆，全家就陷入了忧愁的低谷。原来，这个宝贝儿子出生后 1 天就出现口唇青紫，当地医院诊断为先天性心脏病，完全性大动脉转位。医师告诉李家说孩子的病很重，需要去大医院做心脏手术，而且越早做越好。时间就是生命！作为父亲的李伟先生，正在一筹莫展的时候，马上有病友告诉说："去找清华大学第一附属医院的吴清玉教授，小孩肯定能得救！"原来，病友的亲戚刚刚从北京治愈归来，是吴院长的手术给了他第二次生命。于是，李伟先生第一时间与负责心脏中心 24 小时热线咨询的大夫联系妥当后，日夜兼程驱车赶往北京。

孩子还没到达医院，心外科李洪银副主任就事先安排好了孩子进入重症监护室准备工作。常规安排术后患者的重症监护室，在 8 月 1 日迎来了这个刚刚出生 7 天的孩子。还没来得及取名，这个被唤为"小伟伟"的孩子，经王廉一主任超声心动检查，明确诊断为先天性心脏病，完全性大动脉转位，合并室间隔缺损，卵圆孔未闭，动脉导管未闭。除了法洛四联症外，该病是青紫型先天性心脏病中第二种最常见的畸形，更是出生早期死亡的最常见先心病。正常心脏是主动脉连接左心室，肺动脉连接右心室，因为患儿的主动脉、肺动脉完全连反了，体循环、肺循环成了两个独立体系。如果没有交通存在，出生后难以维持生命，如果交通小，血混合量少，也难以生存。生后 1 个月的生存率只有 50%，6 个月的生存率仅为 15%。小伟伟的具体病情是：虽然在房水平、室水平及大动脉水平均有分流，但他的卵圆孔仅有 5mm、膜部小室缺 3mm、动脉导管肺动脉端宽也仅有 4mm，两个循环间交通口不够大，分流量较小。一经确诊，小伟伟即被应用前列腺素持续静点以求保持动脉导管开放，但病情仍不稳定，间断出现青紫加剧，心跳减慢。在原定手术任务繁重，监护室压力极大的状况下，吴院长当机立断于 8 月 3 日急诊加做了小伟伟的手术：大动脉调转术（Switch 手术）。

在清华大学第一附属医院心外科这块再创业的基地上，吴清玉教授曾经为出生后仅 26 小时的孩子成功施行了 Switch 手术并广为传扬。今天，吴院长带领心外科团队，励精图治，再攀高峰，又一高难度的新生儿大动脉调转术实施成功！小伟伟顺利地从手术室回到了监护室，经过医护人员的精心治疗看护，术后恢复良好，复查心脏超声完全正常，1 周后平安转回了病房，适应 2～3 天后即可出院回家。抱着面色红润，呼吸平稳的胖儿子，李先生激动万分地说："忘不了救命之恩！出院回家后我们要告诉大家谁是救命恩人，要让更多的人知道，找吴清玉院长、到清华大学第一附属医院心脏中心看病准没错！"

73　重燃生命之火

　　43 岁的小兰（化名）来自浙江，自幼发现患有先天性心脏病，平素体质差，动不动就感冒，体力明显较同龄人差。随着年龄的增长，症状也越来越重，认识她的人都喊她林黛玉。小兰常常躲在家里不敢出门，原本属于她的青春早已被病痛夺走。九年前当地医院确诊她为完全性肺静脉异位引流、房间隔缺损、肺动脉高压、三尖瓣关闭不全。由于当地医疗条件有限，她的病被一拖再拖……

　　近年来，她开始出现胸闷、心悸，体力大不如从前，拖着疲惫的身躯，她走遍了全国有名的心脏病专科医院。然而，由于她年龄大，心脏畸形复杂，肺动脉压力高，她走访过的医院均拒绝为她施行手术，绝望的她感觉死神在慢慢向她靠近。然而求生的本能告诉她，天无绝人之路，她一定能找到救她的人，一定能！终于，经过多方打听，她得知，清华大学第一附属医院的吴清玉教授是治疗复杂心脏畸形方面最权威的专家。

　　2007 年 8 月的一天，在清华大学第一附属医院心脏中心外科门诊，小兰见到了吴清玉院长。当小兰把超声结果递到吴院长手里的那一刻，她相信，她能得救。"吴院长，我还有希望吗？"小兰低声问道。

　　吴清玉院长仔细阅读着小兰的超声结果——完全性肺静脉异位引流、房间隔缺损、肺动脉高压、三尖瓣关闭不全、手术风险很大。

　　面对小兰企盼的眼神，吴院长告诉小兰："你先住院吧，需要做进一步检查。"小兰的心中燃起了希望。

　　经过周密的术前准备，在全麻、体外循环下，小兰做了心上型完全性肺静脉畸形彻底矫治、房间隔缺损修补术，即进行了完全根治。由于术前准备工作充分，避免了各种可能发生的危险情况，手术顺利，取得圆满成功。

　　得知手术成功的消息后，等候在手术室门外小兰的丈夫喜极而泣。

　　术后经过严密监护，小兰恢复得很顺利，术后超声复查结果：肺静脉血流完全恢复正常，三尖瓣无反流。术后仅 7 天，小兰就顺利出院了。

　　是的，吴清玉教授不仅是要把手术做好，而且还要让患者恢复得又好又快，尽量减少患者的费用。他常说："医师把患者看成亲人，不应停留在口头上，应该落实在实实在在的工作过程中，患者只要有一线希望，就要争取治疗的成功！"

　　是的，他是这样说的，也是这样做的。他对每一天遇到的每一位患者，都践行着这句话。他就是这样每天为他的患者重燃生命之火。

74　不怕病例罕见　就怕找不到专家

已经 44 岁的老刘是一位来自陕西的教师，这些年来除了做好自己的本职工作以外，最让老刘分心的事莫过于他的求医之旅了。虽然他早在 5 年前体检时就发现自己患有心脏病，到目前为止已在不同医院做了近 30 次超声心动图检查，咨询了许多心脏病专家，但让老刘头痛的是他的病还没有一个准确的说法。因为老刘患的是一种很罕见的先天性心脏疾病，许多心脏专科医师从来没有见到过，导致大夫说法不一，诊断结果也就不一。平均每年做 7 次心脏彩超的老刘到底也没搞清自己得的是什么病，该怎么治。

近年来，为了弄清楚自己的病，老刘往返于京城几家心脏专科医院，但结果还是不能确定。有医院认为是左室流出道狭窄合并室间隔缺损，有的认为没有室间隔缺损，有大夫建议继续观察，有大夫认为尽早手术，但没有把握。辗转就医的老刘经人介绍终于来到了清华大学第一附属医院，找到了吴清玉院长。

在清华大学第一附属医院经检查超声结果显示，老刘的心脏房、室以及大动脉连接关系正常，但两条大动脉失去正常位置关系，主动脉位于肺动脉左前方，比较罕见；未见室间隔缺损，但主动脉瓣下明显增厚，导致左室流出道狭窄。吴院长主持全科讨论，决定于 2007 年 10 月 10 日为老刘行左室流出道疏通手术。在麻醉、体外循环等科的全力配合下，吴院长亲自主刀施行了左室流出道疏通手术。术中观察到的情况与超声基本相符，主动脉、肺动脉关系异常，左室流出道肥厚梗阻，没有见到室间隔缺损，就连经验丰富的吴院长都说这是一例非常少见的畸形。吴院长通过主动脉切口切除了明显肥厚的左室流出道心肌及纤维组织，充分疏通主动脉瓣下狭窄，并避免了此种手术可能发生损害传导束导致Ⅲ度传导阻滞、残留狭窄、室间隔穿孔等严重手术并发症，疏通后测压无压差。术后当天老刘就顺利拔管，第二天就转回病房。

困扰老刘多年的疾病治愈了，久违的笑容重新挂在老刘脸上，老刘激动地说："这么复杂的疾病，到了清华大学第一附属医院见到吴院长后感觉怎么这么简单！早知如此，何必当初提心吊胆到处乱跑，浪费精力、时间和金钱呢。"他要尽早出院，因为学生们还等着他呢。他在返家途中给吴院长发短信写道："吴老师，您能为我手术是我的荣幸。我已在开往西安的列车上，本想当面向您告别道谢，可因您太忙未能如愿。我要通过网络用亲身经历介绍您的人品和医术，宣传咱们医院的成绩及前景。"

75　分期根治复杂先心病肺动脉闭锁 ♡

2007 年 11 月中旬，吴清玉教授为一例 3 岁患儿成功地施行了肺动脉闭锁根治手术。一年前，吴清玉教授曾为该患儿施行了肺动脉融合（U-F）手术，促进肺动脉血管发育为施行根治手术创造了条件。

患儿出生后 12 天发现呼吸急促、口周青紫。当地医院超声检查报告为先天性心脏病、法洛四联症，未予治疗。患儿生长发育差，活动和哭闹后青紫加重，先后就诊于多家医院，诊断为肺动脉闭锁，因手术难度大、风险高，未能手术治疗。患儿 2006 年 6 月就诊于清华大学第一附属医院心脏中心，检查发现患儿动脉导管已闭合。吴清玉教授诊断为先天性心脏病，肺动脉闭锁，室间隔缺损，体肺侧支形成。根据患儿临床表现和检查结果，吴清玉教授给患儿制定了分期手术的治疗方案。一期手术重建右室流出道，解除肺动脉狭窄，促进肺血管生长发育，为二期根治手术创造条件。二期手术根据一期手术后患儿肺动脉发育情况，施行根治手术。

2006 年 6 月 20 日，根据术前制定的手术方案，在全麻、体外循环下，吴清玉教授手术探查发现患儿右心室较大，左心发育较差，主动脉骑跨约 60%，右肺动脉直径 9mm，左肺动脉明显发育不良，直径 3mm，手术中结扎了动脉导管，切开了左右肺动脉及主肺动脉的狭窄，用自体心包加宽和重建右室流出道，融合后与重建的右室流出道吻合，手术顺利。术后患儿缺氧情况有所缓解，恢复顺利，出院休养。一期手术后，右心室静脉血液经重建的右室流出道进入肺脏得到氧合。随着肺血流的增多，肺血管能够发育，并承担起肺血管的功能，这是二期根治手术能否顺利实施的关键。分期手术，国内一些医院经验有限，清华大学第一附属医院心脏中心在吴清玉教授带领下，攻克难关积极开展肺动脉闭锁外科手术治疗，取得了国际先进的成果，积累了丰富的临床经验。患儿恢复顺利，于 2006 年 7 月 7 日出院。

2007 年 11 月，患儿再次来到清华大学第一附属医院心脏中心，就诊于吴清玉教授，要求二期根治手术治疗。超声检查示，膜周部室间隔缺损 17mm，双向分流；房间隔缺损 11mm，左向右分流；主动脉骑跨 55%，肺动脉瓣中度反流，主肺动脉、左右肺动脉发育可，左肺动脉 9mm，右肺动脉 9mm。心导管检查示，主动脉瓣下室间隔缺损 12mm，主动脉骑跨于室间隔上 60%；右室流出道 7mm，主肺动脉、右肺动脉扩张、左肺动脉发育差、右肺动脉起始处轻度狭窄；单冠状动脉畸形起自左冠窦，主动脉弓发出多条细小侧支供左上肺；主肺动脉直径 17.8mm，右肺动脉 14.5mm，左肺动脉 4.1mm；测压主肺动脉 71/1（30）mmHg，右肺动脉 22/2（9）mmHg。吴清玉教授组织中心医护人员进行了讨论，大部分医师认为一期手术很必要也很成功，缓解了患儿缺氧症状，促进了患儿肺血管生长发育，已达到手术目的，但是患儿血管发育仍很差，特别是左肺动脉，现在还不适合施行二期手术；也有医师认为一期手术很成功，二期手术风险很大，没有必要再行二期根治手术。吴清玉教授却认为，一期手术很成功，促进了肺血管的生长发育，已经具备了二期手术根治手术的条件，可以施行根治手术彻底纠正心内畸形。

11 月 20 日在全麻、体外循环下，吴清玉教授克服了二次开胸、心脏大血管解剖关系不清、单冠畸形和心内畸形复杂等难题，采用 Rastalli 术式为患儿施行了彻底根治手术。手术后患儿心脏内混合的动、静脉血液完全分开，静脉血液经心脏外通道进入肺脏得到完全氧合，动脉血氧饱和度达到 100%，患儿从此彻底告别了青紫。术后患儿恢复顺利，于 2008 年 1 月 23 日出院。

2008 年 11 月 10 日，由于患儿体质差，合并感染，主动脉瓣关闭不全，室间隔残余分流，心功能不全，再次入院治疗。经过强心利尿和充分的术前准备，12 月 25 日吴清玉教授又为患儿进行了第三次手术治疗，手术中修补了由于愈合不好导致的室间隔残余分流，修复了关闭不全的主动脉瓣，患儿于 2009 年 1 月 13 日顺利出院。目前，患儿情况良好，已经上了小学。

76 心随梦求传佳话——涵子的故事

涵子的老家远在辽宁黑山县，她出生后就反复地咳嗽发烧，当地医师经检查发现，她的心脏跟正常人相反，是个右位心，并且又合并了复杂的先天性心脏病，仅靠心脏超声检查难以明确诊断。为了进一步求治，涵子的父母毅然放弃了在家乡的工作，带着她借居北京，一边打工一边看病。由于病情复杂疑难，京城的一家权威医院建议涵子长到1岁后足以耐受心导管检查再予住院。终于盼到了1岁，可是她的体重仅有7kg，勉强可以扶着走几步，营养发育大大落后于正常同龄儿。不能再等了，那家医院终于冒险将涵子收住入院。然而，心导管检查仅进行到一半，涵子的心脏就因不能耐受导管的刺激，突然停止了跳动。经过紧急抢救，涵子脱离了生命危险，之后又继续住院治疗了1个多月病情才趋于平稳。诊断不清，导管检查又历经风险，手术谈何容易！

涵子的父母辗转打听到了吴清玉院长，抱着最后一线希望来到了吴院长的专家门诊求治。经过心脏超声的详细检查，结合外院的导管造影资料，吴院长决定将涵子收治入院。住入我院心脏中心外科时的涵子已1岁4个月了，体重仍然7kg。当时正值2007年11月末"2007年心血管外科进展国际研讨会"在我院召开之际，如此复杂的的病例，被提交至会议进行讨论。会上，吴院长与世界知名心外科专家及国内同行共同详细探讨了涵子的病情，讨论结果认为虽然病情较复杂且伴有肺动脉高压，但年龄尚在2岁之内，应该尽快进行手术治疗，以挽救孩子生命。讨论会后次日，涵子被安排手术治疗。术中所见复杂心脏病变如下：右位心，心房反位，房室连接不协调，右房连接了左室而发出肺动脉，左房连接了右室而发出主动脉，室间隔嵴部大型缺损达2cm且又远离主动脉，合并肺动脉高压，肺动脉内径增宽达主动脉的2倍，且瓣叶增厚，单一冠状动脉，同时伴有双侧上腔静脉。根据术中发现，明确了主要诊断为：右位心，矫正性大动脉转位，室间隔缺损，肺动脉瓣下轻度狭窄伴肺动脉高压。手术由吴院长亲自主刀，成功施行了解剖矫治术：心房内转位术（Senning术）加心脏外管道术（Rastalli术）。涵子术后平安地返回了重症监护室，顺利地脱离了呼吸机，又平安地回到了病房，回到了她父母的怀抱。术后复查心脏超声解剖矫治理想，心房内血流顺畅，心外管道血流通畅无狭窄，心脏瓣膜无反流，心功能正常，心电图也未见异常。

涵子体重低，心脏畸形复杂，一次心脏手术集两个高难度术式于一体，真正体现了吴院长世界一流技术水平。涵子的父亲告诉我们说："回家后涵子一切都好，他们当初梦寐以求的事情，今天终于变成了现实。"

77 高超手术技术成功治愈重症冠心病患者

近日，清华大学第一附属医院心脏中心为一名冠状动脉三支病变同时合并左肾动脉严重狭窄的患者成功施行了冠状动脉旁路移植术。

患者女性，65岁，高血压病史4年，血压最高190/90mmHg，高血脂多年。就医两个月前，患者夜间突发喘憋、胸闷、气短，心前区不适。近日就诊我院，诊断为冠状动脉粥样硬化性心脏病，左主干加三支病变，左肾动脉严重狭窄，高血压，心功能差。冠状动脉造影显示：左主干狭窄 30%，前降支狭窄 70%，回旋支狭窄 80%，右冠状动脉狭窄 60%；心尖部室壁瘤形成。双侧肾动脉造影显示：左肾动脉严重狭窄。心脏超声显示：节段性室壁运动异常，左室收缩及舒张功能均受损，心脏射血分数35%，心包积液。术前讨论会上仔细阅读造影光盘后，发现患者冠状动脉血管病变不但重，而且范围广、血管细，搭桥手术难度大，技术要求高。患者同时合并左肾动脉严重狭窄，导致肾性高血压，心脏负担明显加重。高血压增加患者心脏做功，心脏需要消耗更多的氧，但是患者心脏供血供氧不但不能相应增加，反而因为冠心病引起的冠状动脉狭窄减少了心脏供血供氧，导致患者心脏氧供需平衡严重失调影响心功能，是患者术前反复出现心衰的原因所在，增加了手术风险。这种情况，如果不能及时解决肾动脉狭窄控制高血压并进行冠状动脉搭桥手术解决心脏供血供氧问题，患者随时都有可能猝死。左肾动脉狭窄和冠状动脉搭桥手术，哪个手术优先？任何一个手术出现问题都会危机患者生命安全。如果先行左肾动脉狭窄手术，就是心脏病患者行非心脏手术，因冠心病的存在，麻醉和手术中出现心脏意外的可能性非常大，一旦出现心脏问题，围术期抢救很困难。如果先行冠状动脉搭桥手术，因存在肾动脉狭窄术中血压难以控制，而围术期高血压会引起一系列问题，如术中血流动力学不平稳、创面出血多和血管吻合口张力大等；如果强行控制血压，血压降低后因患侧肾动脉狭窄，有可能引起患侧肾脏供血不足，从而导致肾功能不全。另外，患侧肾脏也有可能不能耐受心脏手术体外循环中正常的血压降低。经过讨论大家一致认为，凭借丰富的心脏病管理经验，借助血管介入治疗创伤小、心脏负荷增加少的优点，可先行解决肾动脉狭窄问题，控制高血压，降低心脏氧耗，而后行冠状动脉搭桥手术。

　　针对患者高血压、高血脂、全身状态差等情况，心脏中心经过充分术前准备后，成功地为患者施行了左肾动脉支架置入术。解除了左肾动脉狭窄后，患者高血压立即得到控制，冠状动脉搭桥手术的安全性明显提高。经过两三天恢复后，在麻醉科和体外循环的密切配合下，吴清玉教授成功地为患者施行了冠状动脉搭桥手术。术后患者恢复良好，手术当日拔除气管插管，术后第一日转回病房，患者在病房恢复顺利，肾功能在内的各项化验指标均正常。

　　患者家属看到患者恢复得如此顺利，激动得热泪盈眶，深情地感谢清华大学第一附属医院的全体医护人员特别是吴清玉院长，"是你们救了我们全家"。

　　手术后一般情况很好，没有再次入院，平日里和邻居老姐妹们遛弯儿、聊天，还可以做家务活，洗洗衣服、做做饭都没问题，家人说还可以帮忙做一些其他的家务活。

78　双胞胎姐妹喜获新生 🤍

　　2007 年 12 月 13 日，心脏中心外科由吴清玉院长主刀，成功治愈一名患先天性心脏病、主动脉瓣重度狭窄患儿。5 天后，与她患同样病变的孪生姐姐也接受了主动脉瓣成形术，手术双双成功，两姐妹目前情况很好。

这对孪生姐妹 8 岁，来自福建厦门，患有先天性心脏病、主动脉瓣二瓣化畸形、主动脉瓣重度狭窄。两姐妹常有心悸、乏力、头晕等症状。为确保患儿的安全，经过全科讨论，精心准备了两套手术方案：一是做自体肺动脉瓣－主动脉瓣替换术（Ross 术）。由于该手术技术难度高，目前国内开展较少，数年后还要面临再次换瓣的风险，但 Ross 手术因采用自体肺动脉瓣代替病变的主动脉瓣，瓣膜具有继续生长的潜力，远期效果较为理想；第二套方案是，术中探查如主动脉瓣狭窄，即行主动脉瓣成形术。这种手术最理想，既可避免因置换机械瓣后抗凝的麻烦，又可避免 Ross 手术远期同种肺动脉瓣再次置换的问题。第二套方案对术者的临床经验及手术技巧要求较高，容易造成主动脉瓣关闭不全及瓣膜狭窄疏通不够。

幸运的是，术中发现这对双胞胎姐妹的病变适合施行第二套手术方案。经过 3 小时奋战，由吴清玉院长主刀手术，两姐妹手术先后获得成功，瓣膜修复满意，各项指标正常，今后她们可以像其他健康孩子一样快乐成长了。我们衷心祝愿这对可爱的小姐妹早日康复！

79　少见心脏病患儿获救

2007 年 12 月 18 日，心脏中心外科由吴清玉院长主刀，成功治愈一名罹患复杂先天性心脏病，主动脉弓中断、室间隔缺损患儿。

该患儿 6 个月，体重 6kg，一个月前因咳嗽及喘憋入住我院儿科。入院后给予抗感染对症治疗，咳喘症状无明显好转。经心脏彩超证实，患儿患有主动脉弓中断、室间隔缺损。这是一种少见的先天性心脏病，发病率占婴幼儿先心病的 1%，无论是主动脉弓完全离断还是离断的主动脉弓管腔之间仅存纤维条索，均可导致主动脉弓内血流中断。患儿很容易出现心力衰竭。12 月 17 日，该患儿咳喘症状再次加重，并出现呼吸困难、呼吸衰竭、心力衰竭。紧急给予气管插管呼吸机治疗。在儿科主任王俊怡及医护人员的精心治疗及护理下，患儿心衰、呼衰症状有所缓解，请心外科会诊后，为确保患儿生命安全应尽快手术。

12 月 18 日，在全麻低温体外循环下，吴清玉院长为患儿施行了主动脉弓离断矫治及室缺修补术。术中见患儿右室肥厚扩大，主动脉弓自左锁骨下动脉以远处中断，降主动脉由肺动脉、动脉导管供血，膜周至干下室缺直径 15mm，在深低温停循环选择性脑灌注下，以自体肺动脉组织将降主动脉连接到升主动脉，自体心包片修补室间隔缺损。手术经过顺利，手术完成后，患儿心脏自动恢复跳动、窦性心律，上、下肢压差消失，并顺利脱离体外循环。手术成功了，但还有很多问题；如止血、控制肺动脉高压和保护心、肺功能等，任何疏忽都有可能导致患儿出现严重并发症甚至死亡。因手术切口多且多是大动脉血管切口，需小心翼翼地检查每一个切口，确保每一个针眼不出血，麻醉医师密切观察着患儿病情变化，控制肺动脉高压，维护心、肺功能。经过近 6 个小时的手术，患儿心、肺、肾功能稳定，安全返回 ICU。患儿在心外监护室顺利恢复。

80　继往开来　再创佳绩——又一例肺动脉闭锁患儿根治术后痊愈出院

继我院 2007 年 11 月中旬报告吴清玉教授为一例 3 岁患儿成功施行了肺动脉闭锁根治术后，时间仅隔一个月，2007 年 12 月 21 日，吴清玉教授又为另一例 3 岁 3 个月患儿尧尧成功地施行了肺动脉闭锁根治手术。

尧尧来自河北石家庄，出生后即被发现心脏杂音，容易感冒，当地医院判断尧尧患有先天性心脏病，没有明确诊断。一岁时父母慕名带他到京城一家心脏专科医院就诊，住院后经过一系列检查，诊断为复杂先天性心脏病，肺动脉闭锁，同样因手术难度大，风险高，未予手术治疗。那家医院的大夫建议尧尧的父母去找吴清玉教授。入住清华大学第一附属医院心外科后，针对尧尧的造影、CT 等检查资料，吴清玉教授给尧尧制定了分期手术的治疗方案。

第一次手术于 2006 年 5 月 19 日进行，根据术前制定的手术方案，在全麻体外循环下，吴清玉教授主刀进行了肺动脉融合术。术中所见患儿心脏位置正常，右室增大，升主动脉增宽，肺动脉闭锁，左右肺动脉均仅约 4mm，降主动脉发出四支内径均约 6mm 的体 – 肺侧支血管供应双侧肺血。手术仔细分离出侧支血管，分别与同侧固有肺动脉融合，再用内径 8mm 的人工血管连接肺动脉与右室流出道。手术顺利，术后恢复良好。术后 6 个月，尧尧如期前来复查，令人欣喜的是，他的左右肺动脉得到了良好的发育，从原来的左右肺动脉仅 4mm 增宽到了 7mm，达到了较理想的效果。

2007 年 12 月，按照既定方案，尧尧再次住院拟行二期根治手术。术前超声检查示：右心增大，主动脉瓣下室间隔缺损 15mm，双向分流；主动脉骑跨 50%，左右肺动脉发育尚好。综合复查结果，吴院长组织讨论，一致认为，一期手术很成功，目前尧尧肺动脉发育良好，具备了二期根治手术的条件，肺动脉压力已轻度增高，不可延误手术时机。

2007 年 12 月 21 日，距前次成功施行一例肺动脉闭锁根治术后 1 个月，吴院长带领心外科团队，采用心外管道手术（Rastalli 术）为尧尧根治了心脏畸形。术中验证心脏畸形同前，肺动脉测压达 55/12（44）mmHg。术中拆除了右室与肺动脉融合之间的人工血管，采用同种带瓣肺动脉管道连接右室至肺动脉，并修补好了室间隔缺损。手术圆满成功，尧尧安返监护室，术后第一日顺利拔除气管插管。术后第二日上午，尧尧转回病房。尧尧在大夫鼓励下，不用搀扶笑眯眯自行走到了监护室门口见妈妈，并且在激动得热泪盈眶的妈妈的鼓励下走回了病房。术后恢复得如此顺利，不能不说是个奇迹。

新年伊始，活泼可爱的小尧尧痊愈出院了。

81　福宝宝的新生　

福宝宝不姓"福"，他是个弃婴，谁也不知道他的姓名，出生没多久就被有名的外资慈善机构——河北牧羊地儿童村收养，于是，他有了这个吉祥的"福"姓。因为经常咳喘发憋，当地医院初步诊断他患有复杂先天性心脏病，需要去专科医院进一步诊治。终于，已经 2 岁 1 个月的福宝宝被慈善机构送到清华大学第一附属医院心外科进行治疗，吴清玉教授毫不犹豫地收下了他。

福宝宝除了两只大眼睛表达着与年龄相称的成熟外，体重只有 7kg，不会说话，体弱的他甚至连坐都不会。住院后，仍然反复咳喘，于是，在积极治疗呼吸道感染的同时，心脏超声和 CT 检查明确诊断他患有先天性心脏病，右室双出口、动脉导管未闭、重度肺动脉高压。对于这一疾病，最佳的手术治疗时机应在 6 个月以内，一旦超过 2 岁，因其严重的肺动脉高压，手术风险大。如果不做手术，已经 2 岁多的福宝宝将随时面临生命之虞，因其反复肺炎、心功能不全终致内科保守治疗失败而丧失生机。在国际研讨会上专家们经过讨论，一致认为不宜手术，但吴院长根据患儿的病情和丰富的临床经验，认为患儿仍具备手术条件和机会。在全科讨论会上，吴院长表态了，哪怕有最后一线希望也必须争取！经过精心的术前准备，2007 年 12 月 25 日，吴院长亲自主刀为福宝宝做了这一不同寻常的手术。术中证实福宝宝术前诊断：心脏位置正常，右心明显增大；两大动脉均发自右室，主动脉位于正前方偏左，肺动脉位于正后方偏右，主肺动脉显著扩张达 4cm；肺动脉瓣下室间隔缺损直径达 2cm，卵圆孔未闭直径 3mm，动脉导管直径 3mm；肺动脉压与主动脉压一致。手术的名称是大动脉调转术（Switch 术），这是最佳的手术方式。术后主动脉和肺动脉分别与左、右室恢复了正常的连接，同时心内隧道建立保证了血流的通畅。这又是一个高难度的手术。手术成功了！闯过了肺动脉高压危象关、感染关、喂养关，术后 1 周，福宝宝平安转回了病房。出院前复查超声右心较术前明显减小，心功能正常，心脏血流正常。

82 83 岁危重冠心病患者搭桥手术成功
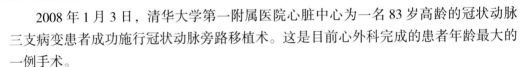

2008 年 1 月 3 日，清华大学第一附属医院心脏中心为一名 83 岁高龄的冠状动脉三支病变患者成功施行冠状动脉旁路移植术。这是目前心外科完成的患者年龄最大的一例手术。

患者老贾，男性，83 岁，是北京市一名普通的退休职工，既往有冠心病史 10 年，入院前 5 天，患者夜间突发喘憋、胸闷、胸痛，心前区不适，入院后经行冠状动脉造影确诊为冠状动脉粥样硬化性心脏病三支病变：左主干狭窄 70% ～ 90%，前降支狭窄 90%，回旋支狭窄 99%，右冠状动脉狭窄 70%，患者血管病变弥漫，钙化严重，随时有猝死风险。心脏超声显示：节段性室壁运动异常，左室收缩及舒张功能均受损。

针对老先生年龄大，血管病变重体外循环下手术容易出现脑部并发症的特点，心外科经过充分术前准备后，在麻醉科的密切配合下，采用全麻非体外循环成功为老贾施行了冠状动脉搭桥手术。术后患者恢复良好，术后第一日拔除气管插管，术后第三日转回病房，患者术后恢复顺利，心率、血压平稳，各项生化指标均正常。

老人今年已经 87 岁高龄，还可以自己买菜、做饭，料理自己的生活，坚持自己照顾自己。每天在家附近散步，看别人下棋。术后没有再发作胸闷、胸痛，坚持服用阿司匹林、他汀类药物，生活很规律，血压和心率控制得很好。

83　心内外科共努力 "寻常" 手术不寻常

　　说起家住京城酒仙桥附近的张大妈，已经 69 岁了，20 年前就知道自己有先天性心脏病房间隔缺损，只是平时没有不适，当年医师建议她观察。近十多年来，张大妈自觉心跳快慢不一，体力活动后病情加重，于是在清华大学第一附属医院心内科住院进行了全面检查。24 小时动态心电图结论：慢性心房颤动，夜间心脏最慢时间隔长达 3.48 秒，合并有完全性右束支传导阻滞、左后分支阻滞；心脏超声提示右心显著扩大，相当于正常成人的 2 倍，右房内径达 61mm，右室内径达 44mm，三尖瓣环明显扩大重度反流，继发孔房间隔缺损 25mm，肺动脉高压。冠状动脉造影确诊为冠状动脉粥样硬化性心脏病，左冠状动脉左前降支近中段外膜钙化，回旋支狭窄 30%；右冠状动脉第二屈曲处狭窄 80%，开口内膜钙化，斑块 20%。经过充分了解病情，得知张大妈和子女们考虑到她年龄大了，一致决定不做心脏外科手术，坚决要求首先安装心腔内永久起搏器，以防生命危险。因为他们清楚地知道，只要心脏最慢恢复跳动的时间长达 2 秒以上，这样的患者随时可能出现猝死。但是，因为极大的右心，三尖瓣的严重反流，起搏器安置过程中电极无法如愿送入右室而滞留于右房。

　　本着一切为患者着想的宗旨，在取得张大妈及其子女们完全理解的基础上，心内科请心外科会诊拟定下一步治疗方案。外科为了进一步评价手术指征，加做右心导管检查和吸氧试验，检查结论提示为中度肺动脉高压：吸氧前肺动脉平均压 41mmHg，全肺阻力增高为 6 Wood 单位（为正常 2 倍），股动脉血氧饱和度 96%，吸氧后肺动脉平均压 35mmHg，全肺阻力降至正常，股动脉血氧饱和度 100%。综合全面检查结果，在吴清玉院长的亲自主持下进行了内外科大讨论。讨论取得共识，认为尽管张大妈年龄大，肺血管病变重，手术风险高，仍应积极争取手术治疗。手术不仅可以解决先心病解剖畸形修补房缺，并予三尖瓣成形减轻反流；还可进行冠脉搭桥改善心肌供血；同时术中可行起搏电极右室腔内固定，为治疗心律失常保驾护航。真可谓 "一举三得"！

　　2008 年 1 月 15 日，心外科经过充分术前准备后，在麻醉和体外循环两科医护人员的密切配合下，采用全麻体外循环成功地为张大妈施行了房缺修补术、三尖瓣成形术、冠状动脉搭桥术、心内膜起搏导线植入术。术中所见：全心扩大，右心明显扩大，主肺动脉扩张达主动脉的 2.5 倍，继发 II 孔型房间隔缺损直径达 3cm，三尖瓣环扩大重度关闭不全。在房缺修补术及三尖瓣成形术完成后，进行主动脉—大隐静脉—右冠状动脉搭桥术，并将起搏电极固定于右室前壁心内膜。这些手术看似简单，但在这个年近七十的老人身上具有一定的危险，患者的先心病加冠心病加心律失常使得病情变得复杂，需要心外科医护人员付出远远多于常规手术的努力。

　　不负众望，张大妈术后第一日拔除气管插管，术后第五日顺利转回心外科病房，一周后回到心内科病房成功安置了永久起搏器。

　　术后几年了，老人家说她吃饭比做手术前好多了，那时候吃不了几口就觉得堵得慌吃不下去，现在胃口很好，能吃不少呢。睡眠也很好，一觉到天亮。老人家精神也

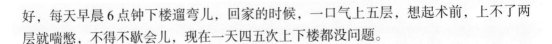

好，每天早晨6点钟下楼遛弯儿，回家的时候，一口气上五层，想起术前，上不了两层就喘憋，不得不歇会儿，现在一天四五次上下楼都没问题。

84 用爱心延续生命

2008年3月5日是一个极其普通的日子，这天，清华大学第一附属医院吴清玉院长成功为来自河北廊坊6个月大的复杂先天性心脏病患儿东东施行了解剖根治手术。

还记得那是2月底，吴清玉院长刚下手术台，顾不上吃饭及休息便去了专家门诊。这时一对年轻的夫妇怀抱着一个小婴儿来到吴院长面前说："吴院长，快救救我们的孩子吧！"说完就哭了起来。原来孩子从生下来就发现面色青紫，呼吸急促，喂养困难，动不动就感冒。随着孩子生长发育，活动耐力逐渐下降。因畸形复杂、患儿年龄小，手术风险巨大，一直未得到有效治疗。这对年轻的父母早已没了主意，整天以泪洗面。经过多方咨询，他们听说吴清玉教授是国内外知名的心外科专家，于是便带着东东前往清华大学第一附属医院心脏外科就诊。经过心外科术前仔细检查，诊断东东为先天性心脏病，右室双出口（Taussing-Bing畸形），动脉导管未闭，室间隔缺损，重度肺动脉高压，降落伞样二尖瓣瓣口狭窄。东东的肺动脉压力接近主动脉压，且合并二尖瓣病变，手术风险极大，一年内生存率仅为10%。此种患者如不手术，多会死于缺氧、肺部感染及充血性心力衰竭。

通过对东东病情的仔细分析研究，吴清玉院长认为有手术指征。经过术前的精心准备，东东的手术如期施行。手术由吴清玉院长亲自主刀。术中发现患儿左心房、右心室扩大，主动脉位于右前，肺动脉位于左后，主动脉及肺动脉均起自右室，巨大室间隔缺损位于肺动脉瓣下，重度肺动脉高压。吴院长首先将东东室间隔缺损修补好，接着分别于主动脉及肺动脉瓣上横断两大动脉，并将冠状动脉移植到肺动脉近端，然后将主动脉远端吻合到肺动脉近端形成新的主动脉。最后用自体心包片修补主动脉近端，并与肺动脉远端吻合形成新的肺动脉。术后东东心脏自动复跳，肺动脉压下降明显。在监护室及病房医护人员的精心护理下，东东的小脸红润了，术后复查心脏超声结果满意，术后9天顺利出院。东东可以像正常孩子一样快乐健康地成长了。东东的父母感激地说："吴院长救的不仅是孩子的命，他更是我们全家的救命恩人啊。"是的，这是我们身边每天都在发生的故事，心脏中心全体医护人员用他们火红的青春和生命谱写着一个个扶困助弱的动人篇章，用他们的爱心延续着生命！

85 我们要留住春天

春天是希望的摇篮，春天是浪漫的诗篇。我们要留住春天，因为那里有我们生命的阳光；我们要留住春天，因为那里有我们谱写的一部部气势宏大的交响曲，演奏生命最精彩的乐章。在这里，我为您讲述一个春天里发生在清华大学第一附属医院心脏中心外科的故事。

来自安徽的小武是一个美丽善良的好姑娘，今年23岁。自出生后就发现她颜面口唇发绀，平素身体瘦弱，动不动就感冒，活动耐量明显较同龄人差，走点路就觉得累。随着年龄的增长，生长发育受到限制，症状也越来越重。她正值花季年龄，却整天躲在家里不敢出门，原本属于她的青春也只能在病痛中消逝，对未来的憧憬和希望也变得越来越渺茫。孝顺的她眼看着自己一天天长大，不但为家里挣不到钱，做不了家务，还要父母替她治病，内心的痛苦可想而知。她曾到全国多家医院就诊，心脏彩超诊断为先天性心脏病，矫正性大动脉转位、肺动脉及肺动脉瓣狭窄、室间隔缺损。但是因为她年龄大，病变复杂，手术风险高，她的手术被一次次拒绝。小武姑娘凭着对生命的渴望，她坚信，这个世界上一定有医师能救她。2007年年底，小武的生活出现了转机。经朋友介绍，她来到清华大学第一附属医院心脏中心。术前经过心导管造影检查证实她患有先天性心脏病，矫正性大动脉转位、肺动脉及肺动脉瓣狭窄、室间隔缺损。经术前充分准备，2008年3月26日吴清玉教授亲自为小武施行了高难度的心脏矫治手术（Double Switch术）。在全麻、体外循环下开胸后仔细探查，见主动脉位于左前，发自解剖右心室，肺动脉位于右后，发自解剖左心室；很少见的情况是，肺动脉骑跨于室缺，室缺直径约20mm，肺动脉瓣增厚，瓣环狭窄。吴清玉教授先是将室缺扩大，用自体心包片修补室缺并建立解剖右心室至主动脉内隧道，切断主肺动脉，近端缝闭，用人工血管、同种带瓣肺动脉连接解剖左室与主肺动脉。手术非常成功，术后患者血流动力学稳定。在重症监护室及病房全体医护人员的精心看护下，小武恢复得非常顺利。术后复查心脏超声显示，小武心内畸形矫治满意，术后的她一天比一天好，口唇变得红润了，皮肤变白了，走路再也不累了，她真的不敢相信自己会有这么一天！小武终于迎来了她生命中的春天，这个春天来之不易啊！在出院之前，小武含着感激的眼泪说："我一辈子忘不了你们，忘不了清华大学第一附属医院心脏中心全体医护人员，是你们用高超的医术救了我，留住了我生命的春天。"

86　用"心"救心——"单心室"孩子获救记

山东男孩小昭今年已经12岁，自打生下来就全身发紫，当地医院经检查后告知他的父母，小昭患有严重、复杂的先天性心脏病。小昭渐渐长大，他会走路后，走不了几步就要蹲下喘息。面对眉清目秀乖巧懂事的孩子，小昭的父母决心不惜一切代价治好孩子的病。于是，小昭父母经热心人指点，筹遍亲朋，怀揣几千元钱，辗转来到北京某家心脏专科医院。住院后经过一系列详细检查，被告知难以手术救治。无奈回家后，多年来不甘心的父母终于打听到了吴清玉教授。近两周因为咳嗽发烧，小昭病情突然显著加重，全身水肿到已经无法行走，父母轮流背着孩子，不辞劳苦来到清华大学第一附属医院寻找吴教授。

当天心外科门诊大夫眼见小昭病情危重，且心外科病房床位已满，于是便联系儿科，将孩子收住儿科病房，经过积极对症治疗，小昭渐渐好转。经超声检查，明确诊断小昭为先天性心脏病：心室双入口（中间型），肺动脉瓣重度狭窄，二尖瓣发育差，二、三尖瓣无明显反流。也就是说小昭的左右两个心室发育成了一个单心室，无室间隔组织存在，加上瓣膜畸形，失去了解剖根治的机会。也许存在的机会是姑息手术改善缺氧缓解症状，手术之前需要行导管造影检查，进一步了解畸形程度及肺动脉压力状况。然而超声心动检查发现，小昭心脏的室壁运动幅度明显减弱，心室的射血分数仅有 37%，而正常状态至少要达到 50% 以上。正当小昭病情相对稳定、计划拟行造影之前，住院第十日夜间患者突发严重缺氧，血氧饱和度仅有 30% 左右，随时会有生命危险。心外科大夫决定立刻将其转至心外重症监护室施以呼吸机治疗。经呼吸机辅助呼吸，小昭血氧有所回升，但 3 天内始终无拔管指征。吴教授多次查房，认为小昭病情危重，心功能差，又合并肺部感染，难以承受有创的导管造影检查，一旦心室的射血分数低于 40%，对于单心室姑息手术是一大禁忌，但针对小昭的病情，唯有直接手术方能争取一线生机。得到小昭父母的理解并在其积极配合下，2008 年 3 月 26 日，带着呼吸机的小昭直接从监护室进入手术室，由吴院长亲自主刀施行了姑息手术：Glenn 术。吴教授经术中肺动脉测压评估后，将小昭的右侧上腔静脉切断后缝闭近心端，远心端与右肺动脉行端侧吻合。这样的手术，上腔静脉的血流直接进入了肺动脉，肺血流量较术前显著增加，从而改善缺氧。手术顺利，术后小昭闯过了感染关，心脏功能得以改善，复查超声结果满意，心室的射血分数已提高至 45%。术后第六天撤离了呼吸机。术后第 10 天，小昭终于回到了亲爱的爸爸妈妈身边。术后两周，发绀明显缓解，已经行走自如的小昭，笑容灿烂、高高兴兴地出院了。临走时，他的父母激动地说，"没有吴教授，就没有小昭的新生，"并表示 3 个月后来复查，争取做二期"全腔肺动脉吻合术"，还孩子一个更好的生活质量。

　　小昭得救了！吴清玉教授用他博大的爱心，拯救了小昭原本衰竭的心脏。

87　危重冠心病患者获救

　　2008 年 4 月 18 日，患者老陆在清华大学第一附属医院心外科痊愈出院了，就在一个多月前，他还在北京某三甲医院住院，因冠状动脉病变严重，手术风险巨大，苦苦挣扎在死亡线上。

　　2008 年 3 月初的一天下午，吴清玉教授刚刚下手术台，正在医师办公室与心外科医师进行病例讨论时，几位焦急的家属拿着老陆的冠状动脉造影光盘，敲开了医师办公室的门。经询问，吴清玉教授得知老陆正在北京某三甲医院监护室住院治疗。约一个月前的一个清晨，老陆在睡眠中突然出现呼吸困难及胸骨后压榨性疼痛，伴胸闷、气短、乏力、大汗，此后上述症状反复发作，后就诊于某医院，入院后仍频发胸骨后疼痛。经冠状动脉造影检查显示，老陆冠状动脉三支病变，其中左前降支已经完全闭塞，靠侧支循环供血，右冠状动脉近段及远段 80% ～ 95% 狭窄，左回旋支近段狭窄约 80%，冠状动脉血管条件差，血管造影显示右肾动脉狭窄约 70%，既往有 40 余年的高血压病史。老陆的家属被告知因病情危重，患者随时有生命危险，搭桥手术的危险性很大，死亡率高，建议保守治疗。绝望中，家属了解到吴清玉教授和清华大学第一附属医院，希望吴清玉教授能给患者带来一线生机。吴清玉教授仔细阅读了老陆的造影光盘，全面了解了患者的病情后，非常肯定地对老陆的家属说："患者的血管条件差，又合并有肾动脉狭窄及高血压等疾病，手术的风险较大，但经过一段时间的调整，我可以给他做搭桥手术。"

2008年3月12日，患者在该院医护人员和家属陪同下，乘救护车转到了清华大学第一附属医院心外科。经过半个月的扩冠、降低心肌耗氧量、抗凝、降压、强心、利尿等治疗，老陆的一般状况好转，在3月26日这一天，由吴院长亲自主刀，给老陆施行了冠状动脉搭桥术。

术后的老陆经过医护人员的精心护理，精神一天比一天好，体力也一天天恢复了。出院前，老陆紧紧握着吴清玉教授的手激动地说："谢谢您给了我第二次生命！"

这只是我院心脏中心众多故事中的一个。多年来，吴清玉教授用他高超的手术技巧和他高尚的爱心，带领着心外科的医护人员，拯救着一颗颗患病的心脏，带给患者一个个生的希望，创造着一个又一个的奇迹。

手术后老陆的状态比以前好多了，胸闷、胸痛没有再发，散步、活动时再无不适。

88　半个心脏女孩三次手术获新生

正常人的心脏有两个心房、两个心室和两组房室瓣膜（二尖瓣和三尖瓣），一名黑龙江女孩出生后却仅有一个心房、一个心室和一组房室瓣，也就是仅有半个心脏。半个心脏导致患儿全身青紫，经常缺氧发作，生长发育严重受限，随时威胁生命安全。2008年4月2日在清华大学第一附属医院心脏中心，由院长吴清玉教授主刀，经过6个多小时的手术，半个心脏的女孩获得新生。

患儿女性，7岁，20kg，生后即发现口唇和全身青紫，查体发现心脏杂音。超声检查提示：先天性心脏病，单心房、单心室、肺动脉狭窄。患儿发育较同龄儿童差，不能参加体力活动，经常缺氧发作。患儿于1岁时在北京某医院施行了双侧双向Glenn手术，也就是左、右侧上腔静脉分别与左、右侧肺动脉吻合，增加肺血氧合，改善全身缺氧。术后患儿全身仍青紫，但程度有所缓解，活动量较前有所增加。2007年患儿头面部开始出现肿胀，活动量明显下降，曾就诊于多家医院，经专家推荐来到我院就诊。检查提示：患儿右侧上腔静脉与肺动脉吻合口狭窄，共同房室瓣重度反流。吻合口狭窄是患儿头面部肿胀的原因，房室瓣反流严重影响心功能，只有手术治疗，才能缓解症状挽救患儿生命。但是，二次手术和瓣膜成形的难度、风险均非常大，更何况患儿是只有一组房室瓣的半个心脏，术中稍有闪失，患儿就下不了手术台。2007年4月在全麻体外循环下，吴清玉教授为患儿施行了右上腔静脉肺动脉吻合口加宽和共同房室瓣成形术，手术顺利。术中食管超声报告：共同房室瓣启闭良好，反流消失，右侧上腔静脉肺动脉血流通畅吻合口无狭窄。患儿术后恢复良好，头面部肿胀消失，出院时患儿家长表达了进一步治疗的要求，希望彻底解决患儿全身青紫和半个心脏的问题。吴清玉院长告诉患儿家长，患儿恢复顺利，很快可以做下一步手术，彻底解决全身缺血缺氧的问题，使患儿完全消除青紫，半个心脏可以像一个心脏一样。之后一年，患儿心功能恢复良好，活动量明显增加。为了完全治好患儿的病，家长怀着很高的期望再次来到清华大学第一附属医院心脏中心。

患儿入院后，经皮脉搏氧饱和度仅78%（正常为100%），心率90次/分，血压90/60mmHg，口唇和全身仍旧青紫，四肢和头面部无肿胀，肝、脾不大，胸骨左侧第4肋间可闻及Ⅲ/6级收缩期杂音。心脏超声报告：先心病，单心房、单心室、肺动脉瓣狭窄。共同房室瓣成形术后，少量反流；双向Glenn术后，血流通畅。心导管造影报告：双侧上腔静脉分别连接左、右侧肺动脉，吻合口通畅；主肺动脉，左、右肺动脉发育良好，单心室，共同房室瓣少量反流，主动脉和肺动脉发自单心室，主动脉位于右前，肺动脉位于左后，肺动脉瓣下及瓣严重狭窄；测压主肺动脉12/9（11）mmHg，左肺动脉12/9（10）mmHg，右肺动脉11/7（8）mmHg。

患儿收入院后经过充分的术前准备，于2008年4月2日在全麻、体外循环下进行第三次手术。手术开始后发现，因经过两次开胸手术，患儿心脏、大血管粘连非常严重，与周围解剖结构不清楚，需要一点一点地把心脏与周围粘连组织分离出来。在心脏以90～120次/分的频率跳动情况下，心脏表面又布满向心脏供血的冠状动脉，操作中对心脏和大血管的牵拉等又会影响血压的稳定，用手术刀将心脏和大血管一点点剥离下来，难度和风险大。经过近2个小时的游离，心脏终于显露出来，可以建立体外循环做手术了。本次手术是将下腔静脉从心脏断开后，通过一个人工血管与肺动脉连接，使全身的静脉血液能够汇入肺动脉，得到氧合后再回到心脏，闭合主肺动脉使动、静脉血液完全分离，这样心脏只向全身供应氧合的动脉血液，彻底解除患儿全身缺血缺氧。术中发现，患儿下腔静脉较短，且位于脊柱左侧，而主肺动脉位于主动脉的左后方，也就是说下腔静脉和主肺动脉暴露欠佳，手术难度较大。因患儿长期缺血缺氧，侧支血管丰富，二次手术创面又大，手术视野内出血较多，视野不清等。吴清玉教授凭借其丰富的临床经验和娴熟的手术技巧，一一解决了这些问题，顺利完成了手术。患儿脱离体外循环后，预示手术成败最重要的指标：经皮脉搏氧饱和度即达到100%，心率和血压平稳，转入重症监护室。

术后第二天患儿即转回普通病房。青紫消失了，患儿的父母几乎认不出眼前这个面色红润的小女孩！不久便带女儿出院回家了。

89 成功修复三瓣叶严重下移的 Ebstein 畸形

Ebstein畸形（三尖瓣下移畸形）是一种少见的先天性心脏病，主要是三尖瓣发育异常、瓣环扩大、瓣叶下移，导致三尖瓣关闭不全和房化右心室形成。三尖瓣，顾名思义是由三个瓣叶即隔叶、后叶和前叶组成。三尖瓣下移畸形病变多累及后叶，其次为隔叶，一般前叶位置正常，病变轻者瓣膜改变接近正常，重者隔叶、后叶缺如，前叶也会受累，并有裂隙和穿孔。三尖瓣下移畸形因病变复杂，瓣膜成形技术难度大，包括欧美在内的绝大多数医学中心外科治疗以瓣膜替换手术为主。2008年4月8日清华大学第一附属医院院长吴清玉教授，为一例三个瓣叶均严重下移的24岁女性患者成功施行了瓣膜成形手术。

患者女性，24 岁，73kg，以 14 年前体检时发现心脏杂音为主诉收入院。2007 年外院心脏超声检查提示：先天性心脏病，Ebstein 畸形、三尖瓣中度反流。我院复查超声提示：先天性心脏病，Ebstein 畸形，前叶、后叶和隔叶分别下移 3.5cm、6.4cm 和 3.2cm，三尖瓣重度反流，右心扩大。患者平素易感冒，伴有阵发性心悸，活动受限，平时无发绀出现。心率 90 次 / 分，呼吸 20 次 / 分，血压 120/80mmHg。心前区无隆起，无震颤，肝脾不大。心电图提示，窦性心律，不完全右束支阻滞。吴清玉教授在心脏中心组织外科、麻醉、体外循环和重症监护室的医护人员举行了例行的复杂、疑难和危重症患者病例讨论。患者诊断明确，三尖瓣三个瓣叶均严重下移，无发绀，根据文献报告和患者病变的严重程度，大家一致认为术中施行三尖瓣替换的可能性较大，且风险小。但是，三尖瓣替换后患者需终身服用抗凝血药物，因三尖瓣血流缓慢，术后问题较主动脉瓣或二尖瓣替换的问题更多，术后生活质量远不如瓣膜成形。吴清玉教授根据自己近百例三尖瓣成形手术的经验认为，患者虽然病变很重，特别是三个瓣膜均下移，比较罕见，但并不是没有机会进行成形，术中应首选成形，必要时再行瓣膜替换。另外，因患者病变较重，术后应注意出现心功能衰竭、心律失常、冠状动脉损失和三尖瓣关闭不全等。

经过充分的术前准备后，2008 年 4 月 8 日在全麻体外循环和食管超声监测下开始手术。手术开始前食管超声再次证实患者三尖瓣前叶、后叶和隔叶均重度下移几乎已到心尖部，三尖瓣重度关闭不全，大量反流，心室房化严重。体外循环建立后，使用心肌保护液使心脏停跳，打开右心房发现三尖瓣重度发育不良、瓣环扩大、三个瓣叶均严重下移。看到这样的病变大家都以为要行三尖瓣替换术了，却见吴清玉教授将三个瓣叶从下移的地方切下来，游离了部分与瓣膜连接的乳头肌和腱索，对扩大的三尖瓣环进行了环缩，将切下来的三个瓣叶又重新缝回，对房化的右心室进行了成形。这一切做完后三尖瓣功能恢复怎么样？会不会因关闭不全出现反流？处理房化右心室时是否损失了冠状动脉和心脏传导系统？等等。所有这些问题均会导致手术出现并发症或直接导致手术失败和患者死亡。最关键的时刻到了，心脏恢复血液循环后，很快恢复自主心跳，窦性心律，没有出现心律失常，心电图也显示无明显的心肌缺血如 ST 段改变等，说明心房和心室成形没有损伤冠状动脉。此时，患者心跳有力，在小量强心药物多巴胺（$3.0\mu g \cdot kg^{-1} \cdot min^{-1}$）辅助下，血流动力学稳定。尽管一切指标显示手术成功，但只有心脏超声才能给出最直观和最科学的结论。食管超声显示，患者三尖瓣启闭良好，未见三尖瓣反流，瓣环、心房和心室大小基本正常。最后一步就是脱离体外循环了，顺利脱离体外循环几乎没有任何悬念，体外循环灌注师开始逐渐减低机器流量，不需要增加任何心功能辅助药物顺利脱离体外循环。此时患者心率 95 次 / 分钟，血压 110/70mmHg，中心静脉压 9mmHg。术毕，患者转入心脏重症监护室，经过一夜的恢复，于术后第一日清晨脱离呼吸机，恢复自主呼吸，很快就要转回普通病房了。吴清玉教授以精湛的技术又一次为患者成功施行了瓣膜成形手术，使患者免除了瓣膜替换，保障了患者术后可以获得高质量的生活。

目前，Ebstein 畸形还是世界性的难题，绝大部分患者以瓣膜替换为主。2007 年第

87 届美国胸外科年会上，美国 Mayo Clinic 报告在 1963—2005 年期间共进行了 539 例 Ebstein 畸形手术，其中 402（75%）例施行三尖瓣置换术，182 例施行三尖瓣成形术，患者住院死亡率为 5.6%，术后 10 年和 20 年生存率分别为 84% 和 71%。吴清玉教授报告了 76 例 Ebstein 畸形手术经验，吴清玉教授采用全新方法为 72 例患者施行了瓣膜成形术，4 年随访无一例死亡，心功能恢复良好。到目前为止，吴清玉教授已为 100 多例 Ebstein 畸形患者成功施行了三尖瓣成形手术，有些年轻女患者术后已结婚生子。

90　出生仅 4 天、2.8kg 的新生儿成功接受复杂心脏手术

2008 年 4 月 17 日，清华大学第一附属医院院长吴清玉教授为一例生后 4 天、体重仅 2.8kg、室间隔完整的大动脉转位患儿成功施行了动脉调转手术。

十月怀胎一朝分娩，其中的艰辛和期待，为人父母均有深刻体会。在"计划生育"基本国策的号召下，年轻父母们无不希望自己能够生下一个身体健康又聪明伶俐的宝宝。小"王子"出生在河北唐山的一个普通家庭，全家人个个喜上眉梢。正当为孩子取名的时候，大夫发现出生不足两天的新生儿出现口唇青紫，喂奶后更厉害。唐山妇幼保健医院的心脏彩超显示其患有复杂先天性心脏病，大动脉转位，必须马上进行手术治疗，否则孩子随时有生命危险。因为动脉错位，导致本应向全身供应动脉血的血管内供应的却是不含氧的静脉血，引起孩子全身缺氧，出现口唇和全身青紫，生命危在旦夕。面对医师的一纸疾病通告，年轻父母的心情突然跌到了谷底，家里人急得团团转，怎么办？去哪儿治疗？还没出月子的孩子能动手术吗？天无绝人之路，一位亲戚听说了这件事，赶忙告诉孩子的父母，清华大学第一附属医院心脏中心治疗复杂先心病经验丰富，吴清玉院长是专家，况且他的孩子就是在那里治好的。

带着满腔希望，小"王子"被连夜送到清华大学第一附属医院心脏中心外科，住进了重症监护室。复查心脏彩超显示他患有先天性心脏病，完全性大动脉转位，动脉导管未闭，卵圆孔未闭，没有室间隔缺损，属于室间隔完整的大动脉转位。通常，室间隔完整的大动脉转位患儿一年内存活率仅 4%，也就是说，96% 的患儿在不到一岁时会夭折。

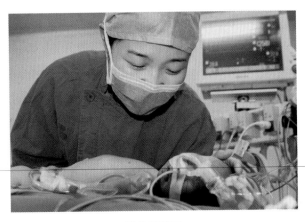

准备就绪了

吴院长看过孩子，认为孩子病情危重，严重的缺氧和心功能衰竭可能随时会危及患儿生命，决定急诊手术，尽快做好术前准备。出生 4 天的新生儿，心脏也就像鹌鹑蛋一样大，其冠状动脉也就 2mm，要把错位的两条大动脉和两条冠状动脉从错位的地方切下来，再移植到正确的地方，难度有多大可想而知。大动脉是高压血管，细小的冠状动脉向心

脏供血维持心脏跳动，任何微小操作失误的代价，对医师来说就是手术失败，对患儿则是失去生命，对家属则是失去亲人。但是吴清玉教授领导下的清华大学第一附属医院心脏中心外科经验丰富、实力超群，曾经创下了为出生后仅26小时的大动脉转位患儿成功施行动脉调转手术的国内纪录。经过必要的术前准备后，第二天上午，出生后不满4天的小"王子"被推进手术室。在麻醉、体外循环等科室通力合作下，吴院长为小"王子"成功施行了大动脉调转手术，手术三周后患儿顺利出院。小"王子"的父母逢人便说："我们的孩子有福，我们全家永远感谢吴院长，永远感谢清华大学第一附属医院心脏外科！我们还要感谢唐山妇幼保健医院，是他们及时发现孩子的心脏畸形，使孩子得到及时的治疗。"2009年以后复查，患儿心内结构一切正常。

91 72 岁高龄先心病患者得到救治

2008年4月21日，一位72岁的先天性心脏病患者在清华大学第一附属医院心脏中心外科得到救治，解除了困扰患者一生的"心"病。

患者，男性，72岁，两年前老先生出现活动后胸闷、憋气，曾在当地医院就诊，查心电图诊断为冠心病、心绞痛，后专程到我院就诊。经检查心脏超声显示患有先天性心脏病，房间隔缺损，房缺大小38mm，无明显肺动脉高压征象，冠状动脉造影检查显示冠状动脉正常，排除了冠心病。经过吴清玉院长及心外科全体医护人员的讨论，认为患者年龄虽高，但全身状况尚可，无肺动脉高压，有手术指征，手术可以缓解患者胸闷憋气症状，避免出现晚期右心衰竭表现。

经过术前充分准备后，采用全麻体外循环下，我院心外科医师为老先生成功施行了房间隔缺损修补术。术后患者康复顺利，术前的胸闷、憋气症状得到缓解。

房间隔缺损是先天性心脏病中最常见的一种病变，房间隔缺损的症状多不一致，与缺损大小和分流量多少有密切关系。缺损大者，症状出现较早；缺损小者，可长期没有症状，一直潜伏到老年。多数病例在小儿时期并无任何症状，常在体格检查时被发现；一般到了青年期后，大多在21～40岁时开始出现症状。患者多有体力缺乏，容易倦怠和呼吸困难，有些则以心律失常为主，劳动后更易感到气短和心悸。此外，右心舒张期负荷过重长期存在，可继发肺动脉高压和右心衰竭。但其演变比较缓慢，可迁延达数年之久。对老年病例，目前仍主张手术治疗，但在45岁以上，尤其60岁以上手术者，死亡率高，应慎重。

92 爱心重铸生命

41岁的大李来自云南，早在12年前由于劳累开始出现胸痛、气促、乏力，且症状越来越重，到当地医院就诊查心脏超声示"先天性心脏病，三尖瓣下移畸形"。2004年在当地某医院行三尖瓣成形加房化心室折叠术，术后胸痛、气促、乏力症状无明显缓解。1年后复查心脏超声示三尖瓣反流（重度）。雪上加霜的是，他还患上丙型肝炎，由于当地医疗条件有限，他的病一直得不到有效的治疗。

几年来他拖着患有重病的身躯，走遍了全国有名的心脏专科医院。然而，由于第一次手术失败，心功能很差，手术风险大，多数医院没有把握为他施行手术。经多方面打听，得知清华大学第一附属医院吴清玉教授是心外科领域著名专家，尤其在治疗三尖瓣下移畸形方面最为权威。

一个月前，大李来到了北京，在清华大学第一附属医院心外科见到了吴清玉教授。术前超声提示他的右心扩大，三尖瓣隔叶短小，瓣叶闭合不良，大量反流，右心扩大明显；肺功能检查提示肺通气功能显著减退，呈中度限制性和阻塞性通气功能障碍，弥散功能中度减退；血常规提示白细胞、血小板均低于正常，手术风险极高。吴清玉教授为大李做了详细的术前检查后认为，应充分调整患者的心肺功能，择期手术治疗。

经过周密的术前准备，大李的手术如期施行。术中发现患者胸腔粘连严重，心脏增大，右心房、右心室明显增大，三尖瓣隔叶缺如，后叶明显下移，严重发育不良，前叶瓣叶及腱索发育异常，大部分无腱索附着，三尖瓣环扩大，致三尖瓣重度关闭不全。吴清玉教授仔细研究后，认为患者三尖瓣已丧失了再次成形的条件，只能做三尖瓣机械瓣置换术。

Ebstein畸形是一种比较少见的心脏畸形，多数患者可以行心房折叠及三尖瓣成形术，此类手术是对三尖瓣的一种功能性恢复，避免了机械瓣膜置换术后不良反应，并且患者术后心功能恢复快，不用长期服抗凝药，但该手术对术者要求较高。吴清玉院长从医30余年，对Ebstein畸形有着深入的研究，有丰富的临床经验，在国际上享有盛誉。有专家敬告患者，Ebstein畸形一定要找经验丰富的专家，初次手术失败后很难再行三尖瓣成形术，而置换机械瓣后，对患者生活质量影响较大。

术后经过严密监护，大李恢复得很顺利。术后心脏超声示：心脏的各房室大小已经恢复正常，心功能恢复良好，瓣膜功能正常。

大李顺利出院了，出院时大李的妻子是这样说的："吴清玉教授是用爱心、用他高超的手术艺术，给了我丈夫第二次生命，挽救了我们全家。他不但把手术做了，而且还让患者恢复得这么快、这么好，给我们节省了很多费用。能让吴教授给我们治病，这是我们全家的福气！"是的，大李只是来我们心外科治病的一位普普通通的患者，吴清玉教授及清华大学第一附属医院心脏中心的全体医护人员用爱心感动着每一位来这里就医的患者。

93 13月龄共同动脉干患儿根治手术成功

2008年4月23日，清华大学第一附属医院院长吴清玉教授，为一例13月龄女性共同动脉干患儿成功施行了根治手术。

13个月大的丫丫（化名），是一个有着白皙的皮肤、大大的眼睛，透着机灵、可爱的小女孩。就是这个小女孩，在出生45天时就发现患有复杂的先天性心脏病，即共同动脉干畸形。看着女儿可爱的脸庞，年轻的父母只有埋怨上天的不公，但冷静下来后很快开始咨询女儿的病情。怀抱幼儿辗转于多家大医院和心脏专科医院，均被告知因就医时间过晚且手术难度和风险大而无法矫治。正当年轻的父母绝望而不知所措时，一位患者家属告诉他们，可以去清华大学第一附属医院找吴清玉教授，因为自己的亲属在那里手术治好了复杂的先天性心脏病。患儿父母怀着最后的一线希望，来到了清华大学第一附属医院心脏中心，求助于著名专家吴清玉教授。

1岁多的丫丫来到我们医院时仍不会走路，因反复咳喘、发热和肺炎，体重仅7kg。丫丫平时就呼吸急促，活动耐量差，化验检查发现转氨酶明显增高，经儿科积极保肝、扩血管等对症治疗后，转氨酶才降至正常。转入心外科后，行心导管造影检查明确诊断为：先天性心脏病，共同动脉干（Ⅰ型）、室间隔缺损、卵圆孔未闭、肺动脉高压（重度）。面对如此重症的患儿，吴清玉教授组织医护人员进行讨论。大家认为：患儿属该类手术年龄较大者，一般状况差，重度肺动脉高压，已经错过最佳手术时机，手术风险大；但若不予手术治疗，今后将永远没有手术机会，而且患儿会很快夭折。吴清玉教授反复研究，仔细分析各种资料，认为虽然患儿手术年龄较大，但动力型肺动脉高压的可能性较大，如果患儿家属理解，本着有1%的希望就尽100%努力的原则，我们会尽全力挽救患儿的生命。吴清玉教授制定了详细的手术方案，并明确指出麻醉和手术是患儿和我们共同面临的第一关，术后控制肺动脉高压、维护心功能和保障肺血氧合是重点和难点，只有顺利渡过了这些关，才能说手术成功。取得了家属的理解和支持后，经过充分的术前准备，于2008年4月23日在全麻、体外循环下行共同动脉干根治手术。术中见右室增大，动脉干增宽，骑跨于室间隔上，大部分发自右心室；未见肺动脉瓣，主肺动脉发自共同动脉干。室间隔位于共干下方，直径约2.5cm×2cm。术中动脉血压63/27（43）mmHg，肺动脉测压为47/28（37）mmHg。术中切断主肺动脉近分叉部分，缝闭主动脉切口，切开右心室流出道，用自体心包片修补室间隔缺损，建立左心室与主动脉连接，以同种带瓣外管道连接右室和主肺动脉，手术顺利，心脏自动复跳。术后在多巴胺支持下，患儿循环稳定，动脉血压70/35（53）mmHg，肺动脉测压为30/14（22）mmHg，肺动脉压力明显下降。正如吴清玉教授所预见的那样，术后肺动脉高压是患儿的主要问题。经过1周抗肺动脉高压为主的治疗后，患儿循环稳定氧合良好，顺利拔除气管插管。在吴清玉教授的指导下，心脏中心的医护人员帮助患儿闯过了麻醉、手术和术后恢复等多道难关，患儿心、肺功能和全身状态逐渐恢复，不久便痊愈出院、回到父母身边了。

共同动脉干也称永存动脉干，是一种少见的先天性心脏畸形，占先天性心脏病的0.4%～2.8%，由于胚胎时期动脉干的发育异常所致。主要病变为体循环动脉、冠状动脉及两侧肺动脉均从心底部单一动脉干发出，故称共同动脉干。共同动脉干较正常的主动脉明显增粗，常向右骑跨于室间隔上方，左、右冠状动脉和至少一侧肺动脉从动脉干发出。患儿一般在生后一周内表现为充血性心衰、烦躁、厌食和呼吸困难，苍白和衰弱，发绀不常见。但当肺血管病变严重、肺水肿时，可出现发绀。此类患儿诊断一旦明确，应马上手术，因为患儿年龄超过4～6个月，肺血管往往发生不可逆性的病理改变，而无法手术治疗，但有少数病例肺血管阻力可能不高。一般情况下，共同动脉干畸形患儿50%在生后1个月内死亡，仅有10%～25%的患儿可活到1岁，但会出现严重的肺动脉高压，患儿多死于心力衰竭和呼吸道感染。

94　让生命重放光彩

　　来自山西吕梁的敏英（化名）大姐，年届50，一提起自己的求医之路，可谓一"句"三叹："整整30多年了，自打上大学时体检发现有心脏病，日子就开始过得提心吊胆。"当年有限的检查结果，使医师告知她心包上长了较大肿瘤，良性可能大。因为平时没有症状，加上当地医疗条件有限，医师建议她继续观察。20多年来，敏英大姐生活谨小慎微，尽量避免过度劳累。可是近2年来，随着病情日渐加重，稍稍活动后自觉心慌气促，非常疲劳，于是她千里迢迢来到北京。经京城有名的专科医院全面检查，明确诊断为先天性心脏病：右冠状动脉左室瘘。右冠状动脉左室瘘很少见。尤其是敏英大姐的病情，已经相当严重，心脏超声及冠状动脉造影均明确提示右冠状动脉明显迂曲扩张，形成瘘管引入左室，瘘口内径达20mm，相当于正常冠状动脉的几倍内径！由于右冠状动脉不能起到正常心肌供血作用，左室腔又接纳了大量的右冠状动脉血流，导致左心室明显扩大，舒张末内径达80mm，近正常成人的2倍，而心脏收缩功能明显下降，左室的射血分数只有40%。医师说，只有手术才有希望挽救生命，但是目前病情太严重，需要调整心功能。敏英大姐住内科保守治疗近两个月后，病情丝毫没有好转，手术遥遥无期。终于打听到了清华大学第一附属医院，敏英大姐的家人带着检查资料来到了心外科李洪银副主任的专家门诊。询问病情、看过资料，李主任详尽解答，立即收治患者入院。

　　面对如此特殊的病例，院长吴清玉教授高度重视和关注，术前多次查房，解除患者及其家属重重疑虑。在心外科经术前讨论和充分术前准备后，2008年4月23日，在全麻、体外循环下，吴清玉教授亲自主刀进行了右冠状动脉左室瘘矫治术。术中证实：患者左心显著扩大，升主动脉扩张，右冠状动脉粗大，于心脏右后迂曲走行瘘入左室，瘘口宽20mm。吴教授以他精湛的技术和一丝不苟的精神，切开右冠状动脉后直接缝闭了冠脉瘘口，缝闭了右冠切口，术毕，心脏自动复跳。术后患者安返重症监护室，病情平稳，术后次日晨顺利拔除气管插管，术后3日转回普通病房。令人可喜的是，术后1周复查心脏超声，敏英大姐心脏大小恢复了正常，心脏功能好转，一切都在进一步康复中。

　　现在，敏英大姐一扫往日的忧郁，脸上洋溢着灿烂的笑容，她激动万分地说道："是吴清玉教授，是清华大学第一附属医院心脏中心给了我幸福的后半生！"

95　出生4天、体重2.35kg的新生儿成功接受复杂心脏手术

　　2008年5月8日，清华大学第一附属医院院长吴清玉教授，为一例生后4天、体重仅2.35kg、室间隔完整的大动脉转位患儿成功地施行了动脉调转手术。

　　患儿女性，2008年5月4日出生于河南禹州市某乡村农户人家。无一例外，孩子的出生给农家小院带来了欢笑，年轻父母正要感谢医护人员时，大夫却说："孩子生后口唇和全身青紫，可能患有先天性心脏病，而且很严重。"听到大夫的这句话，全家人都忐忑不安。果不其然，进一步查体发现孩子心脏有杂音，经心脏超声检查提示：先天性心脏病，完全性大动脉转位。当地大夫告诉家属，完全性大动脉转位是一种非常复杂的心脏畸形，随时会有生命危险，必须马上手术治疗，否则患儿很难存活，但新生儿手术

技术要求高、手术难度大，唯一的希望是到北京去找心脏病治疗权威吴清玉教授。

5 月 6 日孩子到了北京，清华大学第一附属医院心脏中心开放危重症患者绿色通道，很快完成各种入院手续。患儿收入中心外科后，立即开始必要的监护和治疗，同时进行了必要的化验检查，为随时可能开始的抢救或紧急手术做准备，这天是患儿出生后的第2 天。5 月 7 日，复查心脏超声确定患儿为先天性心脏病，完全性大动脉转位、房间隔缺损、动脉导管未闭，是一例室间隔完整的大动脉转位。室间隔完整的大动脉转位患儿多需急诊手术，尽管低龄、低体重复杂先心病患儿仍然是世界性的难题，但是，清华大学第一附属医院心脏中心外科经验丰富，而且中心的医护人员成功挽救了许多这样的患儿，他们有能力也有信心。吴院长看过孩子后，认为诊断明确，手术适应证明确，尽快完成术前准备急诊手术。工作人员将治疗和手术方案向患儿家属做了全面详细的介绍，家属表示积极配合医护人员工作，他们对吴清玉教授有信心，对吴清玉教授领导下的心脏中心有信心。

5 月 8 日，在全麻、体外循环下，吴清玉教授为出生 4 天的患儿施行了大动脉调转手术。由于患儿发育状态较差、缺氧，生理性黄疸还没恢复，体重不但没长，反而比刚出生时还有所减轻，手术当天体重仅 2.35kg。麻醉、体外循环和手术室各专业按部就班地做好了各自的准备工作，吴清玉教授也和往常一样，驾轻就熟，很快完成了手术。

回到恢复室的小宝宝得到护士"妈妈"无微不至的照看、护理，很快渡过了术后出血、低血氧、全身水肿、感染和营养等一道道难关，一天天在恢复。不久后，患儿呼吸和循环稳定，回到妈妈身边了。

96　命悬一线获新生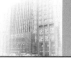

强子（化名）家住河北唐山，年仅 26 岁，一年前组建了幸福的小家庭，刚出生的孩子还没出满月，他还没来得及尽情享受家庭温暖，厄运就悄悄降临到了他的身上。近来，日益深感疲惫乏力的他来到当地医院就诊，被确诊为风湿性心脏病：二尖瓣重度关闭不全。一个月前在当地医院行二尖瓣机械瓣置换术。然而，术后心悸气短症状却日渐加重，一周来咳喘加剧，无法平卧，当地医院复查心脏超声提示二尖瓣机械瓣置换术后出现严重瓣周漏，医师建议他尽快前往清华大学第一附属医院心脏中心救治。2008 年 5 月 11 日，强子被家人送到我院心外科，李洪银副主任立即将他收治入院。

刚入院时，强子的病情危重，呼吸急促，不能平卧，自诉全身难受无法形容。听诊心前区存在响亮粗糙的收缩期杂音且伴有震颤，两肺底部存在密集的细湿性啰音，肝脏增大平脐。强子的症状体征是典型的全心衰竭的临床表现。心外科对他进行调整心功能、维护电解质平衡的治疗。入院后的心脏超声明确提示他的全心扩大，以左心扩大为主；左室舒张末期的内径达到了 78mm，超出正常心脏 1.5 倍；二尖瓣机械瓣左后侧缝隙宽达 25mm，机械瓣启闭功能基本消失，血流自由交通；三尖瓣中量反流，肺动脉高压存在，并有少量心包积液。机械瓣置换术后在短期内就出现严重的瓣周漏实属罕见。而入院第二天夜起，强子已间断咳出泡沫血痰，出现严重的肺水肿，单靠药物治疗难以维持；左心衰竭更为加剧，随时可能出现生命危险。然而再次手术要冒很大风险：首先，第一次手术时二尖瓣瓣环的条件不明，如果一个月内再次进行手术，极有可能因心肌严重水肿不能修复，或出现再次撕脱；其次，患者严重肺水肿，术前麻醉诱导时就随时会出现呼吸心跳停止而难以复苏；再次，患者前次手术正中切口，粘连广泛，再次手术原切口入路极易导致大出血，而右外侧切口术野深、操作困难，手术难度极大。面对患者强烈的求生欲望和家属期盼的眼神，当时远在大洋彼岸参加国际会议的吴清玉院长听取了李主任汇报后，指示应尽快急诊手术。针对种种手术风险，心外科立即组织召开了包括医务处领导在内的术前讨论会，制定了具体手术方案。经过充分的术前准备，2008 年 5 月 15 日，由李洪银主任与手术小组一起按计划进行手术。麻醉科张东亚主任担任麻醉师，手术在全麻、体外循环下顺利进行。右前外侧切口切开后，术中见心肌水肿，粘连广泛，二尖瓣机械瓣将近一半脱落，原机械瓣难以修复，李主任采取间断缝合的方法重新置换 31 号机械瓣，并对三尖瓣成功进行了成形，术中出血少。体外循环转机时间将近 1 个半小时。术毕，体表电极除颤 1 次，心脏复跳。术后安返重症监护室，血流动力学稳定，病情平稳，术后第 3 日晨顺利拔除气管插管，不久便顺利康复。手术后 11 天患者顺利恢复出院，年轻的强子从此获得了新生。

97 《华信心歌》的故事

　　细心的网友们一定会看到，在我们心脏中心网站"中华心脏网"（www.heartchina.org）患者心声栏目中有一首致清华大学第一附属医院吴清玉教授和心脏中心外科全体医护人员的《华信心歌》，《华信心歌》里面一共有 50 个心字，这"吾实心"里面还有一段故事呢。

　　张女士是一位老年女性患者，多年的求医历程颇为坎坷。36 年前，当张女士正值青春妙龄时，她在一次参加长跑比赛时当场晕厥，当地医师检查时发现她的心脏有杂音，被诊断为：风湿性心脏病、二尖瓣狭窄。因为张女士平素身体一直很好，还是学校运动员，且当时医疗条件尚不发达，所以没有进行系统治疗。12 年前，她的身体出现劳累后胸闷、气短，伴心慌、乏力，咳粉红色泡沫痰，双下肢水肿症状。当时超声检查提示为：风湿性心脏病、二尖瓣及主动脉瓣狭窄。张女士经对症治疗后好转出院，但此后上述症状常常反复出现，于是她开始了漫长的求医路。4 年前经多方打听，她了解到吴清玉教授是国内外著名的心外科专家，心脏手术技术精湛，遂来到北京心脏专科医院求诊，而那时吴清玉教授已离开了那家医院，她与吴教授失之交臂。终于经多方打听，得知吴清玉现任清华大学第一附属医院院长，于是慕名而来。

　　然而张女士的病情并不乐观，她来到清华大学第一附属医院心脏中心外科以后，超声心动图检查显示：二尖瓣中度狭窄，瓣口面积很小，为 1.5cm^2；主动脉瓣也已经重度狭窄，重度关闭不全，瓣口面积仅有 0.7cm^2，同时伴有肺动脉高压。由于治疗偏晚，主动脉瓣的病变严重，手术风险大。对于这种患者来说，由于主动脉瓣口狭窄，左心室排血受阻，使左室后负荷加重，心肌细胞发生代偿性肥大、肥厚，当心肌肥厚的程度和收缩功能不能满足需要时，心脏就会逐渐扩大，左室舒张末压升高，心功能失代偿而发生左心功能不全。尔后则出现一系列肺动静脉高压的病变，如肺间质水肿，甚至肺水肿。

主动脉瓣狭窄使体循环排血量减少，心肌肥厚，氧耗增加，患者可出现体循环供血不足的症状。如冠状动脉供血不足、心肌缺血、缺氧，可致心肌纤维化，甚至由于心肌肥厚，患者可能会随时发生室颤或猝死。

针对张女士的病情，经过全面细致的检查及组织全科进行术前讨论，吴清玉院长为其制定了周密的手术方案。经过一段时间的调整后，由吴清玉院长和李洪银主任为患者施行了二尖瓣及主动脉瓣替换术，同时修复了关闭不全的三尖瓣。术后患者的恢复顺利，怀着对吴清玉教授及心脏中心全体医护人员的感激之情，患者及其家属写下了这首含有 50 个心字的《华信心歌》以表谢意。其中有一句"斩疾除病恒久心，排忧解难仁慈心"，正是吴清玉院长领导下的心脏中心全体医护人员所追求的崇高境界。

华信心歌

------谨以五十"心"（吾实心）致谢华信医院院长吴清玉教授及心脏中心医护群贤

大医精诚聚人心	华信医院求医心
风心冠心先天心	男心女心稚童心
病心忧心来治心	满心倾心寄托心
心外心内心中心	爱心匠心救心
精心潜心科学心	诚心齐心团队心
斩疾除病恒久心	排忧解难仁慈心
动魄惊心生死心	大师补心再造心
攻克小儿畸形心	国际同心学吴心
真心细心呵护心	放心宽心莫担心
高风亮节无私心	丹心保健万众心
华佗神手思邈心	德艺双馨存民心
洪福银线桃李心	全心报效中国心

心外科患者　哈尔滨　张凤岐
家属　叶彩星
二〇〇八年六月

《华信心歌》

98　分次手术　重绽生命之花——记心外科成功根治两个半月大、完全性大动脉转位患儿

小雨是来自吉林农村的一个小女孩，半个月前因为咳嗽，在当地医院检查出患有先天性心脏病，而且是很复杂的一种类型，当地做不了手术。心急如焚的父母经多方打听，清华大学第一附属医院有一位吴清玉教授能救孩子的命，于是千里迢迢赶到北京就医。

入院时小雨仅 2 个半月大，体重 4kg，一张小脸蛋全是痛苦的表情，呼吸急促，面色青紫，不停地哭闹，幼小生命正在凋零。经皮氧饱和度仅 60%，重度发绀貌，心前区未及明显杂音，心脏彩超检查示：先天性心脏病，完全性大动脉转位，室间隔完整无分流，并向左室偏移，左心室舒张末内径 13mm，房间隔中部可见回声缺失 4.6mm，双向分流；右心室前后径 17mm，肺动脉发育好。吴清玉院长详细分析孩子的检查结果，认为患儿诊断明确，此类手术应在生后 2 周以内完成，超过 2 个月以后往往无法进行一期根治。而此时小雨已 2 个半月大，左心室发育小，室间隔已经偏移向左侧，左心室压力已明显下降，故无法一次根治，必须先行肺动脉环缩术，以锻炼左心室收缩功能，待其能承受主动脉压力的情况下再次行根治手术，而且第二次手术必须在第一次手术后 1 ～ 2 周进行。该方案若能顺利实施，术后孩子心脏畸形能得以彻底矫治，能像正常儿童一样生长发育。但要进行两次心脏大手术，对于一个仅 2 个半月大、体重 4kg 的孩子，能否承受手术的打击？尤其是第一次手术，需要将肺动脉环缩至最恰当的程度，环缩得过于狭窄，术后可能缺氧更加严重，循环不易维持；环缩

得不够，左心室锻炼不好，收缩力不够，仍不能做根治手术，对于术者是一个极大的挑战。经过全科医护人员共同讨论，决定第一次行肺动脉环缩术加体－肺分流术，既能增加左心室收缩力，又能兼顾肺血供应。准备工作就绪后，小雨于 2008 年 6 月 4 日接受了第一次手术。手术顺利，在术后第二天、第五天分别行心脏彩超检查，可见室间隔逐渐回至正常位置，房间隔缺损处已变为左向右分流，说明患儿左心室压力已增加至可能行手术根治的范围。在吴清玉院长主持下，全科再次举行讨论，一致认为：虽然二次手术面临巨大风险，但手术成功就能重塑一个新生命，应知难而进，尽快行二次根治手术。于是在 2008 年 6 月 12 日，由吴院长亲自主刀为小雨施行大动脉调转术（Switch 术）＋房间隔修补术。全麻下再次开胸，修补房间隔缺损，将主动脉、肺动脉血管调换位置，将两条内径细如火柴棒般冠状动脉移植到新建的主动脉管壁上，手术难度大，风险高。手术过程顺利，术后小雨安返监护室，密切监护，第三天拔除气管插管，复查心脏彩超可见左心室内径基本正常，功能正常，两大动脉血管吻合口血流通畅，房间隔补片完整。手术取得圆满成功！

　　小雨在医护人员悉心照顾下愈发显得面色红润，活泼可爱，体重增加，精神状态良好，像一朵经历痛苦磨难的生命之花，在吴院长手中，在清华大学第一附属医院心外科全体医护人员心中悄然绽放。

99　紧急手术挽救生后 11 小时复杂先心病患儿

　　2008 年 7 月 9 日，清华大学第一附属医院院长吴清玉教授成功为一例生后仅 11 小时、体重 3.5kg、室间隔完整的完全性大动脉转位患儿施行了根治手术。

　　7 月 9 日早晨 7 点，一名男婴在清华大学第一附属医院手术室剖宫产出生。这名婴儿的出生与众不同，因为他的出生不仅牵动了家属和产科，还牵动了小儿科和心外科。这位来自辽宁的孕妇在怀孕 28 周时超声检查发现胎儿患有复杂先天性心脏病大动脉转位，由于舍不得孩子，于是他们夫妇决定转到清华大学第一附属医院，在那里检查、分娩并为孩子进行手术治疗，因为年轻的夫妇知道，清华大学第一附属医院的新生儿和心外科在全国都是数一数二的，孩子在这里出生最有保障，并且相信吴清玉院长可以挽救这个孩子的生命。在孕 39 周时孕妇住进产科，9 日凌晨，孕妇出现产前征兆，在新生儿科、心外科和麻醉科的密切合作下，产科为孕妇施行了剖宫产手术。新生儿出生后随即出现呼吸快促，口周青紫，全身发灰症状，双肺可听到少许中细湿性啰音。新生儿科的大夫立即给患儿实施了急救。紧急超声检查再次证实小婴儿患有先天性心脏病，为室间隔完整的完全性大动脉转位，他得以存活全靠开放的动脉导管。正常情况下，动脉导管在胎儿体内是开放的，出生后动脉导管开始闭合。进一步检查发现，患儿经皮脉搏氧饱和度偏低，为 70%～80%（正常为 100%），动脉血气分析：pH 7.134, PO_2 24, PCO_2 54.1, SO_2 28%, BE-11，表明患儿处于严重缺氧状态。临床诊断：新生儿肺炎，代谢性酸中毒，先天性心脏病，完全性大动脉转位。为了防止动脉导管闭合加重缺氧威胁患儿生命，新生儿科一边配合心外科积极进行术前准备，一边给患儿静脉输注维持动脉导管开放的药物前列腺素 E。当日下午，患儿缺氧不能缓解，且有持续加重的趋势，全身皮肤发灰发青，心率开始减慢。正在手术台上的吴清玉教授得知这一情况后，认为患儿情况正在持续恶化，只有手术才能挽救患儿生命，决定紧急手术。

这一天，吴清玉教授按计划完成了 3 例手术，1 例 3 月龄 5.7kg 的主动脉弓中断合并室间隔缺损，1 例 3 月龄 5.4kg 的室间隔缺损合并肺动脉瓣狭窄，1 例 5 岁 14kg 的右室双出口合并室间隔缺损和肺动脉瓣狭窄。在完成了 3 例复杂心脏畸形手术后，将新生儿接入手术室，时间已经是下午 5 点多了。吴清玉教授匆匆吃了两口"中午饭"后，又为患儿成功施行了大动脉调转术，手术历时近 6 个小时，挽救了患儿的生命。

术后小家伙很快就回到病房与妈妈团聚了。目前患儿恢复得非常好，已经上了幼儿园，智力和体力甚至超过正常儿童。清华大学第一附属医院多科室密切协作，又一次谱写了成功挽救患者生命、创造医学奇迹的新篇章！

100　精心策划　妙手解难题——老陈搭桥记

来自外地的老陈已有 5 年活动后胸闷、气短的病史，在当地医院行冠状动脉造影示为冠状动脉三支病变，累及前降支、回旋支、右冠。其中右冠近段第一转折处狭窄，第一转折以远慢性闭塞；左主干远端散在斑块，回旋支开口斑块，回旋支近段左房旋支发出以远局限偏心狭窄 90%，中段大钝缘支发出以前局限偏心狭窄 90%。让老陈的病情变得复杂的不仅是冠脉血管的情况，还有他颈部血管的病变以及腿部静脉的情况。经超声检查，患者双侧颈动脉粥样硬化斑块形成，左侧颈内动脉、左侧颈外动脉、右侧颈内动脉重度狭窄几乎闭塞，右侧颈外动脉中度狭窄。进一步的颈部血管 CT 检查显示双侧颈内外动脉分叉处软硬斑块形成，管腔重度狭窄。而老陈患双下肢静脉曲张 18 年了，3 年前做了左下肢大隐静脉剥脱术。众所周知，大隐静脉目前还是临床最常用的冠心病搭桥材料，老陈的大隐静脉病变使他可用的血管材料十分有限，此外老陈还患有高血压、高脂血症和右肾上腺囊肿，这也增加了手术的难度。

清华大学第一附属医院心外科医师经过讨论，给老陈制定了这样一套方案：先在他的双侧颈动脉行支架术，待血供改善后，再行搭桥手术。于是，前后分两次于老陈的左、右颈动脉行颈总－内动脉腔内成形及支架植入术，术后 1 周，由吴清玉院长亲自主刀，在全麻、低温体外循环下为其行冠状动脉搭桥术。术中取左乳内动脉搭前降支，左侧桡动脉搭钝缘支，右侧大腿大隐静脉搭后降支。由于事先考虑到了各种可能出现的情况及应对措施，手术进行得相当顺利，术后当夜，患者脱离了呼吸机，经心外 ICU 全体医护人员的精心护理，术后第三天，患者由 ICU 转回了病房，并顺利康复出院。

老陈目前情况很好，走路走很远也没有感到胸闷等不适，还可以爬山，生活质量显著提高，他特别开心。已经退休的他，还是闲不住，在村委会组织的老人协会担任会长。2009 年复查结果很好。老陈非常感谢吴院长，感谢整支医护团队，给了他新的生活。

101　丹心温润慰秋阳

　　丹女士来自山东胶州，58岁。说起自己的漫长病史，丹女士真是感慨万千。早在22年前，刚刚30多岁的她，因为严重的风湿性心脏病，求治于北京一家著名的心脏专科医院，在当时的医疗条件下，医院专家用生物瓣置换了她那已严重病变的二尖瓣，术后恢复良好。毕竟是做过大的心脏手术，丹女士平时不敢过度劳累。但近年来，她时常会感到胸闷憋气，尤其近2个月来，持续胸闷憋气，活动后显著加剧，乃至夜间不能平卧，并出现下肢严重水肿。再次来到当年手术的医院就诊，检查后被告知，时隔20余年，生物瓣已经严重受损，需要再次手术换瓣。由于病情严重，手术风险大，外院专家在药物治疗的同时，建议她去找吴清玉教授手术。

　　吴清玉教授详细看过丹女士的检查资料，超声心动检查显示：二尖瓣生物瓣膜重度狭窄并中度关闭不全，合并重度肺动脉高压、继发三尖瓣中到重度关闭不全。吴教授认为需要尽快手术，若延误手术，患者随时会因严重心脏衰竭出现生命危险。但患者病史漫长，心衰症状严重，二次手术风险大，一旦术中、术后严重出血，将导致心衰加重甚至多脏器衰竭而危及生命。在患者本人及其家人的理解和要求下，吴教授指示：调整心功能，尽快安排手术。

　　入院后的丹女士，在李洪银主任带领的心外科医护人员的精心治疗下，她的水肿消退，病情相对稳定。经过充分的术前准备，2008年10月27日，吴教授亲自制定了严密的手术方案，李洪银主任主刀并带领精良的心外科手术团队，为丹女士施行二尖瓣进口机械瓣置换术和三尖瓣成形术。术中所见：胸骨后严重粘连，全心明显扩大，二尖瓣生物瓣钙化，瓣叶活动受限，重度狭窄并关闭不全；三尖瓣瓣环明显扩大，瓣膜重度关闭不全。因胸骨后严重粘连，在二次开胸术中需要特别仔细，一旦出血破裂，后果不堪设想。原有生物瓣嵌入左室心肌，去除相当困难，术中稍有不慎，将导致左室破裂。清华大学第一附属医院心外科团队经受住了如此严峻的考验，避免了出血、左心室破裂、二尖瓣瓣周漏等严重并发症。手术长达8个小时，体外循环历时2个小时，终于顺利完成手术。术毕安返监护室。经严密监护，血管活性药物维持心功能，积极调整并维护内环境平衡，丹女士稳定循环。术后第三天，丹女士脱离呼吸机，循环稳定，呼吸顺畅，状态良好，不久转回普通病房，两周后便顺利出院了。至今患者生活状况良好。

　　在吴教授和他的团队的妙手重铸下，一颗温润的丹心再放生命光辉，如金秋硕果告慰秋阳。

102　让未来更加美好

　　小鸣（化名）来自遥远的云南边陲，今年24岁。小伙子虽家境贫寒，但自幼勤奋好学，高中毕业后如愿考上了梦寐以求的大学。毕业后本该找份好工作，可他的先天性疾病严重影响了他的工作、学习。原来，自小鸣生下来父母就发现他嘴唇发青。随着小鸣的渐渐长大，青紫越来越严重，手指变成了"鼓槌"样的杵状指。儿时，小鸣的父母也曾带他到北京的大医院看过病，但大夫告知他们病情复杂，危险太大。小鸣平时一般活动尚好，家境的窘迫使他治病的事情一直拖到了现在。

找专家治病是小鸣最大的心愿。当小鸣确认吴清玉教授就是他所要找的最好的专家后，他怀揣父母节衣缩食攒来的手术费用，毫不犹豫地来到北京，几经周折，终于见到了吴清玉教授。吴教授仔细看过小鸣的门诊检查资料，亲自安排小鸣住院进一步检查。

入院后，经过心导管造影及心脏CT检查，明确诊断为复杂先天性心脏病，心室双入口、大动脉转位、肺动脉狭窄。也就是说，小鸣的心脏比正常人少了一个心室，无法接受双心室根治术。2008年11月24日，吴教授亲自为小鸣施行了全腔静脉–肺动脉吻合术。术中证实心脏为单一心室，主动脉位于左前，肺动脉位于右后，肺动脉瓣狭窄，主肺动脉内径为主动脉的1/2，左右肺动脉发育尚可。为其施行了全腔静脉肺动脉行吻合术。手术顺利，仅历时3小时。术毕小鸣生命体征平稳，顺利脱离呼吸机。术后第二日早晨就安返病房。恢复顺利，术后的小鸣看上去完全恢复了正常人的容貌，口唇红润，指趾甲青紫消退。

小鸣对于术后的自己非常满意，对自己的未来充满信心，出院时连声感谢吴教授，感谢清华大学第一附属医院心外科的全体医务人员。眉清目秀的小鸣带着美好的愿望走上了返乡的路途，他看到了美好的未来！

103 急诊再次手术治疗感染性心内膜炎合并术后严重瓣周漏患者

张女士年仅37岁，2008年8月与家人外出游玩，受凉后出现体温低热，当时她以为是感冒，没有重视，她万万没有想到的是，不幸正悄悄降临在她身上。几天后，她感觉活动后胸闷、气短、心悸，到当地医院就诊查体时发现心脏杂音，很快心脏超声的结果出来了，显示主动脉瓣穿孔，主动脉瓣重度关闭不全。2008年8月28日在当地医院行主动脉瓣机械瓣置换术。

出院后张女士反反复复出现低热，静点抗生素后体温可降至正常，张女士的一家都觉得是因为张女士长期以来体质差引起的，就没有很好地就医治疗。2008年12月24日张女士再次出现了手术前的症状，忧心忡忡的家属带着她前往医院看病。在当地医院的检查结果让他们愈发紧张，心脏超声检查显示：主动脉瓣周赘生物已经形成，瓣周近2/3撕脱。张女士胸闷、气短症状进行性加重，夜间甚至不能平卧了。病情危重的她求治于北京多家医院，但由于手术风险很高，医院多不愿予以接受。由于主动脉机械瓣周近2/3撕脱，她年轻的生命随时都有逝去的可能，病痛的折磨使张女士感觉到死神在向她一步步逼近。想到家中年迈的父母及12岁的女儿正盼着她能够再次手术的佳音，她不甘心这样放弃生命，而焦急万分的家属也在到处求治。经多方打听，2009年元旦，一家人抱着一线希望来到清华大学第一附属医院心脏外科。此时张女士气短、不能平卧、心慌症状很明显，由于长时间的心功能不全及难以承受的精神压力，张女士已多日未眠。来到心脏外科，住院后经过强心利尿对症治疗，张女士的症状有所减轻，最重要的是，她看到了生的希望，医护人员体贴周到的服务，让她感觉如同到了家一样。吴清玉院长详细了解病情后，决定为其急诊手术，并针对种种手术风险，积极组织进行了术前讨论会，制定了具体手术方案。吴院长亲自为张女士实施手术，张东亚主任负责麻醉。术中见主动脉瓣周撕脱近乎 2/3，瓣叶周围大量赘生物形成，瓣周脓肿。经过吴清玉院长的精心分离粘连，彻底清除赘生物，更换了失去功能的主动脉瓣，手术顺利。

张女士手术后第一天即拔除气管插管，经过清华大学第一附属医院心脏外科的治疗，于 2009 年 1 月 19 日顺利出院。

104　一期根治手术治愈大龄共同动脉干患儿

2009 年 1 月 13 日，清华大学第一附属医院吴清玉教授为一例复杂心脏畸形患儿成功施行共同动脉干根治手术，挽救了患儿生命。

家住内蒙古的小丙是个 2 岁 3 个月大的小男孩，因发现心脏杂音在当地医院就诊。超声检查被确诊为复杂性先天性心脏病：共同动脉干（Ⅱ型）、室间隔缺损、卵圆孔未闭、肺动脉高压（重度）。听到这个不幸的消息，小丙父母马不停蹄地赶到北京一家大型心脏专科医院就诊。这家医院认为患儿已失去最佳手术时机，考虑到畸形复杂手术风险大，建议保守治疗。小丙的父母不愿接受这个残酷的事实，他们跑遍了京城所有大医院，但是得到的答复一样，孩子没有手术指征。看着活泼可爱的孩子，小丙父母怎么也不愿相信他们的孩子没救了，他们要不惜一切代价救自己的孩子。功夫不负有心人，在和病友的交流中他们获知，心脏外科专家吴清玉教授在清华大学第一附属医院救治了很多畸形复杂的患儿，许多被其他医院"宣判死刑"的患者在这里又得到机会，重获新生。这一信息仿佛是暗夜中的一丝曙光，给小丙父母带来了新的希望。小丙父母带着全部的检查资料，来到了位于朝阳区酒仙桥的清华大学第一附属医院。吴清玉教授看过资料后认为，患儿不是一点希望都没有，指示立即收住其入院，尽快完善术前检查，确诊后尽快安排术前讨论，只要有 1% 的希望我们就会尽 100% 的努力，尽量争取手术治疗。

小丙入院后，吴清玉教授组织心脏外科、超声科、放射科、导管室、麻醉科、体外循环和术后监护等各专业精英进行了术前讨论。根据患儿术前检查确诊为先天性心脏病，共同动脉干（Ⅱ型）、室间隔缺损、卵圆孔未闭、肺动脉高压（重度）。讨论结果认为：患儿诊断明确，尽管患儿畸形复杂、年龄大和重度肺动脉高压，但仍有手术机会。在各部门精心准备全力配合下，2009 年 1 月 13 日，吴清玉教授亲自主刀为小丙做了根治术，把发自主动脉的左、右肺动脉切下来，经右室切口修补了室间隔缺损，重建右室－肺动脉连接，缝闭了主动脉切口。术毕测量肺动脉和右室压，结果满意，食管超声显示室间隔缺损修补无残余分流，各瓣膜无反流。

术后小丙安全返回心脏外科监护室，呼吸循环稳定，很快拔除了气管插管。小丙可以出院返回辽阔的内蒙古大草原，健康成长，小丙的父母也能够安心地成为一对幸福的爸爸妈妈。正如小丙父母所说的那样："这一切都要归功于清华大学第一附属医院心外科全体医护人员，尤其是吴清玉院长，他超群的医术、高尚的医德和一颗慈爱如同再生父母的心。"

105　镜面右位心合并冠心病患者成功接受冠状动脉搭桥术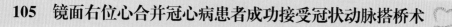

近日，1例镜面右位心合并冠心病的患者，在心外科经全麻、心脏不停跳下行冠状动脉搭桥手术成功。患者60岁，因胸痛1年来加重，入住我院心脏中心外科。超声检查发现：镜面右位心，内脏反位，未见心内畸形。冠状动脉造影发现：右冠状动脉闭塞。在完善辅助检查后于2009年3月10日行冠状动脉搭桥术，术后恢复顺利。

先天性右位心是指心脏的主要部分位于右侧胸腔、心脏长轴指向右下方的一种先天性心脏异常。分为镜面右位心、右旋心和孤立右位心。其中镜面右位心的发病率约为万分之一。表现为右心房、肝脏位于脊柱左侧，左心房和胃泡位于脊柱右侧，常合并完全性大动脉转位，室间隔缺损、肺动脉狭窄、肺静脉异位引流等，不合并心内畸形较少见。镜面右位心合并冠心病文献报道较少。

目前，患者一般状况很好。术前上楼气喘吁吁的，现在上四层楼，心脏没有任何不适。由于腰椎间盘突出，不能长时间步行，但老人家经常骑自行车出行，无胸闷、胸痛再发。

106　先天性二尖瓣重度关闭不全患儿瓣膜成形手术成功

2009年3月11日，清华大学第一附属医院吴清玉教授为1例先天性二尖瓣重度关闭不全的患儿成功施行了二尖瓣成形术，挽救了患儿生命。

家住北京的小林只有2个月大，父母婚后多年未育。母亲41岁时生下小林，全家人把她视若掌上明珠。可是，出生后不久小林因"肺炎"在北京市一家三级甲等医院就诊时，发现心脏有杂音。经超声检查进一步确诊为先天性心脏病，二尖瓣关闭不全（重度）。听到这个不幸的消息，父母立即带小林赶到北京一家心脏专科医院就诊。这家医院认为患儿年龄太小，无法行瓣膜成形术。考虑到手术风险较大，只能行保守治疗。就在这时，小林的病情逐渐加重，出现心力衰竭等症状。外院的大夫推荐他们到清华大学第一附属医院找心外科专家吴清玉院长就诊，许多被其他医院"宣判死刑"的患者在他那里又得到机会，重获新生。

这一信息给小林的父母带来了希望。他们立即带着孩子来到我院心外科。这时候孩子的病情已非常危重，口唇青紫，双肺听诊满布水泡音，心率增快至180次/分以上，随时有生命危险。孩子被立即送入心脏外科监护室，紧急行气管插管，呼吸机支持治疗。在气管插管内吸出较多粉红色泡沫样痰。经过积极地给予强心、利尿及扩血管等抢救治疗后，孩子病情逐渐稳定。吴清玉院长看过患儿及其检查资料后认为，尽快完善术前检查并纠正心衰，积极改善心功能，尽快进行手术治疗。针对种种手术风险，吴院长组织进行了术前病例讨论，制定了具体的手术方案。2009年3月11日，在各科室精心准备、全力配合下，由张东亚主任负责麻醉，吴清玉院长亲自主刀为小林实施手术。术中见二尖瓣后叶严重发育不良，乳头肌、腱索发育异常，瓣环扩大，二尖瓣重度关闭不全。术中修复了二尖瓣后叶腱索及乳头肌，成功施行了二尖瓣成形术。术毕食管超声显示二尖瓣功能正常，无狭窄及反流。

术后小林安全返回心脏外科监护室，呼吸循环稳定，2009 年 4 月 2 日出院，又一个小生命在我们手中获得新生。孩子父母万分感谢，送锦旗"在世华佗、华夏神医"以感谢吴清玉院长及心外科医护人员的救命之恩。

107　危重冠心病患者搭桥手术成功

一位 57 岁普通的山东退休老职工，千里迢迢来到北京，想为刚刚生产的女儿帮点忙。谁知旅途劳累的老薛刚到北京，就感觉心前区剧痛，伴有大汗。家人赶紧叫救护车，将他送到清华大学第一附属医院。医院一检查，才知道他得了急性心肌梗死。经过我院心脏中心内科紧急抢救，才算暂时脱离了危险。经行冠状动脉造影确诊，冠状动脉粥样硬化性心脏病三支病变，前降支狭窄 90%，回旋支狭窄 90%，右冠状动脉狭窄 80%，血管病变弥漫，钙化严重。心脏超声显示：节段性室壁运动异常（除左室侧后壁外，室壁运动普遍减低），左室收缩及舒张功能均受损，左室射血分数为 28%。患者随时都有可能猝死。心内科对老薛的病情非常重视，组织心脏中心内外科紧急会诊。根据老薛的病变特点，心外科认为他不适合行冠状动脉支架治疗，只有冠状动脉旁路移植术才能挽救他的生命。

会诊后，老薛马上被转入心外科病房。当医师将老薛的病情向他女儿交代时，对女儿来说，真是一个晴天霹雳。是啊，她刚刚生下了一对双胞胎女儿，自己正为照顾小孩发愁呢，现在父亲又生了重病需要手术……这一切来得太突然、太快了！让她做抉择，对她来说还来不及思索。看到这种情况，心外科病房的医师们从上至下耐心向她解释父亲的病情，安慰她不要着急，要为两个吃奶的孩子和自己的身体着想，保重身体。作为医师，我们一定会全力以赴挽救她父亲的生命，帮助她渡过难关的。

经过充分的术前准备，在心外科与麻醉、体外循环的密切配合下，成功为老薛施行了冠状动脉旁路移植手术。术后他恢复良好，术后第一日拔除了气管插管，第二日就转回病房了。术后一周，心脏超声检查提示，左室已恢复至正常大小，EF 值达到 60%。老薛的女儿在接父亲出院时无比感动地说："我永远忘不了你们，忘不了清华大学第一附属医院心脏中心的全体医护人员！是你们的精湛医术挽救了我父亲，给了他第二次生命；是你们的高尚医德让我体会到什么是救死扶伤，是你们让我再次有了一个幸福的家！"

108　时刻准备迎接新的"战斗"

作为心脏中心外科重症监护室的值班医师，要时刻准备救治危重患者，应对紧急情况。2009 年 5 月底的一个下午，监护室值班医师接到紧急通知，一位患有急性心肌梗死合并室间隔穿孔的老先生，在 120 急救车护送下，正在赶往我院的途中。患者很大可能需行急诊手术，大家要做好"战斗"准备。

120 急救车渐渐清晰的鸣笛声让正在紧张、有序做准备工作的医护人员加快了速度。前来就医的是一位 66 岁的老先生，退休前是北京某集团的总会计师，为中国铁路事业做出过突出贡献。近 3 年来，他经常感到胸骨后疼痛，常在活动时发作，每次持续数分钟，休息后缓解。在北京某三甲医院行冠状动脉造影提示为冠状动脉狭窄，并植入支架。术后，老先生仍有胸闷不适的症状，甚至不能平卧，生活质量受到严重影响。2 天前复查心脏超声时发现有心包积液，室间隔缺损。

就在老先生从 120 急救车抬到病床时，他突然出现严重的憋气，而且不能平卧，心率由 80 次 / 分很快上升到 140 次 / 分。值班医师意识到，这是左心衰的表现，危及生命，需要立即抢救。吴清玉院长、李洪银主任亲自指挥，张明奎、潘广玉两位副主任医师和景医师与护士们全力配合，完成了基本的术前准备。床旁超声心动图显示，患者心脏射血分数很低，为 30%，室间隔穿孔直径约 28mm，左室室壁瘤。对于老先生来讲，只有外科手术才能挽救他的生命，而手术的危险很大。在与患者家属讲明病情、取得家属及老先生本人理解、同意的同时，心外科手术室、麻醉科、输血科等已做好了准备。

在家属焦急的目光中，老先生被推进手术室。在麻醉、体外循环、手术室的全力配合下，吴院长亲自主刀，切除了室壁瘤，修补了穿孔的室间隔，并行心脏搭桥 1 根。在监护室和病房医护人员的细心照料下，老先生于一个月后顺利康复出院了。

像这样的紧急情况，心外科监护室不知要发生多少次。每天，我们都时刻准备迎接新的"战斗"！

109　罕见先天性畸形患儿肺动脉吊带手术矫治成功

2009 年 6 月 4 日，清华大学第一附属医院院长、心外科专家吴清玉教授在非体外循环下，为 1 例先天性肺动脉吊带畸形患儿，成功施行了外科手术治疗。

患儿生后 22 天，无诱因出现咳嗽、喘息，无发热，当地医院诊断为"喘憋性肺炎"，给予抗感染、解痉平喘等对症治疗，2 周后出院。出院 2 周以后，患儿又出现咳喘症状，痰多，喘憋明显，间断出现颜面青紫，当地省医院给予无创呼吸机治疗 5 天。心脏超声检查提示：卵圆孔未闭，胸部 CT 检查未发现明显异常。出院 2 周后上述症状再次出现，胸部 CT 增强扫描提示肺动脉吊带，转入我院。

入院后，我院胸部 CT 扫描三维重建提示，患儿左肺动脉起源于右肺动脉，穿过主气管后方，进入左肺，主气管近分叉处和右支气管受压，双肺充气不良。吴清玉院长组织心外科、麻醉科及术后监护室的医护人员进行术前讨论，对患儿术中、后可能出现的困难，术中游离大血管对血流动力学的影响，可能出现的紧急情况，以及术后气道护理等问题有了充分的认识，并做了应急预案。经过积极术前准备，决定于 6 月 4 日行解剖根治，解除迷走肺动脉对气管的压迫。

患儿入室后，常规麻醉诱导，明视下声门暴露良好，经右侧鼻腔置入 4.0 气管导管，导管通过声门后受阻。考虑声门下狭窄，陆续更换 3.5 和 3.0 气管导管，仍不能通过声门下。为了避免反复刺激和气管导管通过狭窄的声门下后出现水肿导致术后并发症、拔管困难，选择了 4.0 气管导管置于声门下狭窄的上方，此时目视气管导管进入声门下约 2cm，鼻翼位于导管 12cm 刻度处（正常情况下应为 14～15cm），妥善固定。给予机械呼吸，潮气量 55ml，气道阻力 28cmH$_2$O。气管镜检查发现主气管壁光滑无分泌物，气管导管出口下方主气管细小但无明显局限性狭窄。

术中发现，动脉导管已闭合，对主气管有一定压迫，予以切断。左肺动脉较细，经右肺动脉发出，穿行主气管下方后进入左肺。手术中游离左肺动脉时，对主肺动脉和左肺动脉的压迫、牵拉等，对血流动力学的影响较大，出现一过性血压降低、呼吸 CO_2 波形消失等情况。暂停操作，解除对主肺动脉和左肺动脉的牵拉后，很快恢复。完全游离左肺动脉后，在靠近右肺动脉处切断左肺动脉，将左肺动脉从主气管后移到主气管前，与主肺动脉进行端侧吻合。左肺动脉断开后，形成了左肺虽有通气，但却没有血流。原来流向左、右两肺的血液现在全部流向右肺。左肺的热缺血和右肺的过度血流灌注均会引起肺的损伤。时间成为最关键的因素。吴清玉院长仅用了 5 分钟，就将迷走的左肺动脉吻合到主肺动脉，很快恢复了正常的肺血流灌注。手术结束，患儿返回 ICU 后，床旁 X 线胸片显示：患儿双肺透过度良好，无渗出性改变，气管导管位于 T1 上缘。术后 4 小时患儿清醒，拔除气管内插管。患儿术后恢复顺利，满意出院。现在，孩子生长发育良好，也很聪明，父母非常开心。

110　为 16 岁花季少女切除罕见心脏透壁肿瘤

2009 年 10 月 27 日，清华大学第一附属医院院长、世界知名的心外科专家吴清玉教授为一名 16 岁少女成功切除了罕见的左心室透壁肿瘤，解除了心脏肿瘤可能导致的猝死，挽救了花季少女的生命。

7 个月前，患者不明原因地出现心悸、黑矇并反复发作。就诊于当地医院，未能明确诊断和病因。5 个月前先后就诊于北京多家心脏专科医院和综合性大医院，经多次心电图、心脏超声、CT 和 MRI 等检查，提示为心脏占位性病变、心律失常和室性心动过速。近来症状反复出现，且无规律，不久前以心脏占位性病变和心律失常临床诊断收入我院心脏中心外科治疗。

外院 CT 提示，左室侧后壁可见类圆形占位性病变，密度均匀约 19mm×20mm，向左室腔内生长，与左室壁分界欠清，向上至左房耳后面，到二尖瓣根部，冠状动脉回旋支受推挤略移位。外院 MRI 提示，左室前侧壁基底段室壁可见类圆形软组织占位影，约 22mm×24mm×28mm，边界较规则，与周围组织分界尚清楚，向心室腔内、外膨胀性生长，外缘抵左室房室沟，与冠状动脉关系欠明确，左室流出道通畅无梗阻。我院超声提示，左室侧壁基底部 32mm×23mm 中等均匀回声团块影，近二尖瓣后叶瓣环。我院 CT 检查提示，左室右后上部见不规则略高密度区，约 26mm×21mm，边界清，密度尚均匀。腹部肝、胆、脾、胰、双肾和子宫超声检查未见异常。

在我院住院期间给予积极术前准备和抗心律失常治疗，对术中可能出现的二尖瓣损伤、冠状动脉损伤、传导束损伤和左室破裂等风险进行了评估，并制定了相应抢救措施。2009 年 10 月 27 日，在全麻、体外循环下，吴清玉教授为患者施行了心脏肿瘤摘除术。术中见肿瘤位于左室侧、后壁，切开左室肿瘤部心外膜后，完整剥离并切除肿瘤。肿瘤质韧，约 4cm×3cm×5cm，直达左室心内膜，紧邻二尖瓣后叶瓣环。肿瘤切除后以患者自体心包强化左室创面缝合，顺利脱离体外循环。术中冰冻病理检查报告为梭性细胞肿瘤，初步考虑神经源性。术后血流动力学稳定，心电图正常，术中食管超声检查提示心内结构完整，功能正常。术毕患者返回 ICU，控制血压，第二天脱离危险，拔除气管内插管，恢复自主呼吸。

心脏肿瘤以良性多见，占 70% 左右，以左心房黏液瘤最为常见，恶性或有恶性变可能的心脏肿瘤占 30% 左右。心脏肿瘤与其他肿瘤不同的是，肿瘤对患者的影响不仅取决于肿瘤病变本身，更取决于肿瘤的位置和大小以及对血流动力学的影响。如儿童多见的横纹肌瘤，最常见的临床表现为血流受阻所造成的心力衰竭，类似于瓣膜或瓣膜下狭窄，也可表现为心律失常尤其是室性心律失常和猝死。心脏肿瘤即使良性，也不一定像其他肿瘤一样能完全切除。清华大学第一附属医院院长吴清玉教授已为多例罕见心脏肿瘤患者成功摘除了威胁生命的肿瘤，使患者重获新生。

111　虎年春节心外科成功救治一名疑难复杂先心病的患儿

春节期间，清华大学第一附属医院心外科李洪银主任为一名"先天性心脏病、单心房、单心室、肺动脉狭窄"严重缺氧的患儿小鹏成功施行了心外全腔静脉肺动脉吻合术，使患儿获得新生，同时也为心外科在虎年继续成功救治各种疑难复杂心脏病拉开了序幕。

6 岁的小鹏出生后即发现口唇及全身青紫，发育较同龄儿童差，不能参加体力活动，经常缺氧发作。此次在春节期间急诊入院，就是因为严重的缺氧发作，经皮血氧饱和度仅 30%（正常该值 > 95%）。入院后立即给予对症治疗、完善各项术前检查及术前准备，患儿的缺氧有一定程度改善，心脏超声及影像学检查的结果提示"复杂先天性心脏病、单心房、单心室、肺动脉狭窄、大动脉异位、水平肝、无脾"。李洪银主任详细了解小鹏的病情后，针对手术的各种风险，组织了术前病例讨论，制定了具体的手术方案。2010 年 2 月 24 日，在麻醉科、手术室精心准备、全力配合下，李洪银主任亲自主刀为小鹏实施了手术。术中所见证实了术前的检查，在非体外循环下，切断上腔静脉，将上腔静脉远心端与右肺动脉端侧吻合，缝闭上腔静脉近心端；同样，切断下腔静脉及主肺动脉，将下腔静脉远心端通过 18 号 Gore-Tex 人工血管与主肺动脉远端端端吻合，缝闭下腔静脉及主肺动脉近端。这样就使全身的静脉血能够直接汇入肺动脉，得到充分的氧合后再回到心脏，这样单一心室只向全身供应氧合的动脉血液，彻底解除患儿全身缺血缺氧。手术非常顺利。患儿经皮脉搏氧饱和度即达到 100%，呼吸及循环平稳，转入心外监护室，术后 6 小时即拔除了气管插管。

术后面色红润、活泼好动的小鹏与术前判若两人，让自己的父母几乎认不出来，孩子父母万分感激，向李洪银主任及心外科医护人员表达了救命之情。

112　妙手仁心　更创辉煌

2010 年，清华大学第一附属医院心脏中心走过了八个春秋。在这里，一个个危重患者重获新生。在吴清玉院长的引领下，心外科手术不断解决一个又一个世界性难题，其中，有一台世界上最复杂的心脏手术获得成功尤其值得一书。那就是吴院长一周前实施手术成功救治了一位名叫森林的先心病患儿。

小森林是个 1 岁 7 个月的男孩，来自遥远美丽的云南大理。自从他一出生，父母就被告知他患有严重复杂的先天性心脏病，当地大夫告诉他们，孩子病情很复杂很难治，需要到北京、上海这样的大地方大医院做手术进行治疗。孩子经常感冒发烧，发育落后，一周岁多了还不会行走。家境贫困的父母只能一边辛苦抚养小森林，一边攒钱准备手术。2010 年年初，小森林在云南当地检查心脏超声，诊断结论：右室双出口，室间隔缺损（室缺离肺动脉瓣较近）、重度肺动脉高压。咨询当地心外科大夫，热心负责的大夫告诉小森林父母孩子病得很严重，手术风险及难度极大，建议他们到北京去找吴清玉教授，越早越好，否则会更加贻误手术时机。家长听取大夫建议，千里迢迢来到北京，找到清华大学第一附属医院，在心外科李洪银主任安排下直接入住小儿心脏科。

入院后，经心脏中心超声心动检查室王廉一主任检查，除了证实当地的超声心动检查结果外，另外发现小森林还合并有主动脉弓重度发育不良，缩窄以远依靠粗大的动脉导管供血。心脏 64 排螺旋 CT 进一步证实以上心脏结构畸形。右室双出口、室间隔缺损（室缺离肺动脉瓣较近），再合并主动脉弓重度发育不良，粗大动脉导管存在，两大复杂畸形并存较为少见。面对如此复杂严重的先心病，吴院长仔细对照心脏超声、CT 检查资料，认为诊断明确，需要同期矫治心内心外畸形，手术难度及风险非同寻常，如果一再延误至 2 岁后，肺动脉高压将不可逆转，小森林极可能失去手术机会，在家长的完全理解和恳切要求下，吴院长毅然决定尽快直接安排手术。单说两大动脉完全起自右室的右室双出口合并重度肺动脉高压且室缺离肺动脉瓣较近者，行大动脉调转术手术难度大，加之矫治广泛严重的主动脉弓发育不良，不仅对外科医师，对于麻醉医师，尤其是体外循环负责医师，也是严峻的挑战。

2010 年 3 月 16 日，经过精心的术前准备，吴院长亲自率领优秀的心外科手术团队，为小森林实施大动脉调转术并主动脉弓重建术。术中所见：心房正位，心室右袢，右室增大，主动脉、肺动脉并列发自右室，主动脉位于右，肺动脉位于左，肺动脉明显增宽其内径为主动脉的 4 倍，室间隔缺损直径达 14mm，离肺动脉瓣较近，远离主动脉，动脉导管直径 6mm，重度肺动脉高压，肺动脉压与主动脉压相等，主动脉弓无名动脉至降主动脉近端发育不良，缩窄长度约 3cm，最窄处内径仅 3mm。手术在全麻、体外循环下进行，胸部正中开胸，充分游离升主动脉、主肺动脉及头臂动脉，升主动脉、肺动脉插管建立体外循环，游离动脉导管，降温至 18℃以下，头臂动脉阻断，保持无名动脉灌注头部，阻断升主动脉，灌注冷停跳液。切开肺动脉，切下 3cm×2cm 肺动脉前壁，纵向切开主动脉弓缩窄段，切除动脉导管及部分狭窄主动脉弓组织，以肺动脉前壁修补重建主动脉弓，并与降主动脉端端吻合。充分排气，恢复升主动脉灌注。复温，切开右房探查证实心内畸形，分别于主动脉及肺动脉瓣上横断两大动脉，建立左室到肺动脉的连接，纽扣状切下冠脉开口并游离后吻合到肺动脉近端，再将主动脉远端吻合至肺动脉近端形成新的主动脉，自体心包片修补主动脉近端

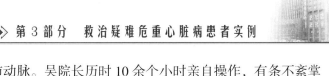

并与肺动脉远端吻合形成新的肺动脉。吴院长历时 10 余个小时亲自操作，有条不紊掌控手术全程，术毕心脏自动复跳，手术圆满结束。小森林安返心外科术后重症监护室。术后全力维护心肺功能，平稳过渡。术后 3 周，小森林转回心脏小儿病房。怀抱孩子，小森林的妈妈激动得热泪盈眶。术后复查心脏超声，肺动脉压力明显下降，主动脉弓降部狭窄解除良好，无压差，心功能正常。

　　吴院长以他独有的智慧和技术率领心外科团队又一次创造了奇迹——重塑生命，还给孩子一颗正常心脏。可以想象，从此后，小森林将拥有健康的身体条件和良好的生活质量，一如他父母期待的那样，我们深深地祝福他。

113　再造童心　重获新生——肺动脉闭锁患儿小含根治记

　　2010 年，小含 4 岁，来自河北隆化，是个活泼可爱的满族男孩，这已经是他第二次入住清华大学第一附属医院心脏中心了。自打一出生，大夫就发现小含口唇青紫，父母被大夫告知孩子患有严重复杂的先天性心脏病，说是心脏里没有肺动脉，很难治。2 岁的时候，小含活动后青紫明显加重。家境贫困的父母带着小含来到北京某家心脏专科医院，大夫说该病治疗过程复杂，风险极大，建议他们找国内著名的心外科专家吴清玉教授。小含的父母终于找到了清华大学第一附属医院。小含父亲一见到心外科门诊大夫就说："听说只有吴院长能治疗我的儿子，我们终于找对地方了。"小含很快被安排住院。

　　两年前第一次入院后，经过详细的辅助检查，明确诊断小含患有复杂先心病，肺动脉闭锁、室间隔缺损、体肺侧支形成。正常心脏右室发出主肺动脉，而小含的主肺动脉是盲端，肺动脉的血流依靠主动脉发出的侧支血管供应，左右肺动脉发育极差，肺血少氧合差，再加上主动脉骑跨在室间隔上接受左、右心室血流，血液紊流，导致严重缺氧，小含的动脉血氧饱和度仅有 55%。吴院长仔细对照心脏超声、螺旋 CT、心导管造影资料，认为诊断明确，考虑其肺动脉发育差，左右肺动脉内径均仅有 4mm，毅然决定先做体肺分流术促进肺动脉发育。2008 年 5 月 7 日，小含顺利进行了体肺分流术，即主动脉根部至肺动脉融合部通过一根内径 6mm 的人工血管连接起来，主动脉的血流经人工血管灌注至肺动脉，从而促进肺动脉的发育，增加肺血，改善缺氧。术后，小含的动脉血氧饱和度增加到了 85%，青紫显著减轻，活动能力明显改善。门诊随访两年来，情况良好，分流人工血管通畅，肺动脉得到较好发育。在家长的积极配合下，吴院长决定再次将小含收入院拟行根治术。经过反复对照研究，完成精心的术前准备，2010 年 6 月 11 日，吴院长亲自率领优秀的心外科手术团队，为小含实施肺动脉闭锁矫治术。术中见：胸骨后粘连严重，右心房室增大，右心室肥厚，左心室发育可，肺动脉闭锁。巨大嵴下型室间隔缺损直径 25mm×20mm，主动脉骑跨约 80%，体肺分流管道通畅。主肺动脉近端为盲端，远端发育较差，内径 6mm，左肺动脉发育可，起始处狭窄内径 7mm，远端 9mm，右肺动脉发育差内径 6mm。一短粗侧支主干起源于降主动脉，分出五条侧支，三条供应右肺，两条供应左肺。手术在全麻体外循环下进行，胸部原正中切口开胸，分离粘连，常规建立体外循环，阻断升主动脉，切断体肺分流管道。仔细游离各体肺侧支，结扎短粗侧支主干，切断左肺下侧直径约10mm的体肺侧支，融合于左肺上侧的体肺侧支，将右侧上方的侧支融合于右肺动脉，融合后右肺动脉供应全部侧支的血液。切开右房及右室流出道，切开肺动脉盲端至主肺动脉，取相应大小的涤纶片连续缝合修补室间隔缺损，以自体心包片带一自体心包单瓣叶跨环加宽右室流出道、主肺动脉及左右肺动脉。此次手术为二次手术，操作复杂，手术全程达10小时。关键之处，一针一线，均由吴院长亲自操作掌控。手术有条不紊顺利进行，圆满结束。术毕，小含心脏自动复跳，顺利关胸，安返心外科术后重症监护室。术后第二天拔除气管插管，术后康复顺利。

小含所患的肺动脉闭锁是相当复杂之先心病，大型室间隔缺损，主动脉骑跨程度大，侧支血管错综复杂，要从解剖上完全矫治，何况又是二次手术，粘连严重，止血困难，手术难度之大不言而喻。吴院长以他独有的智慧和巧手又一次创造了奇迹，摒弃了常规传统手术需用人工肺动脉带瓣外管道建立右室和肺动脉连接的方式，采用自体心包单瓣叶加宽右室流出道连接主肺动脉，避免了将来可能出现外管道钙化狭窄再次手术的风险。小含术后复查心脏超声：右室流出道通畅，肺动脉瓣未见明显反流，左右肺动脉无狭窄，血流正常稳定，心功能良好。术后两周复查心脏64排螺旋CT显示手术效果极佳：右室流出道及主肺动脉连接通畅，左右肺动脉充盈良好，各侧支血管血流通畅。

在此值得一提的是，由于小含家庭贫困，母亲多病，在吴院长的亲自关怀和病房护士长的大力沟通下，小含的手术费用还得到了慈善机构的捐款。术后3周，小含出院。聪明可爱的小含对着吴院长深深道谢："谢谢吴爷爷！"小含的感谢道出了所有经吴院长手术救治孩子的心声。

114　绿色通道　挽救生命

2010年8月13日，一个刚出生7天，体重仅2.8kg的女婴，在吴清玉院长的亲自安排下，由心外科、儿科医师带着抢救器械及药品用救护车将其自某著名心血管病医院监护室转运入清华大学第一附属医院心外科监护室等待手术。

原来该患儿为珍贵儿（父母均已年过40岁），在其母怀孕24周体检时，行胎儿心脏彩超检查示：先天性心脏病，肺动脉瓣狭窄（中度到重度），三尖瓣反流（中度到重度），当时考虑到生后能进行手术，故家长坚持留下孩子，并于孕41周剖宫产出，为保险起见，专门入住某著名心血管医院生产，患儿生后即出现呼吸急促，面色青紫，即刻行心脏彩超检查：先天性心脏病，肺动脉瓣膜性闭锁，三尖瓣重度反流，动脉导管未闭。居然是室间隔完整的肺动脉闭锁！发病率仅占先天性心脏病的1%～1.5%，50%的患儿生后2周死亡，85%的患儿生后6个月内死亡，主要发生在动脉导管闭合之后，所以必须先用凯时泵入维持动脉导管开放维持生命。须尽早手术，挽救生命！这个消息像晴天霹雳一样，家长及整个家庭其他成员茫然不知所措，有两种手术方案：先行姑息性手术，日后再行根治性手术；直接手术根治。因患儿病情危重，随时有可能动脉导管闭合发生严重后果，且低龄、低体重，手术风险性极高，建议家长找国内最权威的心外科专家、清华大学第一附属医院的吴清玉院长进一步治疗。患儿家长抱着最后一丝希望来到我院，吴清玉院长在百忙之中，亲自接待了他们，在详细看过患儿的资料后，院长当机立断，认为可以手术，并且要尽早手术根治。入院查体：体温 36.5℃，脉搏 145 次 / 分，呼吸 40 次 / 分，血压 65/42mmHg，经皮氧饱和度 70% 上下。神志清，营养差，反应欠佳，全身皮肤中度发绀，左侧第Ⅲ～Ⅳ肋间可闻及Ⅲ/6 收缩期杂音。肝肋下及剑突下触及 2cm；四肢末梢暖。入院后即刻行心脏彩超：先天性心脏病，肺动脉瓣重度狭窄，动脉导管未闭，房间隔缺损，双向分流，肌部小室缺，右心扩大，右室肥厚，三尖瓣重度反流。

　　吴院长看过患儿的检查资料后指示，完善手术前检查，进一步明确诊断，静脉泵入凯时维持动脉导管开放，手术室、麻醉科、体外循环及监护室，全力以赴准备手术。

　　经过精心的准备，手术在 8 月 16 日进行，术中所见：右心扩大，右心室肥厚，左心室发育尚可，主动脉位于右后，肺动脉位于左前，AO:PA＝2.5:1。右室流出道狭窄，肺动脉瓣闭锁，瓣环发育不良，直径 2mm。主肺动脉及左右肺动脉发育尚可。房间隔缺损 10mm，动脉导管未闭 5mm。三尖瓣发育较差，边缘增厚，重度反流。手术常规建立体外循环，结扎动脉导管。切开肺动脉瓣交界粘连，以自体心包片跨环加宽右室流出道及肺动脉瓣，直接缝闭房间隔缺损。术后心脏自动复跳，测压示右室与主肺动脉收缩压差下降满意。吴院长及心外科团队从容应对，步步小心，历时 5 小时在小小的心脏上进行了完美的修复，手术非常顺利，术后吴院长走出手术室，笑容满面地对忐忑不安的家长说了他们最想听到的："手术非常成功！"泪水不由自主地流下，那是喜悦的泪，开心的泪，充满希望的泪……

　　我院自开科以来，从各大医院转运来各种各样危重复杂的患儿数十例，吴院长要求我们，无论什么畸形，无论什么情况，家属有入院请求的，我们一定要尽一切力量，克服困难，挽救生命，保证绿色通道永远开放，为脆弱的生命保驾护航！

115　还你一颗健康的心脏

　　乐乐是个 3 周岁活泼可爱的小男孩，在他刚刚来到这个世界不久，就被诊断患有复杂先天性心脏病：单心室、大动脉异位、肺动脉狭窄、三尖瓣狭窄、动脉导管未闭。哭闹及寒冷时口周青紫，生长发育也比别的孩子差，活动耐量差。可怜天下父母心，父母带他走遍了全国各地各大医院，均未得到医治。孩子在一天天地长大，危险也越来越近，如果得不到及时的医治，孩子随时都有可能夭折，乐乐的父母快要在绝望中崩溃了。

　　在乐乐 1 岁 4 个月时，这个不幸的孩子随父母辗转来到了清华大学第一附属医院心脏外科门诊，找到心脏病专家吴清玉院长。吴院长看过孩子及资料后认为，孩子病情虽然复杂，但还有机会手术，遂决定把孩子收入院。住院期间，经过完善检查及充分的讨论与考虑，决定为孩子进行分期手术。手术分两期，第一期先做姑息手术即Glenn与Banding术，第二期再做全腔术。于2008年10月吴院长为乐乐行一期手术：Glenn与Banding术，手术过程顺利，术后患儿恢复良好，发绀明显减轻，生长发育较前好转，活动耐力也较前有很大好转。

　　一年半后经门诊复查，患儿行二期手术的条件已基本趋于成熟，于2010年6月吴清玉院长亲自为患儿行全腔手术，这也是我们建科以来年龄最小行全腔手术的患儿。在手术过程中常规建立体外循环，在低温并行循环下缝扎下腔静脉近端及主肺动脉近端，用自体心包加宽缝合主肺动脉远端，用人工血管将下腔静脉吻合于右肺动脉。手术难度可想而知，但是吴院长精湛的医技，心脏中心医护团队同心协力的配合，使手术过程非常顺利。乐乐在监护室的恢复过程也很顺利，术后当天就拔除了气管插管，术后第四天从心外科重症监护室转回到心脏小儿病房。

　　因为乐乐的病情复杂，手术难度大，术后在病房的恢复更是重中之重。为了让乐乐能够顺利渡过这一阶段，护士长特地制订了适应乐乐全面康复的全腔术后护理计划，并安排责任护士逐一落实执行。亲自对其家属进行了详细的宣教，帮助其制定了观察乐乐病情的要点、重点，大大降低了家属对乐乐的看护难度。在这样重视的氛围下，乐乐在一周的时间就近乎痊愈了。

　　出院时乐乐的血氧饱和度已达到了正常人的水平，口周及指甲不再青紫，可以像其他孩子一样快乐地玩耍，而没有任何不适的表现。

116　爱心没有距离——记西藏阿里地区患儿在清华大学第一附属医院心脏中心小儿病房的救助活动

　　2010年9月16日清晨6点，清华大学第一附属医院心脏中心小儿病房的3名护士和2名医师作为代表到北京西站，迎接来自西藏阿里地区的先天性心脏病患儿。这几名患儿是在当地心脏病筛查时被发现并确诊的，这些孩子的心脏病需手术治疗才能治愈，他们都是来自贫困家庭的孩子，但很幸运，医疗救助的费用是由"爱心天使"范冰冰资助的。

　　火车缓缓驶来，载着阿里先心病患儿救治疾病的希望，也载着我们心脏中心对这次救助的信心。遵照藏族礼节，随行的儿科医师为我们医护人员一一献上雪白的哈达，带来了阿里人民最诚挚的祝福。他们一行总共17人，7名患儿，其中5个女孩，2个男孩，随行的还有家属和医师翻译。在前往医院的路上，大家坐在一起虽然彼此语言不通，但从各自脸上露出的友善的笑容，我们已经成为"不能说话的"朋友。

　　随后，我们将远道而来的贵宾带到心脏中心小儿病房。在门口，他们受到了热情的接待。护士长精心布置的病房成为他们温馨的"避风港"，这里吃、穿、住、用样样都准备充分，免去了他们所有的后顾之忧。紧接着，范冰冰来到医院，探视了来自阿里的孩子们，对他们一一嘘寒问暖，很是关心。看到病房的布置和安排，范冰冰很满意。孩子们抬头看着范冰冰，虽然听不懂她在讲什么，但他们脸上都流露出感激的微笑，口中还会发出"bingbing"的声音。随后，我们护士安排孩子们进餐、休息。

等孩子们休息好了，我们的大夫们为患儿进行了详细的体格检查以及 X 线、超声、CT 等各项检查。为了保护这些患儿安全，整个病区是封闭的，医院其他医技科室也都很关注这批患儿，有必要的都推着检查仪器来到了病房。经检查，这些患儿中有 6 名患有动脉导管未闭，1 名室间隔缺损、房间隔缺损、动脉导管未闭。经吴院长及主任的详细研究，决定于 9 月 20 日为 6 名患儿实施微创的动脉导管封堵术。手术当天虽然是 6 台连着做，但是我们的医护配合协调，不敢有半点马虎。李小梅主任亲自带领心脏中心小儿心内科团队共同完成了手术，为阿里地区患儿彻底解除了病痛的折磨。手术都很成功，看到刚做完手术的患儿安静地躺在床上，即使大家工作到很晚，都很累，但心里都十分欣慰。9 月 21 日吴清玉院长亲自为另一名患儿进行了室间隔缺损修补术＋房间隔缺损修补术＋动脉导管结扎术。由于患儿的生长发育迟缓，患有慢性失血性疾病，患儿血色素值只有正常孩子的一半，重度的肺动脉高压加剧了手术的难度，但是吴院长精湛的技术，使得手术过程非常顺利。患儿在心外科重症监护室经过 4 天的精心照料，顺利返回了病房。在病房，医护人员依然没有放松警惕，时刻观察患儿的恢复情况。很幸运，这个勇敢的小男孩闯过重重险关，终于康复出院了。

经过近 20 天的时间，阿里地区的先心病患儿于 10 月 3 日顺利踏上了返回家乡拉萨的火车。这批先心病患儿是幸运的，他们虽然出生在贫困家庭，但幸运之神降临到了他们身上，使他们摆脱了疾病的折磨。社会上还有更多贫困家庭的患儿正经受着疾病折磨，需要好心人的帮助，所以就像范冰冰所呼吁的那样，让更多的人参与到这里来，都来关注他们，给予他们更多的爱。

117　成功救治一名双瓣置换术后重度狭窄患者

患者是山西省的一名中学教师，20 年前因"风湿性心脏病联合瓣膜病变"在山西医科大学第一附属医院接受外科手术，用两个人工单叶机械瓣分别替换了病变的二尖瓣和主动脉瓣。患者一年前开始出现憋气、心慌、间断咳白色泡沫痰等症状。起初她并未十分在意，然而症状却在不断加重，逐渐发展为夜间不能平卧，双下肢明显水肿，食欲极度减退。眼看着内科治疗无效，患者的情况一天天恶化，家属们焦急万分。

经过当地医师的介绍，患者家属联系到了清华大学第一附属医院心脏中心外科的李洪银主任，决定来我中心治疗。在 120 医护人员的密切监护下，经受了十几个小时的旅途颠簸，患者终于在 2010 年 9 月 21 日凌晨安全抵达心脏中心成人病房。

患者表情痛苦，呼吸急促，四肢湿冷，不能平卧……这都提示她的心功能不全已经到了相当严重的地步。中心医护人员立即展开治疗：监测生命体征，建立深静脉通路，维持电解质平衡，静脉药物支持心功能，为进一步治疗创造条件。由于转院仓促，家属没能携带当地的检查资料，而这恰恰是决定下一步治疗方案所必需的。

9 月 21 日上午刚上班，超声室王廉一主任便赶到病房，在床边对患者进行了仔细的超声检查，发现 20 年前置换的两个瓣膜都出现了明显的狭窄，尤其是二尖瓣，有效瓣口面积只有 0.35cm^2，只有正常人的 1/10。即使在一切内科手段的支持下，流回左心的血液仍然无法顺利通过极度狭窄的瓣膜以满足全身的需要，所以患者会有心功能不全的表现。更危险的是，如果狭窄进一步加重，或者使瓣膜卡住，心脏、大脑等重要器官得不到血供，就会危及生命，那时就算外科手术也回天乏力了。然而，进行外科手术，又面临着许多困难，以往治疗情况尤其是第一次手术情况不详；患者心功能状况很差，甚至有可能无法耐受麻醉插管；第一次手术造成的组织粘连，会使第二次手术的开胸和止血过程变得异常困难；即使手术成功，长时间受损的心、肾功能能不能恢复也还不好说……

反复权衡利弊之后，李主任毅然决定进行急诊手术，把失去功能的机械瓣替换掉，抓住一切机会挽救患者的生命。

当天下午 5 时许，在完成了必要的术前检查和准备后，患者在医师护士的护送下进入手术室。在那里，李主任带领的手术团队严阵以待，他们早已顾不上准备第二天的中秋假期，此时此刻，患者的生命才是第一位的。麻醉、插管、消毒、铺巾……一切都迅速而有条理地进行着。手术开始了，股动脉准备完成，胸骨顺利打开了，心脏被充分暴露出来，体外循环建立起来了，灌注停跳，狭窄的瓣膜被接连替换下来，取代它们的是崭新的双叶机械瓣，心脏自己复跳了，体外循环机顺利地停了下来，止血，起搏器，引流管，逐层关胸……经过 5 个多小时的奋战，手术终于成功了！

经过监护室医师护士的精心照料，患者恢复顺利，在术后第五天回到了病房。超声复查的结果令人振奋，新替换的瓣膜功能良好，扩大的心脏也开始慢慢恢复正常的大小。又经过十余天的恢复，在家属难以言表的感激中，患者痊愈出院了。

患者生命的得救和顺利的康复，不仅体现了我中心从外科、麻醉科，到体外循环、术后监护等各环节的综合实力，更得益于中心一直以来"以患者为本，以保证患者安全为第一要务"的指导思想。

118 大爱无疆 生命奇迹

双双是个不幸的孩子，生后 1 个月就被自己的父母遗弃了。被幸福之家收养后 2 天，就因为肺炎住进了医院，并且这一住就是 3 个月。因为病情重且复杂，肺炎稍好，就被转到清华大学第一附属医院心脏小儿病房。见到双双的时候，他已经 4 个月大了，可是体重只有 4kg，还不会自己吃奶，瘦瘦弱弱的，急促地喘着气，四肢氧饱和度仅为 50% ～ 52%。心脏超声检查发现，双双的心脏畸形真不是一般地复杂：先天性心脏病，右室双出口（Taussig-Bing），室间隔缺损，大动脉异位，主动脉缩窄，主动脉弓发育不良，动脉导管未闭，重度肺动脉高压。右室双出口就已经是很复杂的先天性心脏病了，双双还有一个主动脉缩窄，左锁骨下动脉近端大约 23mm 的弓发育不良，并且因为本身的心脏畸形导致了严重的肺动脉高压，还合并肺部感染，双肺上叶后段以及下叶的后、内基底段都有实变，导致肺动脉高压更加严重。

面对如此罕见复杂严重的先天性心脏病，面对体重如此低，一般情况如此差的双双，吴院长仔细对照心脏超声、心脏 CT，考虑若同期矫治心内、心外两大畸形，手术时间长，双双的体重低，一般情况差还合并着肺部感染，手术的风险要比只矫治一个畸形大得多；若仅矫治一个右室双出口，那么双双以后还要再进行一次手术。吴清玉院长再三考虑双双的心脏畸形，最后毅然决定同期完全矫治。这不仅对外科医师是个挑战，对于心脏麻醉医师和体外循环医师也是非常严峻的挑战。

经过精心的术前准备，吴清玉院长率领优秀的心外科团队为双双实施了大动脉调转术和主动脉弓重建术，并且修补了心内缺损。手术在全麻、低温体外循环下进行，在降温的过程中，为双双的大动脉调转做了前期准备，当温度降至18℃时，在保证脑灌注的同时开始重建主动脉弓，重建结束后，在复温期间，将双双的大动脉做了调转。自始至终，吴院长亲自操作，一步一步有条不紊地带领心外科医师完成了这个复杂的手术，心脏自动复跳，手术圆满结束。回到重症监护室，医师全力维护双双的心肺功能，以至平稳过渡。术后复查心脏超声，心功能正常，肺动脉压力明显下降，主动脉弓降部狭窄解除良好。双双的脸色红润了，四肢的氧饱和度100%，双双不喘了，开始自己要奶吃，给少了，就用哇哇大哭来抗议……

吴清玉院长以他卓绝的头脑和手术技术率领心外科团队又一次创造了奇迹，不但还给了双双一颗正常心脏，将他的生命更好地延续了下去，还将他的"再塑生命，从'心'开始，争为天下先"的高尚医德发挥至更高的境界。

清华大学第一附属医院心脏中心已经走过了八个春夏秋冬，冬去春来，日复一日，一个又一个危重的生命重新鲜活，一个又一个青紫的脸庞再露灿烂笑容。在吴清玉院长的领导下，在医护人员的密切配合下，心脏中心正在不断地攀登一个又一个医学高峰。

119 妙手回春解除某著名医院管理专家的冠心病

2010年12月23日，吴清玉教授主刀为中部地区某著名医院管理专家实施了冠状动脉搭桥术，该领导同志现已重返工作岗位，继续为筹建一所全新的大型综合教学医院而忙碌。

该领导同志长期工作在医疗第一线，任期内将一家倒闭的市级医院建设成为当地重点医院，在医院管理、人才培养、医疗护理、质量控制和医院推广等方面经验非常丰富。然而，长期高强度、大劳动量、紧张的工作，导致其冠状动脉出现严重病变。该领导平时没有明显的不适，但他的这种情况很容易发生猝死。由于长期从事三甲医院管理工作，业绩斐然，得到卫生系统专家及领导的关心，卫生局领导先后组织国内及日本著名医疗中心的专家进行会诊，同时积极和清华大学第一附属医院院长、心脏中心主任、世界知名心外科专家吴清玉教授联系。吴清玉教授率先在国内推广普及冠脉搭桥技术，对复杂、危重冠心病患者的外科治疗积累了丰富的经验。经吴清玉教授治疗的患者，国内最大的一组随访15年以上的冠状动脉搭桥患者结果显示，效果良好。卫生系统领导和专家综合考虑了各方的意见后，一致推荐到清华大学第一附属医院心脏中心接受治疗。

到我院检查后发现该领导同志心脏冠状动脉病变涉及左主干、前降支、回旋支、右冠多支血管、靶血管细小，病变严重，其中前降支为多节段病变，手术难度较大。吴清玉教授组织外科、内科、麻醉科、体外循环、重症监护室等多学科专家进行会诊，制定详细的手术方案。经过积极、细致的术前准备，于 2010 年 12 月 23 日为患者实施了手术，搭了四根桥，长期缺血的心肌得到了充分血供，心跳有力。患者恢复很快，术后第一天即可下地活动，转回普通病房。该领导用自己的亲身感受，对来探视的卫生系统专家和领导说，我有四个没想到：第一，没想到手术恢复这么快，又没有太大痛苦；第二，没想到术后这么快所有的症状全消失了；第三，没想到清华大学第一附属医院治疗这么规范，这样的大手术后，仅用了 5 天抗生素，其余就一些口服药物，主要是靠自己进食补充营养；第四，没想到服务和效果这么好，但费用又这么低，仅花费了 6 万多元。

专家提醒，冠心病是由多种原因引起的冠状动脉堵塞，导致通过冠状动脉供应心脏本身的血流不足，患者会出现胸闷、气短等不适，心绞痛是典型症状，严重者会导致心肌梗死，甚至猝死。有些患者冠状动脉病变已非常严重，但自身无明显不适，往往会出现猝死，一定要引起注意。

120　求生的路我们一起走

患者：没有吴清玉大夫，就没有我们这个家。

医师：他们一家人顽强的生命意志感动了我，感动了大家……

作者：医患间心心相印的力量可使死神退却。

编者：医学上的许多奇迹，都是医患同心，共同努力创造的！

2004 年 9 月 28 日，来自天津大港审计局的张宗云和身着警服的曹更义以及他们可爱的女儿与清华大学第一附属医院副院长、著名心外科专家吴清玉教授在花园里合影。笑容绽放在他们各自的面庞上……

3 年前，时任中国医学科学院阜外医院副院长的吴清玉主刀，为年仅 32 岁的曹更义成功植入人工心脏；去年 4 月 23 日，又是他主刀并组织来自北京、天津、福建 3 家医院的医护人员为曹更义成功实施了亚洲首例人工心脏置换术……

说起吴清玉教授，张宗云眼里总是噙着泪："没有他，就没有我们这个家。"而吴清玉则由衷兴叹："是他们一家人顽强的生命意志感动了我，感动了大家……"

一个偶然的机会，让我走进了他们的故事，而最终的我不得不相信，医患间那心手相印的力量真的可以使死神望而却步，使一个在风雨飘摇中即将崩坏的脆弱生命重新回到阳光的怀抱。

民警突发"心梗"命悬一线

2000 年 4 月 22 日，连续值了 5 个夜班后，本应休息的派出所民警曹更义又一口气抓了两个扒手。吃过晚饭，正准备回家时，突然间，他被胸部一阵从未经历过的剧痛击倒在楼梯上。

同事把他紧急送往最近的大港医院，医院诊断为突发心肌梗死，四次电击后仍命悬一线。

看着抢救室里脸面青紫、奄奄一息的丈夫，张宗云眼前一黑，"咣当"一头栽倒在地，急诊医师不得不给她也注射了一剂强心针。

"当我从昏迷中醒过来，整个人都傻了，脑子里就两个字：完了，完了！"张宗云回忆起来仍然心有余悸。

医院抢救能力有限，于是紧急联系其他大医院的心脏专家，可专家的到来似乎也不能扭转生命大厦即将倾颓的可怕趋势，喘息间竟给张宗云连续下了 5 次病危通知书……张宗云说："一次次拿起笔，手一次次哆嗦。那哪里是在签名，是把人一次次推向发疯啊！"

抢救到夜里 11 点，那可怕的 4 个字终于从专家嘴里艰难地说出来：救治无效！张宗云的腿立时瘫软下来，她跪在专家面前："无论如何求你们救他一命。"与此同时，从她乱麻样的思绪中突然清晰地"蹦"出一个念头："我要转院！"

在紧急转往天津胸科医院 40 分钟的车程中，张宗云一直跪在丈夫身边，她在心里对自己说："只要我能坚持跪到目的地，他就一定有救！"

或许是妻子的诚心感动了上天，胸科医院连夜为曹更义实施的心脏支架手术硬是将他从死神手里夺了回来。说到这里，张宗云深深叹了一口气，"原以为那天我们躲过了生死劫，谁知，属于我们的不幸才刚刚开始"。

植入人工心脏绝处逢生

重返工作岗位 5 个半月后，张宗云发现丈夫睡觉开始吭哧，憋喘得厉害。一天清晨，丈夫那原本俊秀的脸面竟因水肿而全然没了模样。急忙去当地医院检查，结果无异于又是一次"死亡通知"：慢性充血性心衰，随时都会有生命危险！

张宗云独自饮泣：不是做了"支架"吗？怎么会这样！

胸科医院的专家看着片子遗憾地告诉她：当时做支架手术时以为部分心肌会在血液的供养下"活"过来，但事实上，支架并没有起到预想的作用。

由于缺氧、喘憋，曹更义能躺着的时间越来越短，很快，他能连续躺下的时间已经不超过两小时了！

慌了神的张宗云满世界寻医问药。一天，她无意中在报纸上豆腐块大的版面看到一条消息：北京某大医院可通过治疗有效改善心衰病症……在得到大港区政府和社保局特批后，张宗云搀着虚弱的丈夫艰难地走进北京阜外医院。

张宗云首先想到去找的就是那个在患者口中传来传去的名字：吴清玉。可吴清玉院长找起来太不容易了。

"我从来没见过一个人会那样忙，没有一分钟是清闲的，不管什么时候你和他说话，旁边总会有人插进来……"张宗云说，吴院长给她的第一印象对她触动很大，她似乎第一次发现，世界上还有人是这样一种活法！

看过曹更义的全部检查结果 [心肌大面积坏死，测定心脏功能指标的 EF 值只有

14%（正常值50%以上），心脏只有微弱的跳动]后，吴清玉对张宗云直言不讳地说："没有任何治疗的可能！心脏移植也没有可能，因为等到合适的心脏供体需要时间，而他的身体状况已很难支撑……"他稍稍停顿了一下，语气和缓地说："带患者回去吧！"

听了心目中最权威专家的"判决"，张宗云当时就哭了："您说回去，不就是给他下了死亡判决书吗？想想办法，救我们一把吧！"

类似的哀求，在吴清玉数十年的行医师涯里不知听到过多少回，他沉默了一会儿，依旧说着一名负责任的医师应该说的实话："现在的医疗水平还没有达到那个程度，这种四度心衰真的是任何药物都解决不了的，无计可施！"

张宗云怎么也不甘心，她流着泪又一次跪下了："他是带着生的希望来的，哪怕就让他住进医院感受一下，让他心里有个安慰也好！"吴清玉连忙扶住她，拒绝的话再也不忍说出口。

事后，吴清玉说，他很少见过生命意志那样坚定的家属。事实上，医学上创造的很多奇迹，都是医患双方携手同心，永不放弃共同努力的结果。

曹更义被安排住进了病房。随着时间一天天的逝去，他32岁的生命看上去像一个八九十岁濒死的老人，每天他能躺下的时间加起来已不足15分钟！

难道就这样眼睁睁看着他从自己的生活中永远地消失吗？要知道，自己和孩子是盼星星盼月亮把一直在部队当兵的他盼回了天津，这团圆的日子还没过几天呢，命运怎么可以对自己这样残酷？！

张宗云硬着头皮又去找吴清玉，但每一次听到的都是"在手术台上"。张宗云说，那些日子，"手术台"这三个字她听得实在是太多了！

她是眼见着那些天南地北来的奄奄一息的心脏病儿经他的手而重新变得活蹦乱跳，简直就像是变魔术！可这样的"奇迹"为什么就不能发生在自己丈夫身上呢？

然而，在严酷的现实面前，屡屡创造手术奇迹的吴清玉仍然还是那句话："目前，真的没有什么办法可以使心肌复活，但是……""但是什么？"张宗云暗淡下去的目光中突然闪出一道亮光，她瞪大了眼睛连忙追问。

"可以为患者植入人工心脏，也就是一种叫作左心辅助泵（LVAS）的设备代替心脏工作，但这一般适用于心肌病的患者，对于心肌梗死患者还从未使用过……"

"有没有成功的例子可以借鉴？"

"几乎没有！在亚洲，只有日本、我国台湾地区做过两例，但一段时间后，患者均已死亡。"

"需要多少钱？"

"大约需要50万元。"

吴清玉说，对于曹更义而言，那是没有路的一条路，希望极其渺茫。那天，自己这样说也只是想安慰一下家属，没想到自己的一句"但是"真的成了曹更义生命的一线转机。

张宗云回忆说，那天，自己站在医院花园里高高的白杨树下整整哭了一个上午。许多的"不知道"以及那50万元的天价让她愁得不知如何是好。哭到眼泪流尽，她对自己说:"这好歹是条可以突围的路,我要试试,我要救他!"睁着一双红肿的眼睛,她多方联系,市公安局武局长同区长、区委书记紧急商谈后,天津大港区历史上从未有过的一项决定出台了,特批 50 万元救命钱!当时,大港分局张局长说的一句话或许能代表大家的心声:"我们的民警病倒在工作岗位上,因为没钱治疗而失去生命,我会一生心里不安。"

2001 年 3 月 21 日那天,北京阜外医院集中了精兵强将来应对这台高难手术。

由吴清玉教授主刀,手术从早上 8 时半做到下午 5 时,最终将人工心脏成功地植入曹更义体内。术中,一直在旁边协助手术的外国专家这样评价吴清玉:"看你做这个手术,仿佛你已做了 100 例!"

可事实上,这一手术在亚洲迄今只做过 3 例,另两例均是国外专家做的。事后,问吴院长何以如此,他答说,不错,术前,这台手术的确在他脑子里"做"了 100 遍!当他最终承诺为曹更义去冒险时,他就知道,从四面八方来的压力最终都会聚焦到自己身上,他不能允许自己有丝毫的闪失。

"心脏"出故障医师急回国

术后第二天,张宗云穿了隔离衣走进重症监护病房。浑身插满管子的曹更义呻吟着躺在病床上,白被单下拖着从腹部伸出的一堆电线,电线连着电池和一些奇怪的设备,发出刺耳的"咚咚"声……张宗云知道,她必须接受和适应这可怕的"噪声",因为它是爱人"心脏"跳动的声音。

术后伤口的剧痛,令曹更义忍不住嗷嗷直叫。强力镇痛药已经开到最大剂量了,看着在痛苦中挣扎的丈夫,张宗云心疼而又不知所措,说:"你要是疼得实在受不了,就使劲咬我吧!"

比忍受疼痛更艰难的是进食。辅助泵植的位置在左上腹靠近胃部的地方,由于对胃部造成了挤压,术后,曹更义甚至连一个小西红柿都吃不进去。尽管如此,吴清玉院长还是再三嘱咐张宗云:"无论如何,要想办法努力让他吃东西。"张宗云从菜市场买来鸽子肉,剁成馅儿,包成一个个袖珍小饺子,让喂饭的护士递到他的嘴边,但他的嘴只是张了张就又闭了……无奈,张宗云开始流着泪写字条,告诉他今天的饭里都有什么营养,会给他的恢复带来什么好处,告诉他现在已经坚持了多少分多少秒,她一遍遍写道:"你一定要拿出全部的意志力把它吃下去,家里的大门需要你亲手打开!"

护士长从未见过有家属这样送饭,看着那一张张随餐而行的小字条,也忍不住为这份普通的人间亲情所动而暗暗落泪。

靠着凝结在一张张小字条上的精神力量的支撑,从开始拿着棉签咽一点水,到最后能喝点儿稀饭,曹更义渐渐恢复了力气。

在重症监护室的床上躺了许多天后,曹更义终于被转到普通病房。他的各项指标渐渐平稳,饭量也逐渐加大。张宗云每天要去菜市场三次,好心的护士长给了她一张医院食堂的饭卡,而吴院长无论多晚下手术,都要赶过来看曹更义。

一切似乎都在好转，但孰料，可怕的事情又接踵而至。一天晚上，引流伤口残余血水的玻璃瓶里突然流出黑色的血液，且血越流越多，到夜里 11 点时，曹更义的血压只剩下 40mmHg，而需要血液不断流动才能运转的"人工心脏"也开始发出让人心悸的极为缓慢的当当声。

院内专家迅速赶来，但无法采取常规止血措施，谁都知道，血止住了，"泵"也就不动了，当时唯一的办法是靠输入新鲜的血浆凝血，但实际情况是输多少，流多少……当时，吴清玉远在澳大利亚，电话里，他听到张宗云颤抖的声音："曹更义不行了！"不由分说，吴清玉抛下手头事务，连夜飞回北京。

见到曹更义后，吴清玉脸上的表情异常沉重。遇到这种情况，常见的办法就是二次开胸，但曹更义的体质根本无法承受。天津那边曹更义单位的领导、亲戚都来了，孩子也被领来准备见父亲最后一面，所有的目光都齐刷刷看着吴清玉，他默默想了想说，"出血原因不明，有可能是引流管尖部扎到了内脏组织，我现在开始从引流处往外拔东西，咱们只能试一试了！"当引流管最后"噌"地一下被拔出后，血奇迹般地止住了！周围的人全呆住了，随之是喜悦的欢呼，承受了巨大压力的吴清玉深深地舒了口气，对曹更义连说了三声："你真幸运！"

随着曹更义各项指标逐渐趋于正常，出院的日子一天天临近了。

张宗云在外文书店买了一大厚本医学词典，将辅助泵的英文资料一句一句做了翻译。她还列出了 40 多个问题，让专家解答后，一一记下来，她知道，出院后一切都要靠自己了！

经历了常人难以想象的种种艰难，曹更义成为在全球使用左心辅助泵的患者中惟一在家庭中生活的患者。而在此期间，吴清玉等专家一直在关注着他体内的各项指标，大家极尽小心地呵护着这颗来之不易又异常娇贵的"心脏"。

"铁心"换"真心"再造生命

2002 年 7 月，张宗云带着曹更义又一次来到医院做检查。所有的征象都表明，跳动了两年的"人工心脏"已日渐衰弱，泵向全身的血越来越少。惟一可能代替它去继续支撑曹更义生命的只能是心脏移植！

"人工心脏"的植入使曹更义原本衰弱枯竭的机体重新恢复了生机和活力，从而为心脏移植赢得了宝贵的时机和条件，但同时，它的植入也改变了人体结构，无形中为移植手术设置了巨大的障碍。张宗云在国内联系了许多家心脏移植开展较好的医院，回答都是同一个："成功的可能性很小！"

2003 年年初，就在张宗云再次感到绝望的时候，她和吴清玉院长的一次沟通使她重新振作了起来，当时，吴清玉对她说："求生的路走到这一步，我们已没有退路，不管前面是什么，必须走下去……"那天，他们达成如下意见：第一，手术地点定在天津医科大学总医院，那里有他们认为很好的技术条件和人才力量；第二，考虑到手术难度较大，这次手术由北京阜外、天津、福建等多家医院联合实施。

2003 年 4 月 17 日，正是 SARS 在北京疯狂肆虐的时期，吴清玉带着阜外一些专家赶到天津总医院商讨手术方案。讨论到最后，需要家属表态时，张宗云站起来，抑制不住激动地说："如果你们有 100% 的能力，只使到了 99%，我一生不会原谅你们；如果你们使到了 101%，人依旧活不了，就当是为祖国医学事业做了一次贡献，我一生感谢你们！对于你们而言，患者有千千万万，没有这个就有那个，对于我来说，家人只有一个，这是我们一家人最后的希望！"

讨论会上确定了手术日期：4 月 24 日。

4 月 23 日，SARS 疫情形势异常严峻，平时车来车往的京津塘高速路空荡荡的，四周弥漫着让人揪心的紧张。各路口处，全副"武装"的卫生监督人员一路盘查，严防死守。这天，吴清玉带着手术小组上路了，汽车孤独地行驶在高速路上，车上的人默默无语，大家知道他们即将奔赴的同样是一个严峻的战场。

病房里，张宗云呆呆地望着窗外，看到街头戴着口罩的匆匆行人。她感到一阵阵焦虑和不安。然而，就在这时，风尘仆仆的吴院长迈着坚毅的步伐出现在了曹更义的病房，"看到他，我整个人就踏实下来，心里也暖暖的"，张宗云欣慰地说。

翌日清晨。术前，张宗云在楼梯口见到了吴院长，吴院长无言，径直走向手术室。然而就在他最后要进门前，他突然转身笑着冲张宗云做了一个"V"字手势。

手术从早上 8 时 30 分一直做到晚上 8 时 30 分，张宗云的神经一直紧绷着。当吴院长从手术室的门里走出来时，她紧张地迎上去，眼睛死死盯着院长的脸——"这些年我看的就是他的表情，他很少笑，笑容总是特别快地从脸上消失，但是，那一天，当他从手术室出来时，我看到他在笑，一直在笑……"张宗云的回忆中仍然透着喜悦和兴奋。

8 月底，他们一家手挽手走出医院，张宗云说，你知道曹更义进家门那个高兴劲儿吗？他在家里转了一圈又一圈，仔细地看，每一个角落都不放过，最后，他把警服穿在身上，冲着镜子敬礼……看到他们一家三口在一起其乐融融的情境，吴清玉教授会不由得感叹，什么是医师的幸福？看，这就是！

如今，曹更义重新回到他热爱的警察岗位已整整一年了，他新生命的每一天都在创造着医学纪录。今年 9 月 28 日，他们一家来到清华大学第一附属医院复查，结果显示各项生命指征正常。张宗云说，她忘不了在她最困难的时候，吴清玉院长说的那句话："小张，有这么多好心人的帮助，咱们就会有一切！"而她现在所能做的就是和曹更义一起，用最大限度的拼争和顽强的活着来报答每一位曾经关心和帮助过他们一家的人。

（本文转载自 2004 年 10 月 28 日《健康报》，记者：孟小捷）

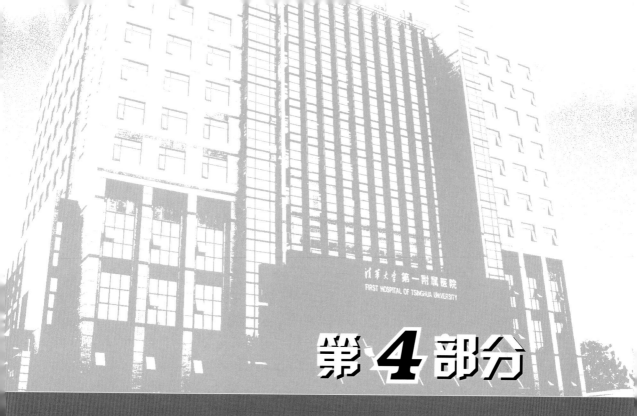

第**4**部分

患者心声

1　美丽的北京 ♡

日子在来去匆匆中流逝了十多年，恍如白驹过隙。由于惧怕心灵伤痛，把不愿翻开的日记一直装在书箱里堆在房角，假装已经遗忘，自己每一天只在为未来奔忙，以为那些痛苦会在忙碌中悄然消失。用现在为过去剪切苦难并从中获得力量，这已经是人类的本能了吧。

然而，突然间才提起，每一个细节，每一个事件，每一个地点，每一个时间，每一个人，每一句话，甚至每一个表情，立即从记忆最深处浮现出来！一切宛若昨天。是的，最重要的历史不需要去打开日记，无论过去多少年，只要我活着，它永远存在着。如果写这篇文章对你，亲爱的读者有帮助，也许我从此才可以忘却……

（一）

1998 年，夏天，下午。

昆明火车站的月台上挤满了各色各样的人群，在等待开往北京的"玉溪"号列车前，车里车外的每个人都在用自己的方式与亲友告别。车厢里，我抱着孩子隔着玻璃窗正与送行的家人说话。虽然我们个个面带着微笑，可人人心里都惴惴不安，此行的结局如何谁也不敢去深想，只是把祝福当作救命稻草紧紧抓住不放，狭路相逢勇者胜，冲冲看！

朋友若莎夫妇提着一个大蛋糕进了我们的软卧包厢。看着大蛋糕上用红色奶油挤出的"一切顺利"四个大字，我一直提着的心才稍稍地松了一下。

太好了，我们此行的目的就要这四个字：一"切"顺利！——儿子患有极严重的先天性心脏病，必须接受手术治疗，否则完全可能活不到成年。所以，我们现在要去北京，去北京的阜外医院，去找心外科某主任挽救我儿子的生命。我希望他能活下去，像所有的孩子一样健康活泼，像路旁的小草一样，只要有阳光和雨水就能生机蓬勃。我要为他争取一个未来，也是为自己争取一个未来。而这个未来的全部希望就取决于这一"切"顺利上了！

我在心里暗暗地祈求，天地间所有的神明啊，保佑我们在北京一切顺利吧。

列车在红土高原的崇山峻岭间蜿蜒穿越了几小时后就进入贵州境内。空调车夜晚不能开窗，软卧包厢的空气更差。我和嫂子只好轮流抱着儿子站在靠近两节车厢的接头处，因为那里空气中含氧量高，孩子才能平静地呼吸入睡。乘务长来来回回路过几趟后见我们如此辛苦，实在不忍心，就把我们带到餐厅，那里可以开窗。嫂子回自己的车厢休息，我独自抱着孩子坐在餐厅的窗前看着入睡的孩子恺恺。儿子的五官长得非常端正，眼睫毛很长，醒着的时候眼睛又黑又亮，即使笑起来两眼还是显得很大很亮。虽然他只有五岁，已经什么都会说了。不仅会背唐诗还会写一百多个汉字，甚至还会简单的十位数以内的加减法，区分全部英文字母，汉语拼音，喜欢给所有的生物当哥哥……但是，其他的孩子天生就会的事，他却不能会：他不能走超过五米以上的路，更不会跑——因为他的心脏支撑不了这样的运动量；他不能大哭也不能大笑，因为他的心脏供血不足；他不能受热也不能受凉，因为他的心脏；他不能长时间平躺，他不能……总之，从他出生那天开始，就需要一天二十四小时不是被人抱在怀里就是半靠在沙发上或者蹲在地上，因为他的心脏供氧不足。氧气，地球上到处都有的氧气是让生命存活的必需品，由于他心脏先天严重缺陷而得不到足够的供给。整整五年，我几乎没有平躺在床上睡过觉——夜里我得把他放在胸前像袋鼠妈妈一样搂着他入睡。更多的夜晚是抱着他在开着的窗前轻轻地摇晃，常常一站就是半夜。

昆明的大夫都说这孩子的病治不了。

虽然每一天我都带着将要永别的心情照顾他，日子变得极为珍贵，可我还是不愿相信他就只能这样苟延残喘地活着，我还没有找遍中国所有的心脏专家。我不愿相信世上很多的孩子都会有的未来，而我的孩子，这么可爱的孩子，没有未来。我必须竭尽全力保护我的孩子！

（二）

北京，夏天，早晨。

趁着气温还没有上升到让孩子难受的地步，我和嫂子带着儿子站在阜外医院大门口等待在央视新闻部工作的同学小波和她的同事吕老师。吕老师在北京的医疗界有着强大的关系网，我们来京之前吕老师已经与该院心外科的某主任联系好尽快给我儿子安排手术。很快，她们就出现在面前。吕老师安慰我，某主任是著名的心外科专家，一定能治好我儿子的病，千万别着急。某主任下台出来，接见我们，看了昆明某医院的检查报告，结论是：大动脉转位、肺动脉及肺动脉瓣下狭窄，房缺。他告诉我孩子的病很重，根据他的经验做这样的手术风险很大。

"这个病有三分之一的患者可能下不了台、三分之一的患者可能出不了监护室，只有三分之一的患者能活下来。"

"我要救我儿子。我没有选择。"我毫不犹豫地决定了要手术。

为了住院手术我要先带儿子去抽血，一大杯水喝下去，儿子的血还是暗红的浓浆。第一份验血报告出来了，转氨酶高，不能手术，必须先降酶直至正常。

北京儿童医院……

北京儿研所……

北京市人民医院……

我们带着孩子一家医院又一家医院的排队，挂号，检查，治疗。一个月过去了，儿子的肝脏没有查出问题，但是儿子的化验单上转氨酶指标犹如北京当时的气温，就是没有下降的迹象。

焦虑。焦虑。焦虑。

7月的北京很热，临时租的房子里没有空调，我只有白天在门口铺张草席让孩子睡在上面，旁边再放一大盆冷水降室温。幸运的是吕老师知道我们还没有做手术，便咨询了一位肝脏专家给儿子开了药方。这药在药店里就可以买到，很便宜。

一个月后，儿子的转氨酶指标奇迹般地正常了。

我兴奋地抱着儿子赶回医院，被告知做不了心脏造影检查，还是没法做手术！

怎么会这样！

我快崩溃了。盼星星盼月亮盼到了转氨酶正常了，却又做不了检查了！负责做造影检查的是一位女大夫，她建议我们回家明年再来。

她不知道我们来的路很漫长回去的路更漫长！

后来我带儿子去北京邮电医院做了心脏造影。造影检查是有创检查，但儿子很配合，给大夫们留下了极深刻的印象。儿子做检查要一段时间，小波和大庆在手术室外陪着我——我的心情很复杂，又过了一关，终于快到了可以做手术的时刻了，命运留给我儿子的会是哪个三分之一呢？

北京邮电医院的诊断结论是单心室、右位心、大动脉转位，肺动脉及肺动脉瓣下狭窄，房缺。严重得超出我的想象。

我去书店专拿大部头医学书查阅，只看相同病例预后这个部分。没有乐观的记载。我祈求上天把好的三分之一赐给我们。

拿着造影胶片我又找到某主任，期待他会立即安排我们做手术。

没想到某主任变卦了！

他看完胶片，沉吟一会儿后建议我们先回家。"我现在找不到合适的手术室。你还是把孩子带回去吧，半年后再来。"

我不敢相信自己听到的话，我一一诉说没法回去的困难，求他无论如何一定帮忙。可是他把胶片放到他办公室柜子的最上层后，头也不回地走了。

我不死心，常常抱着孩子赶到医院，寻找手术的机会。我们来的时候是夏天，如今五个月过去了。十月底已是北京的初冬，房子周围的银杏落得地上一片金黄，天冷了。我们没有厚被子和厚衣服，这样的房子也没有暖气，晚上很冷。儿子不能感冒，那可能会要了他的命。我的同学大庆派她老公从东四环外送来一个电暖气，让我感激不尽！但我苦等的结果仍然是不能手术，我不得不抱着孩子离开，心里更加绝望。吕老师帮不了我，W 大夫帮不了我，之前国家计生委的李导演还帮我去过卫生部儿童司，也帮不了我。北京的白云观、雍和宫、红螺寺……上海、广东、云南、四川……半个中国的寺庙我都进了，每次出差观摩开会我都要抓住机会进寺庙为儿子祈福。

子不语怪力乱神，其实幸运的人和不幸的人离神最近。

现在，我们还有路可走吗？

我不知道！

我只知道哭……带着孩子在电梯前流泪，没有注意我身旁何时站着一个人。不知道此刻幸运已经悄然来临，天使就站在我身边与我们同在。

"你在哭什么，这孩子的病很重。"他说。

我没回答，只是哭。电梯来了，我们走进去。

"要尽快做手术。"他又说。

我点下头还是哭。他说的我都知道，我就是不知道怎么才能让我的孩子得到做手术的机会。

"我能帮助你。"听到他说这话，我抬起头来看了他一眼，发现电梯里只有我们三人。我把目光投向他的胸前，在他的胸牌上写着"吴清玉"三字。我脑海里立即涌出关于他的信息。他——时任阜外医院的副院长，现任清华大学第一附属医院院长，我还知道他是黑龙江望奎县人，毕业于中山医学院，是阜外医院著名心外科专家郭家强的研究生，曾连续一百例重大手术保持死亡率为零……这个医院所有的外科大夫的学术履历我都能倒背如流——我已经翻坏了两本就医手册。我的心里升起一线希望——也许他能帮助我，安排某主任给我儿子做手术，暂时我还没有他做过与我儿子相同病例的手术资料，否则我早向他求助了。

"你能帮我……"我思考着怎么说。

"我能帮他做手术。你跟我来。"他很直接地答道。电梯停了，我抱着孩子跟随他穿过几条走廊进了他的办公室。

"如果你信任我，我来给你儿子做手术。"听了我简要的述说，他果断地告诉我："我做过这样的手术，这种手术虽然还不算是根治，但手术后效果会很好，有一定的危险性。"

看他这样自信和善意，我心里猛地一跳，下意识地决定豁出去了。"你能尽快帮我们做手术吗？我等不了了。"我脱口问道。

他一怔，没料到我还会有要求，就委婉地说："你很幸运，今天能碰到我。但不巧我明天要去美国，一周后回来，可以吗？"

"一周可以，半个月也可以。"我不加思考地答道，没意识到自己很莽撞。

"一周后你来找我，就在这里。明天你去找这个人，他会帮你的。"他边说边从日历上撕下一张纸写了字后交给我。上边写着："Z大夫，患者家属有很多困难需要帮助，请尽快安排住院。吴清玉。"

离开医院，我急忙给大庆和小波打电话，告诉她们这个好消息，她们的兴奋似乎能通过电话线传出来。我又给家里的父母打电话，父母高兴极了——五个月来，父母亲，还有兄弟姐妹都在着急焦虑。我总算听见父亲笑了。恺恺从未见过父系亲属，但是在我的家族里，他是最受宠的孩子。甚至在我单位里，从领导到同事，都对他很好。在他短短的生命历史中，只知道人是世界上最好的动物。即使在陌生人面前，他也会笑得很甜。他是对的。

我买了条鱼做给孩子吃，开始做住院的准备。外面天很黑，但是我的心里很明亮。儿子，没有任何一个三分之一了，只有百分之百的希望给你，天使来临，死神要走了！

（三）

第二天我赶到阜外医院找到Z大夫。

"Z主任你好，吴院长让我来找你。"我小心翼翼地坐下来，递上吴院长写给他的字条。

"你什么事？"Z主任接过递给他的字条，扫了一眼后问道："你们什么关系？"

"没有关系，我们是在电梯前偶然遇到的。"

"嘿嘿，你遇上菩萨了！"他冷冷一笑。"没有病床，你等通知。"

"吴院长答应我只等一个星期的。"我祈求地看着他。

"他答应你，你等他回来找他。"说完他起身离去。

几天后，我找到 Z 主任，他回答院长还没回来，没有空病床。

我隔一天去一次，得到的回答如出一辙。

半个月后，我进病区没找到 Z 主任，可有位郭主任得知我是恺恺妈妈，惊喜地说："我们找你一个星期了，你上哪儿去了？吴院长很着急。快办住院手续，要交六万元钱。带了吗？"他来去匆匆，着实给我留下一个待人和善、工作踏实、勤奋的好大夫的深刻印象。

我急忙打电话给小波请她过来帮忙，她正在机房剪片子，闻讯立即赶到医院。办好住院手续，我们总算住进了梦寐以求的医院。第二天一早把孩子交给一位小护士照顾，我围着北京城跑了个圈儿地搬家，回到医院已经过了零点，儿子在啼哭。小护士见我回来松了一口气，告诉我儿子哭了一天，科里的护士轮流哄他也没用。抱起儿子，我谢过护士坐了下来。儿子安心地睡了，我去卫生间洗东西。

主治大夫凤大夫找我谈手术方案，强调是吴院长交代的。他说手术将由吴院长主刀，Z 主任一助他二助，他们共准备了三个方案以防万一，应该比较安全，要我放心。这一天我们的病房里没断过大夫，科里的几位大夫进进出出直到夜里十点。

早上七点，儿子以为这次的手术像做造影一样简单，非常镇定的自己脱衣换上手术服躺到担架上被抬走了。在北京的同学都来了，陪我坐在正在手术的家属区里等候。十二点半时，我们听说吴院长已经出来，就去他的办公室。吴院长还穿着手术服，告诉我手术很顺利，他的手术做得很好。

余下的六个昼夜我都在那个区域里和很多家属一起等候消息，连续三天夜里医师没有叫我的名字，说明儿子是安全的，我开始轻松起来。我想，我是不是应该送吴院长红包，送多少合适——我在心里盘算着，他帮我这么大的忙啊，再说儿子还在监护室，没有脱离危险期呢。找谁去打听呢？我找大庆和小波商量，她俩坚决反对："他想要收你红包，就不会主动帮你的。他不是这种人。"

六天后，儿子从监护室出来了，按常规七天后他就可以拆线，出院，我们可以回家啦！我开心极了，我早就联系好把工作调到广东，只等儿子恢复健康就办手续。

然而，厄运再度来临，儿子术后并发胸水，突然生命垂危！吴院长每天都会抽空来病房观察儿子的情况指导治疗，有一次我见他累得连说话都喘气，原来他那天做了五台手术。我提醒他注意自己的健康，他疲惫地摇头："这么多的患者，不做怎么办？像你儿子，我不做能行吗？"

不知不觉我周围形成一个小圈子——吴院长做手术的患者家属和希望由吴院长做手术的患者家属。

"我儿子的手术是吴院长主动要做的，他看了我儿子的病例说这个手术我来做。我们等了一个多月。"一位安徽的农村妇女告诉我，她儿子的病与恺恺差不多。

"你送他红包了吗？"我趁机打听。

"没有，我们看病的钱还是亲戚借的。"她说的是实情。她的丈夫是个驼背，夫妻俩在乡下开了个诊所勉强度日，我天天见他们为医药费发愁。

一个青岛的小男孩术后恢复得很顺利。"这种手术去年在中国还不能做，技术不成熟，我老乡告诉我的。我儿子是第五例，你儿子是第六个。"他的父亲是渔民，特得意自己会掌握时机。

一位来自湖南的工人，一位来自牡丹江的工人的儿子……

"我愿意给他们做手术，这些普通老百姓，太困难了。"提起这些人的处境，吴院长就会激动。

1999 年北京第一场大雪之后，我儿子的胸水好转了，我们要回家了。出院前吴院长给我写了张字条给我们省里的专家，有问题请他帮助。

1 月底我们回到昆明的家，儿子做的第一件事就是到外公家楼下的院里围着花台跑了一大圈。他出生以来，除了我们抱着他在花园里玩就只能坐在小凳子上玩沙子——外婆给他准备了一个装满沙子的大盆，我买了沙滩玩具。我们没有想到他应当先卧床休息以适应高原反应，尤其是在他的胸水还没彻底治愈的情况下。

（四）

3 天后，儿子因呼吸困难住进昆医附一院，几进几出病情越来越重，虽然其间吴院长一直与省里的专家保持联系帮助治疗，可挨到 7 月份，从胸腔里抽出的液体是红色的，他再度生命垂危！

附一院的大夫畏惧了。

我决定再回北京找吴院长。

"把孩子带回来，我们给治。"吴院长在电话里毫不犹豫地答应我。

下了飞机，我们直接进了病房。把孩子安顿好，我去办住院手续给孩子做检查。吴院长下了手术台就来我们的病房，与 Z 主任及几位大夫一起讨论治疗方案，决定先抽出胸液再说。孩子在好转，但是胸液不断出现，孩子还是依靠氧气才能呼吸。

一个月后，吴院长采用了新的治疗方案，决定给儿子插管排出大量的胸腔积液同时禁食两周，只用营养液支持体力，连水都不经过胃肠道。

儿子饿得直哭，我陪着他挨饿，想方设法让他忘记饥饿。只有当他睡着时我才吃点儿东西。

儿子想到了抵抗饥饿的办法：抄菜谱。《北京晚报》登的每日一菜，他会认真地抄下来。护士们笑翻了，传阅他的菜谱，有空就来陪他玩，和我聊天。

我周围又有了一个小圈子，还是吴院长做手术的患者家属和希望吴院长给做手术的患者家属。隔壁病房的家属是北京市政协的干部，她告诉我，给吴院长包了五千元红包，他没收。

一位新疆来的男孩和恺恺患同样的病，将由吴院长做手术。她的母亲为此包了两万元钱送到吴院长的办公室。"吴院长说我要不拿走，他就要交到党委去。我赶紧拿上就走，太丢脸了！"我把她的话告诉吴院长，他笑翻了："我要不这么吓唬她，她就不走。"

一天傍晚，我出去买东西。病区外一位四十多岁的患者家属拦住我："大姐，你帮帮我吧。"

我一愣："我不认识你。"

"人家说你老公是吴院长同学，关系好。我儿子病得很重，住了快一个月了没给安排手术。我是河南来的，我儿子治病的四万元钱是我哥还有我们全村的人给我凑的，两毛五毛的都有。我没钱住店，晚上一直住在火车站的候车室。要送多少钱的红包？我最多只有五千元，你帮我送给吴院长好吗？人家说不送红包就不给手术，我挺不下去了。"他绝望的眼神我太熟悉了，我也曾这样绝望过。

"没人会要你的钱，不然要遭天谴的。你直接去找你儿子病区的主任，把你的困难告诉他就可以了。我与吴院长只是医师和患者家属的关系。"

几天以后我又见到他，笑着谢我："大姐，我儿子手术做了，快出监护室了。我照你说的办，人家就给安排了，谢谢你。"他应当谢的是人性，总有一些人富有善良心，总有一些人富有责任感。

我们要离开北京了——儿子的胸水基本没有了，顺利恢复了正常的饮食。由于有第一次的教训，出院后我不敢立即回云南，在大兴租了一间房子为儿子恢复健康。一个多月后的一天，我带儿子去逛书店。我光顾着看书转身发现儿子不见了，我急忙冲出书店，却惊奇地发现小家伙站在一个放着震耳欲聋的音乐的柜台前快乐地扭着迪斯科。哦，他真的没事了！我们该回家了。

整个国家沉浸在五十年大庆的欢乐中，我和孩子站在西单看着一群群飞过的直升飞机，笑声像飞机的发动机声一样响亮。

十多年过去了，儿子的心脏承受住了考验——他经过了三年紧张的高中生活，考进了云南大学材料化学专业，他为自己制定的目标是将来建立一个以自己的名字命名的实验室。

我一边在大学教书一边写作，享受工作带来的快乐。

感激吴院长、董大夫、凤大夫以及像他们一样全心全意为患者竭力付出的大夫们。他们救回的不仅是我儿子的生命，还救回我对人的信任，对社会的信任，对自己的信任，让我和儿子有能力回报社会。每当我走进电梯时，我对生活中发生的一切永远乐观。对我们的国家和社会乐观。我知道中国人很棒！

（凝　晖）

2　幸福，其实很简单 ♡

我的人生是这样开始的

记得几百年前有一个叫托马斯·杰弗逊的说了这样一句话："我认为以下的真理是不言而喻的——人人生而平等。"以前的我一直不以为然。因为有些人在来到这个世界，作为一个生命独立存在的时候，就带了那么一点点特别，比如我。

我出生在北方的一个边陲小城。生下来的时候家乡已入初冬。偶然的感冒让襁褓中的我第一次去看了医师，问诊检查中，医师告诉了我父母一个震惊的消息，我的心脏有问题，患有先天性的心脏病。不知道是上帝他老人家记性不好，忘记给我一个好的心脏，还是别的原因，已无从追究。反正从这儿，稀里糊涂的我便开始了与众不同的人生。

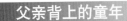
父亲背上的童年

对于一个普通的家庭来说，这无疑是一个沉重的打击。也正因为如此，我的爸爸妈妈才显得格外的伟大。面对如此困境，他们没有怨天尤人，悲观绝望。相反地，却更加积极主动地去面对生活。母亲总能将我照顾得无微不至，家中一切都在她的手中变得井井有条。父亲辛勤工作之余都会陪伴我玩耍，他的一些习惯也潜移默化地影响了我，比如喜欢看书。对于一段不能跑跳打闹的童年，书就成了我的最好伙伴。

到了该上学的年纪，父母并没有因为我身体不好而放弃让我读书的念头，而是希望我能像其他孩子一样去上学，他们找了一所离家最近的学校，尽管如此，这段距离对我来说也跟长征差不多，于是，为了能赶得及上课，父亲就每天早上把我背到学校的座位上，晚上放学再把我背回家，从小学，到中学，不管刮风下雨，春夏秋冬，这一背就是将近10年。所以要问我这世界上什么我最熟悉，那肯定是父亲的后背。

最难得莫过良师益友

现在回想起当初上学的日子里，我特别感谢我的老师和同学们，不知道是不是心脏有问题的原因，我一直都特别的没心没肺，经常会忘记我跟别人不一样，跑到其他人面前嬉皮笑脸。没想到我的同学们也跟我一样的没心没肺，立刻反过来跟我说笑甚至打闹，完全没觉得我是个异类。哈哈，看来，没心没肺是童年的通病，跟心脏的健康状况是没有太大关系的。但后来想想，这好像跟年纪也没啥关系，因为我的老师们也一样的没心没肺，完全不会考虑给我少布置点作业什么的，我有了错误，一定会受到批评，不会少一点点；我有了成绩，也一定会得到表扬，不会多一点点。在这样的环境里，我自己也忘记我是一个特殊的存在了。相信这也是我的老师和同学们的良苦用心，因为他们给我营造了一个平等的环境，感谢他们，让我的童年不再孤独。

漫漫求医路

自从知道我心脏有问题的那一天起，跟着父母走南闯北地到处看病便成了很经常的事。当时听父亲的同学建议，说北京阜外心血管病院是治疗心脏病的专科医院，比较权威，可以去那里试一试。于是爸爸妈妈带上当时只有4岁的我踏上了去北京的列车。

第一次到北京有着说不出的兴奋，到处都是新鲜感，我自顾自地开心，完全忘记了此行的目的。阜外医院的患者很多，我们便在西单招待所里先住了下来，等待入院。在候诊的日子里，爸爸有时和隔壁的旅客聊聊天下下棋，我就每天看着时不时爬到窗户上的小壁虎发呆，相信当时他们的心情一定很忐忑，不知道等待我们的是怎样的结果。

终于入院了，接下来便是一系列的检查，阜外医院是不允许家长陪护的，一切都由护士来照顾，第一次意识到要长时间离开爸爸妈妈的我又哭又闹，父母虽然不舍，但也只好把我留在病房便离开了，相信我的没心没肺又一次帮了我，渐渐地我适应了病房的生活，每天趴在窗台上看着外面的吊车起起落落，累了就踩着小板凳爬到病床上休息。

为了能确定我心脏的具体病情，需要做一项心脏造影的检查手术，本来只需要局部麻醉就可以完成的手术，在我的完全不配合下成了全身麻醉。估计当时在手术室中，自己一定表现得很神勇。无奈全麻的手段一上，再神勇的我也只能配合了。

好不容易等到了检查报告出来的一天，可等到的却是一个让人非常失望的消息，我的心脏病特别复杂，医师说，在当时的医疗条件下基本上无法完成我的手术，即使做，也是试验性质的。医师建议我的父母好好维持我的健康状况，希望我可以等到有一天条件成熟了，再来手术。就这样，爸爸妈妈无限失望地带着我回家了，从此开始了漫长的等待。有时得到消息说哪里有了新技术，哪里有了好医师，我们都会跑去做尝试，可换回的都是否定的回答。我们就回家重新等，抱着一个近乎傻瓜的希望，等待着奇迹出现的一天。

丘比特之箭

日子过得很快，一转眼，我已经挨过了高考，迎来了人生中最轻松的一个暑假。突然没有了学习压力的我变得百无聊赖起来。

一日，一位好友来找我说："我发现了个新鲜玩意儿，上网聊天！可神奇了，我一定要带你去见识一下。"就这样他把我拽进了网吧。

坐在椅子上面对电脑，边看着他给我捣弄着一个叫QQ的东西边问他："啥是上网聊天？有什么特别啊？""哈哈！不懂了吧？没见识了吧？告诉你，这东西可以让你跟很远地方的人打字聊天！"我听得云里雾里，完全不得要领。只好嘴上应和着："不太明白，你聊一个我看看？"

"你等着，哥聊一个给你看看。"他说着在我身边的一台电脑前坐了下来，开始噼里啪啦地敲起了键盘。

现在回想起那时的网吧，还真是无法想象的落后，那时的QQ，也带着刚出生时的淳朴，不如现在这么华丽，没有语音，没有视频，不能发照片。一切的交流，就只能把键盘上敲出的字通过拨号上网的电话线送出去。可在当时，这已经是很新潮的玩意儿了。新潮到我完全不知从何下手，只能坐在自己的电脑前，眼睛却盯着身边好朋友的屏幕。正在我满脑袋跑飞机的时候，朋友对我说："哎哎，我聊上了一个女生，说话很有文采，可是她好像不太喜欢搭理我。"想着刚才他奚落我没见过QQ聊天的事，抱着来而不往非礼也的心理，我回道："那是你魅力不够，要是我跟她聊的话，她一定搭理我！""切！算了吧你！你这种网络聊天经验是零的人少吹牛了。""不信打赌！""赌就赌！"嘴上好强的我一边添加着对方的QQ号码一边在心理盘算：是不是牛皮吹大了？唉！不管了，山高自有客行路，水深自有渡船人。先聊上再说！当时那傻傻的我怎么也不会想到，这第一次的聊天，让我结识了我一生中最重要的人：小西。

爱情来得太快就像龙卷风

怀着紧张、刺激和各种乱七八糟的复杂心理，我开始跟小西聊了起来。聊天过程中，我发现她确实谈吐不俗，诗词、名句，不时地出现在她发送过来的文字里。但是很遗憾，

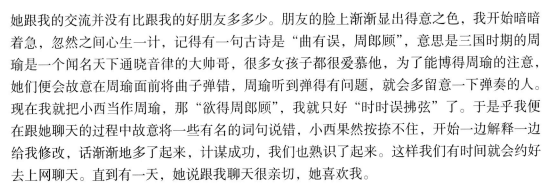

她跟我的交流并没有比跟我的好朋友多多少。朋友的脸上渐渐显出得意之色，我开始暗暗着急，忽然之间心生一计，记得有一句古诗是"曲有误，周郎顾"，意思是三国时期的周瑜是一个闻名天下通晓音律的大帅哥，很多女孩子都很爱慕他，为了能博得周瑜的注意，她们便会故意在周瑜面前将曲子弹错，周瑜听到弹得有问题，就会多留意一下弹奏的人。现在我就把小西当作周瑜，那"欲得周郎顾"，我就只好"时时误拂弦"了。于是乎我便在跟她聊天的过程中故意将一些有名的词句说错，小西果然按捺不住，开始一边解释一边给我修改，话渐渐地多了起来，计谋成功，我们也熟识了起来。这样我们有时间就会约好去上网聊天。直到有一天，她说跟我聊天很亲切，她喜欢我。

现在的我还是无法忘记当时的心情，被女孩子说喜欢，还是第一次，可是我也知道，那是因为她没有见过我，不了解我的状况。不管怎样，我不能对一个说喜欢我的女生有隐瞒，我便将我的状况告诉了她，然后等待着她收回喜欢我的话，就像等待着黑暗的来临。出乎意料，小西听到后完全没有退缩，反倒是更加坚定地表达了她的心意。我的心就这样被她彻底融化了。

后来我们就开始写信，再后来就时不时地通通电话，不知不觉将近一年的时间过去了。沉醉在这跨越时间和空间的爱情里，我的心被浓浓的幸福包围着。可是想见到她的愿望越来越强烈，于是我决定去她的家乡看望她，跟父母不加隐瞒地商量后，在一个假期，我登上飞机，飞向了那个我想过千万遍却从未见过的心上人。

一路上我的心情既兴奋又忐忑，既激动又不安，复杂得不行，我不知道等待我的将会是怎样的一个人。走下舷梯的那一刻，我觉得像是踩在了棉花上，两腿轻飘飘的。终于看见了，面对面了，一张美丽的脸庞那么陌生，却又那么熟悉。我们在一起度过了一个短暂而又快乐的假期。我们的感情也没有因为见光而死去，反而更加茁壮地在两个人心中生根、发芽、成长。分别前小西告诉我，为了我们能真正地拥有未来，她决定考取我家乡附近的大学。怀揣着这个美丽的梦想，我踏上了返程的航班。

行至水穷处，坐看云起时

苦心人天不负，经过小西的努力，她终于实现了她的梦想，考上了我家乡的大学。我们朝夕相处的愿望也变成了现实，一切看来都是那么的美好。但事情总是会在你意想不到的时候发生变故。

某一天的早上，我感到胸闷，去医院做了检查后，开始输液治疗，可是非但不见好转，反倒整个人的状态急转直下，短短几周，我已经连起床都很吃力。见此情形，父亲立即决定，再次带我进京求医。这样，爸爸、妈妈、小西陪着我再次住进了阜外医院。而这次住院，我遇到了改变我一生命运的人——吴清玉院长。

由于当时的我身体状况已经十分糟糕，父母知道对我不能再用保守治疗的方法拖延下去了，便开始多方打听消息，了解我做手术的可能性，这样，多方的消息渐渐汇集到一个人身上，他就是时任阜外医院副院长的吴清玉。根据一些人介绍，他长期从事心血管外科的临床和有关基础研究工作，在冠心病、先天性心脏病、心脏瓣膜病等领域皆有突出建树和创新成果，特别是疑难复杂先心病的手术疗效达到世界领先水平。这些信息为我的家人带来了一丝希望的曙光。经历了一系列的检查和准备后，我的病历被放在了吴院长的面前，据父亲回忆，吴院长认真看完我的病历后说："这个手术我可以做。"这句话我的父亲已经等了 20 多年。今天终于有人给了他一个肯定的答复，山重水复疑无路，柳暗花明又一村。

2002 年 7 月 10 日早上，我等来了我一生中最关键的时刻。在等待做手术的时候，我竟然一点紧张的感觉都没有。还反过来安慰有些紧张的爸妈。经历了数个小时的手术，我缓慢睁开眼的时候，已经是躺在了重症监护室的病床上。吴院长的身影模糊地映在我的眼中，可他的声音是那样的清晰："你现在感觉怎么样？你的心脏已经没有问题了，很疼吗？"我知道我当时应该是没啥表情的，但心里已经在疯狂地呼喊："我太开心啦！"

手术后的我恢复得很快，没过多久，就可以出院回家了，那段日子里，我们全家都沉浸在一种不真实的幸福感中。吴清玉院长用他高超的医术给了我第二次生命。给了我们家团圆的幸福，也给了我跟小西一个清晰的未来。我崇拜他的医术，更崇敬他的仁心，这是一个医师的最高境界。

守得云开见月明

手术后，我的生活完全地改变了，每一天都充满着阳光和快乐。我跟小西都顺利地完成了大学学业，经过了诸多磨难后，我们的执著与坚持换来了回报，我跟小西走进了婚姻的殿堂。

婚后，我们决定出国深造。去实现自己一个新的梦想。拿到签证的那一刻，我的心情既激动又充满期待，这次的决定会给我们带来怎样的未来呢？但是不管是怎样的未来在等着我，我都不会抱怨和退缩，经历过曲折、坎坷，甚至是生死的考验之后，我感觉我变坚强了很多。现在，我才发现，上天不是给我给的少了，反而是我多得到了很多。人生难免会遇到你无法左右的困难，只要乐观坚定，说不定机会就在下一秒，不相信奇迹的人则无法创造奇迹。

天边飘过故乡的云

踏上异国他乡的土地，一切的环境都是陌生的。在这里，没有了父母的帮助，没有了亲朋的支持，所有的困难，只能自己想办法解决，海外的生活充满新鲜，也充满挑战。我由衷地感到，留学的日子真的很辛苦。好在我的身边还有妻子，我们互相帮助，互相鼓励。一起跑图书馆，上自习室，赶公交车，啃面包。夜深人静的时候，我们就一起聊着家乡的亲人们都在做着什么，一边聊着，一边想着他们的样子，仿佛他们就在我们的身边，浑身就充满了温暖的力量。

就这样，我们抱着不能给祖国的亲人丢脸的决心，各自完成了我们的学习科目，在美丽的澳洲定居了下来。现在我跟妻子都有了工作，也有了一个属于自己的小家。生活在我们的努力下美丽地延续着。

感谢我的爸爸妈妈，你们对我无微不至的关爱是我幸福成长的土壤。

感谢敬爱的吴院长，您的妙手回春给我开启了人生新的乐章。

感谢我的老师朋友，你们对我的帮助启迪使我在命运的汪洋里没有偏离航向。

感谢我的妻子，你不离不弃爱的港湾是我灵魂的归宿，快乐的天堂。

幸福，其实很简单。

（阿　木）

3　网上留痕

多年以来，清华大学第一附属医院心脏中心收到很多来自网络的感谢信，以下选编了部分患者的真情实感，以飨读者。

患者：***　时间：2012-08-21 02:23
疾病：三尖瓣脱垂并重度关闭不全

吴院长：

您好！我是患儿诚诚的家长，孩子是您亲自做的手术。手术非常成功，没有用任何材料就把严重发育不良的三尖瓣修复好了，真的是像人们所说的，用一个很精巧的办法来解决很复杂的问题。孩子术后恢复很快，现在身体状况非常好。孩子患有这样的疾病是我们全家的最大的困难，能遇上您和您的团队是我们和孩子最大的福气！

在住院的这些天，我们都看在眼里记在心里，您领导了一支非常优秀的团队！清华大学第一附属医院心脏中心所有的医务人员都和您一样地认真、敬业、和蔼，还不收红包，实实在在，收费也很合理，说句实在话，有这样的医院和医师真的是老百姓的福音！

您用自己高超的手艺和高尚的医德造福患者，说再多也表达不了我们的感激之情！您的大恩大德我们全家今生无以为报，我们会把孩子好好抚养长大，教他做一个对社会有贡献的人，不枉吴院长的救命之恩！

最后祝清华大学第一附属医院心脏中心越办越好，祝愿吴院长和所有医务人员身体健康、一生平安！

患者：***　时间：2012-08-21 01:25
疾病：先天性心脏病，三尖瓣脱垂并重度关闭不全

我的小孩今年岁半出生，刚出生便查出患有三尖瓣脱垂并中度关闭不全，还有卵圆孔未闭，孩子出生当天我们就被医师赶出院，我们哭得眼泪都流干了！我们跑了很多大的医院，都说这个手术不好做，做了效果也不理想，都建议先保守治疗，等到孩子长大了再换瓣。我们每次复查心理都几乎崩溃，这几年孩子经常感冒、发烧、咳嗽，

频繁地住院……更麻烦的是今年这个中度关闭不全已经发展成了重度！右心室已经开始慢慢扩大，我们做父母的非常着急，难道真的只有换瓣一条路可以走吗？我真的是不甘心让孩子从这么小就开始终身服抗凝药！

刚好那段时间看中央电视台一套节目中介绍清华大学第一附属医院，吴清玉院长领导的心脏中心给很多西藏广西等贫困地区的孩子们做得手术都非常成功。我们才开始慢慢了解到这是个非常先进的心脏中心，而且吴院长在三尖瓣疾病和冠心病的治疗方面是国际上顶尖的专家！

我们于网上预约的就诊日期准时来到心脏中心门诊，替吴院长出诊的陈大夫非常专业、非常认真地看了我们之前的心脏彩超报告单，最后给我们的结论令我们非常兴奋、激动：吴院长做这个手术不需要换瓣，并且手术效果非常好，费用也不是很高！

当我们住进医院后，才发现这里有很多来自全国各地的患者，有很多是别的省级医院无法医治的患者，还有在别的医院手术不成功的，还有的是其他各大心脏中心的吴院长以前的学生介绍过来的。了解了这些我心里就更有底了，这里真不是一般的地方，吴院长也真不是一般人。住院期间我还看到很多国内外的医师来进修和参观吴院长做手术，还有国外著名心脏外科专家来参观整洁的病房、先进的手术室和重症监护室。这个医院虽然从外面看起来不是那么气派，但是这里的新病房大楼却是非常新、非常先进的，尤其是心脏中心的规模和设备，不到这里体验过是不会了解的。

孩子的手术月底就做了，由吴院长亲自主刀，手术非常顺利，没有用任何其他材料，而是用自体原有的组织直接修复了病变的三尖瓣。术后孩子恢复也很快，只在重症监护室待了一天就转到普通病房，当天就能下床行走，经过一个多星期的调养就出院回老家了。到现在孩子情况一直很好，没有任何问题，孩子非常活泼，脸色红润，而且一直都没有感冒过。真是谢天谢地，感谢吴院长和他领导下的团队，非常优秀，技术水平高，设备先进，更重要的是从医师到护士整体的态度非常好，不收红包，所有的医师护士有事情的时候不分彼此都在积极做事，相互配合。我们患者家属看在眼里，这样的医师和护士我们在其他医院里从未见过，令我们非常感动。还有很多慈善团体和基金会和这里合作，专门救助患有先天性心脏病的贫困家庭患儿，家长按规定申请，就可以得到相当一部分的救助费用，这个是真的，我们亲眼看到的。

别的不多说了，和广大的先心病患儿家长分享一下看病的经验，先心病千万不要疏忽，要早发现、早确诊、早治疗。我们住院期间也看到过有的孩子错过了最佳治疗年龄，手术会很麻烦，甚至有的时间拖得过长，手术会有很大的风险甚至不能手术。医院附近有旅馆可以短期住，如果要准备手术建议最好是租房子，如果找不到可以联系医院里即将出院的病友，继续租他们之前的房子。

最后再次感谢吴清玉院长，感谢陈大夫、靳大夫、徐大夫、朱大夫、唐大夫、李护士长和所有心外小儿的护士们，你们都是我孩子的恩人，我们会一辈子记住你们的恩情，祝你们工作顺利，家庭幸福，一生平安！

患者：**　时间：2012-03-22 21:05
疾病：主动脉弓中断

　　我女儿患有先天性心脏病，主动脉弓中断、室间隔缺损、动脉道管未闭等多种疾病，我们抱着孩子来到某著名心脏病专科医院，得到的答复却是无法医治。经过很多波折，我们才得知吴清玉教授在清华大学第一附属医院，于是就去请吴院长救治我的孩子。吴院长已完成过多例这样的手术且全部成功，我们的心终于踏实了。住院期间吴院长千方百计为我们节省费用，手术非常顺利，他天才的头脑和精湛的医术在手术中体现得淋淋漓尽致：用多余的动脉导管圆上了中断的主动脉，三种疾病一起矫治了，他的博士生由衷地赞叹说看他做手术是一种艺术享受！我要感谢吴院长的医德医术及人品，我们全家都要向吴院长学做人、学做事，我要一生一世感谢您！

患者：**　时间：2012-02-06 23:38
疾病：三尖瓣下移

尊敬的吴院长：

　　您好！今天是一年一度的元宵佳节，在这个美好的日子里，我们全家人欢聚在一起，其乐融融。在这无比欢乐的时刻，我们更加心存感激，感谢您在两年前拯救了我们的女儿，拯救了我们全家，感谢有您呕心沥血创建并培育了老百姓信任和敬仰的清华大学第一附属医院心脏中心，让我们在经济转轨社会转型的过程中坚信明天一定会更加美好！在此我们遥祝您及家人身体健康、阖家欢乐、事业兴顺、万事如意，同时希望将我们对贵院心脏中心那份诚挚的感激和美好的祝愿与更多的人一起分享。

　　清华大学第一附属医院心脏中心——一个令人肃然起敬的地方。

　　无数次提笔想把清华大学第一附属医院（北京华信医院）心脏中心告诉大家，又恐自己不能很好地驾驭文字，难以恰当地将它展现，就这样一直迟疑着没敢动笔。而今，一个偶然的因素让我猛然醒悟，对于北京清华大学第一附属医院心脏中心，无须华丽的辞藻、浓重的笔墨，只需朴实的文字、真实的感情，把自己在该中心的所经所历、所见所闻、所感所悟告诉给每一个希望了解它的人们。

　　我们一家与清华大学第一附属医院心脏中心结缘于2009年11月11日北京初冬的第二场雪。那是确知刚读高二不久的女儿患有三尖瓣下移先天性心脏病需进行矫治手术后，我们全家在短短的半个月内从遥远的南方第二次上北京。那天早上我们5点刚过就从北京亲戚家出发，冒着漫天飞舞的大雪赶往清华大学第一附属医院。10月底，我们曾带女儿到了北京，在几家大医院检查确诊后，因担心手术风险大，不敢轻易下决心让女儿手术。记得当时有位心外科专家很诚恳地对我们说："孩子抚养到十七岁很不容易，一定要找到手术效果最好的大夫为她做手术，确保术后生活质量比术前更好，能够跟正常孩子一样。"于是，我们一家在 11 月初北京那场来得特别早的大雪中返回了老家。回去后不久，我们在中华心脏网上得知清华大学第一附属医院吴清玉院长是享誉世界的著名心外科专家，以前在北京阜外医院担任业务副院长和心外科主任，他做三尖瓣下移先天性心脏病矫治手术经验最丰富，手术效果在国内外最好。这一信息经省城一家有名的心脏专科医院院长（他与吴院长曾在北京阜外医院共事）证实后，我们一家又在 11 月 10 日第二次赶赴北京。

清华大学第一附属医院心脏中心在北京市朝阳区酒仙桥地区一个不太起眼的地方，我们夫妇赶到那里时，门诊部近几天的心脏彩超号已经预约满了。着急中我们找到住院部心脏彩超室素不相识的郑主任，郑主任非常和蔼，听完我们的倾诉后，让我们 13 日上午带女儿到医院，他想办法挤时间给女儿做心脏彩超检查。

13 日，我们一大早提前把女儿带到清华大学第一附属医院心脏中心，女儿看到整洁规范、设施先进的心外科大楼后，就说愿意在这里做手术。然后，我们在约定时间见到了郑主任，郑主任很仔细地为女儿做了心脏彩超检查。由于连日奔波，女儿刚做完检查就在病房的过道上突然犯病，呼吸急促，喘不过气。好心的护士们赶紧将她扶进病房，郑主任很快找来了吴清玉院长和李洪银主任为她做检查。他们检查后告诉我们，女儿应当住院做心脏矫治手术，孔大夫迅速帮助我们办理了住院手续。

女儿住进清华大学第一附属医院心脏中心心外科成人病房后，一边进行常规检查和调理，一边等候手术。刚开始我们的心情十分紧张和恐惧，无边无际的担忧笼罩着我们——无数次我含着泪水问孔大夫，昔日各方面都比较优秀的女儿手术后会是什么样子？每天清晨我都凝望着窗外不远处酒仙桥中学操场上那些活蹦乱跳的学生，女儿还能不能像他们那样健康快乐？孔大夫总是彬彬有礼、不厌其烦地告诉我们："吴院长做的手术效果很好，孩子手术后除了身上多一条疤痕外，其他方面跟正常孩子没有差别。"为了帮助我们消除紧张情绪，孔大夫还将他正在阅读的书籍借给我们，并告诉我们一切都会好起来的。

随着时间的推移，我们那份担忧慢慢地消融了。在这里我们看到医院心脏中心的一切都非常规范、十分有序。这里的患者，无论贫穷富有，不管来自五湖四海，还是大江南北，医护人员都一视同仁，将他们那颗滚烫的爱心倾注给每一位患者，用最好的医术、最人性的关爱、最热情的服务、最低的医疗费用，让每一位患者早日康复，让每一个家庭重拾欢颜。我们还看见年近八十岁的老人心脏搭桥手术康复出院时的喜悦，看见年轻的武警战士妻子心脏肿瘤摘除后露出的甜美微笑，看见从其他心脏专科医院转来的危重患者得到精心治疗后逐渐红润的面容，看见家境贫寒的复杂先心病儿童在医院救助下鲜活的身影……这里有一支非常优秀的医疗团队，在享誉世界的著名心外科专家吴清玉院长的领导下，医术精湛的心外科李洪银主任、潘广玉主任，心内科商丽华主任，麻醉科张东亚主任，超声室王廉一主任，以及崔慎梅、刘湘君、孔祥琛、薛辉等优秀大夫和各位充满爱心、服务周到的护士长、护士们……他们都是那么的优秀：秉承着清华人自强不息、厚德载物的理念，热爱事业、团结协作、吃苦耐劳、淡泊名利、忘我工作。时刻把患者放在首位，急患者之所急，想患者之所想，善待患者如自己的亲人……

2009年12月9日，是我们一家永生难忘的日子。那天早上我怀着非常复杂的心情将女儿送进手术室，那一刻，我觉得自己是在用女儿今后的健康、快乐、前程、幸福，乃至生命作为赌注，进行一场空前绝后的豪赌。心中唯一的信念是：我不会输！吴院长和他领导的团队一定能拯救我的女儿！手术从早上九点多直到下午近三点才结束，是吴院长他们顾不上吃午饭坚持着为我女儿做的三尖瓣下移先天性心脏病矫治手术。整个手术很顺利，晚上重症监护室的护士打电话来，叫我们准备女儿想吃的东西，我们悬着的心踏实了，盼望着女儿能早一天出重症监护室回到我们身边。

为了让女儿在重症监护室能得到更好的照顾，尽管手术前病友及家属都告诉我们，吴院长他们不收红包，第二天清晨我们还是准备了一个信封来到重症监护室门口，找到潘广玉大夫，对他说我们有点资料要给他，潘大夫似乎明白我们的来意，他坚决不收那个信封，并告诉我们重症监护室的医护人员会很好地照顾孩子。我们很感动，也很羞愧，心中有千言万语只能化作两个字："谢谢！"

女儿的手术非常成功，12月11日就打电话给我们说想出重症监护室。我们很想见到女儿，但为了让她恢复得更好，还是叫她在里面多住两天。12月13日女儿从重症监护室出来了，我们一家又团聚了，看着精神状况和心情都很好的女儿，我们心中的喜悦和感激无法用言语表达。

在医护人员的精心照料下，女儿恢复得很快。12月21日，吴院长到病房来查房时说孩子可以出院了，我们很开心，又有些不舍。在这里，吴院长和他带领的医护团队留给了我们很多感动，点点滴滴都镌刻在心里，我们将永远铭记着那些感动——难忘郑春华主任的鼎力相助、孔祥琛大夫的悉心关照、刘湘君大夫的徐徐开导；难忘白衣天使们每一天的盈盈叮嘱和细心照料；难忘潘广玉大夫术前的耐心讲解和术后的跟踪随访；难忘李洪银主任、张东亚主任、王廉一主任他们的精诚协作和德艺双馨；更难忘吴清玉院长高尚的医德、精湛的医术和忧国忧民的情怀……

这是一支令人肃然起敬的团队！在物欲泛滥、信念飘摇的日子，他们顶着飞涨的物价，冒着沦为房奴的风险，日复一日、年复一年伫立在风口浪尖，坚守着自己心中的信念，培育着这片圣洁的杏林，拯救了一个又一个生命垂危的患者，唤醒了一批又一批沉睡的心灵……

面对这支团队，我不禁想起当年魏巍在朝鲜战场上写下的《谁是最可爱的人》，这里的每一位医护人员都无愧为当代最可爱的人！

谁不想报答含辛茹苦养育自己的父母，谁不想为自己心爱的儿女创造更多的财富，谁不愿为情同手足的兄弟姐妹提供更好的扶助？他们为了心中的梦想——让祖国的医学事业走在世界前列、让普通老百姓享受到最好的医疗，舍下小家走到一起，把心中更宽广、更博大的爱，无私地奉献给了广大的患者及其亲属。

　　两年后，当我带着没有因手术耽误学习、已如愿考上北京重点大学的女儿，再次来到清华大学第一附属医院心脏中心，再次面对这支平凡而伟大的团队，面对依然从容淡定、仁爱谦和的领航人吴院长时，我们感慨万千！谁能体会吴清玉院长从一个名不见经传的小大夫成为国内外知名心外科专家的艰辛？谁不感叹他为了心中的梦想放弃北京阜外医院副院长的优厚待遇和工作条件，到清华大学第一附属医院（北京华信医院）另辟天地的壮举？谁不感动他在清华大学第一附属医院以身作则、率先垂范，以自己坚定的信念和强大的人格魅力感染并引领心脏中心全体医护人员，一如既往地坚守"严谨为医，诚信为人"的执著？

　　面对这支优秀的团队，我们充满敬意，我们也深深地坚信，在吴院长和许多像吴院长一样深爱着祖国和人民的卓越人士的示范和带领下，必定会有更多来自四面八方、各行各业的力量汇聚起来，把清华大学第一附属医院心脏中心这缕徐徐清风，化成一股势不可挡的劲风，吹遍祖国的大江南北，染绿祖国的山山水水！

（一个先心病孩子家长，
于 2012 年元旦）

患者：***　时间：2011-12-15　14:34
疾病：三尖瓣下移畸形

尊敬的吴院长：

　　您好！当我开始着手写这封感谢信的时候，心中无限激动，我不知该如何表达对您的崇敬，一封小小的信件难以承载我太多的感恩之心。

　　那年您亲自为我做了 Ebstein 畸形矫治术，手术历时八个多小时，使我获得新生。手术结束后您不顾辛劳亲自告知家属手术非常成功……

　　在我住院期间与您见过三次，这使我感到非常幸运，您的笑容让患者备感亲切。术后第二天清晨在 ICU 见到您，更感到您是那么的平易近人，最令我惊喜的是在我转回普通病房要出院的时候，您再一次去看我，您的话语是那样的诚挚朴实，您的心是那样的牵挂患者。

　　现在我已经做完第一次复查了，恢复得非常好。院长，我也可以做正常人了，也可以为了自己的梦想打拼了！院长，您是那么的奔忙操劳，一定一定注意自己的身体！院长，感激您以及您带领的优秀的医护团队，祝您和全体医护人员工作顺利，再造辉煌，永远平安，幸福快乐！

患者：**　时间：2011-11-07　12:45
疾病：冠状动脉三支病变

　　我是山东东营的患者，因心脏下壁心梗，在我们当地医院就诊没有缓解，治疗

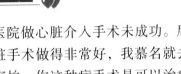

效果很不佳，三日后在医院再次心梗，急转至上级医院做心脏介入手术未成功。后经别人介绍说北京有一位心外科大夫叫吴清玉，心脏手术做得非常好，我慕名就去了。没想到他对我很热情，安慰我说不要着急不要害怕，你这种病手术是可以治愈的。我住进医院没过几天就实施了心脏搭桥术，搭了三根桥，手术非常成功。我非常感谢吴大夫给了我第二次生命，还有唐大夫，他们把患者当自家人一样对待，没有专家的架子，还经常到病房看望让我们，让我感觉到了春天般的温暖，树立起了继续生活的勇气，我在这里再次表示感谢！

患者：** 时间：2011-10-31 22:05
疾病：风湿性心脏病

感谢吴大夫给我做的换瓣手术，至今已有22年了，现在一切正常，不知咋感谢您！

患者：*** 时间：2011-10-22 22:58
疾病：风湿性心脏病

吴大夫您好：

我是您的患者，是您为我做的手术，您还记得我吗？是宋院长推荐您为我做的换瓣手术。当时我心衰，病情很危险，在手术前还查出二尖瓣上有个囊肿，手术后的第三天我还出现了问题，当时是休息日，您听说后及时来到医院对我进行了抢救，想起来我真是非常地感谢您对我的救命之恩。您的医术高超，给了我第二次生命，我和家里人都非常感谢您，手术后我休息了一个月就上班了，这一干就是10年。在单位我是做工会工作的，退休后我又在社区干党务工作及居委会主任的工作，一直到现在。是您给了我第二次生命，是您使我的家庭幸福美满，我原来都没想到我能见到儿子结婚，现在我都当上奶奶了，这是我从前没有想到过的。我多次到阜外医院去想看看您，听说您不在那个医院了。现在终于我在网上查到了您在清华大学第一附属医院，我的心里别提多高兴了，我只好先在网上对您的救命之恩表示感谢，您是我心目中最好最好的大夫，也是我的救命恩人，如有机会我能再见到您本人，那将是我的荣幸和自豪。我曾在晚报上看到过您的照片，现在还保留在我的相册里，我每月按时到医院去抽血化验，按医嘱吃抗凝药，15年了，一切都很好，再次感谢吴大夫的救命之恩，谢谢您！

患者：*** 时间：2011-10-07 01:00
疾病：冠心病

我是来自青岛的一位患者，患有糖尿病、高血压多年，在当地医院做冠脉造影，结果为左前降支中段狭窄100%，左回旋支近段狭窄80%，右冠状动脉近段狭窄70%，右冠状动脉中段狭窄 80%，右冠状动脉远段狭窄 90%，属多发狭窄，病情十分危重，已经不适合做介入治疗。如果用药物保守治疗又随时可能会发生心梗等危险，因此唯一的希望就是做搭桥手术。在找吴院长看病前我们去过很多医院，咨询过很多专家，结果都不理想。有的说病情太重不能做冠脉搭桥，即使做了也没效果，有的说可以试试，但 3 根堵的血管只能保证搭 1 根桥，术后并不能明显改善心脏的缺血症状。后来经朋友推荐，我们来到了清华大学第一附属医院，吴院长认真地分析了我的病情，认为我是可以做搭桥手术的，而且这也是目前唯一适合我的治疗方案。由于我的病情比较危重，又是外地人，吴院长当场收治我入院并给我制定了详细的手术方案。2011 年 7 月 6 日吴院长亲自为我做了冠状动脉搭桥手术，搭了 4 根桥，而且同时还做了左前降支剥脱术，等于是给我的左前降支上了双保险。现在我已经术后 3 个月了，恢复得相当好。过几天我就要去清华大学第一附属医院复查了，车票都买好了，我怀着激动的心情把我的治疗经历介绍给大家。吴院长是我的救命恩人，也是许许多多心脏病患者活下去的希望！

患者：** 时间：2011-09-02 11:41
疾病：右室双出口，心内膜垫缺损

吴院长您好：

这是一封迟来的感谢信。

我是来自云南昆明的患儿家属，经人介绍来到了清华大学第一附属医院（北京华信医院）。我女儿患有先天性心脏病，右室双出口和心内膜垫缺损，当时检查后医师就告诉我们说是很复杂的先心病，要我们考虑好，风险很大。我们内心充满了矛盾，不知该做还是不该做，但当见到您后您说只要您认为可以手术的就有希望，叫我们不要紧张，听后我们信心大增，决定做手术。

孩子是 2009 年 12 月 8 日做的手术，由您亲自主刀，手术很成功，由于肺动脉高压没完全下来，孩子在 ICU 重症室 20 天时脾破裂又做了脾修补术，我们悲痛欲绝，是您和所有的医护人员给了我们莫大的安慰。孩子在 ICU 重症室又待了十多天终于转到了普通病房，在病房里您多次来看望孩子，真是感激不尽，您的德高望重，您的尽职与敬业，您的精湛医术令人深深感动！作为患者家属能遇到您这样的好医师真是三生有幸！

吴院长是时代的楷模、医术界的精英，我在想如果所有的医师都能像吴院长那样那该多好呀！我们全家感谢您救了孩子，感谢所有的医护人员，孩子现在很好。

中秋佳节即将来临，祝吴院长身体健康、家庭幸福美满、好人一生平安！

患者：*** 时间：2011-08-11 15:10
疾病：法洛四联症

尊敬的吴院长：
您好！

我是重庆患者，我患有先天性心脏病，法洛四联症，现年43岁，2004年12月3日由您亲自主刀为我实施了Glenn手术。因在我9岁时在重庆做过一次心脏手术，由于当时医疗技术和水平很差（给我的肺动脉割断了），所以给这次北京手术留下了很大的后患，致使无法做根治手术。手术完毕后，您非常遗憾地对我家属说您尽了最大的力量，从这一言一行里包含了您对患者满腔的热情和责任感！吴院长，千言万语道不出我对您的感激之情！通过这次手术（现在的氧饱和度提高到85%左右），生活质量也有很大提高，再一次对您说声：谢谢您吴院长！

患者：***　时间：2011-08-11 13:31
疾病：房间隔缺损，室间隔缺损，动脉导管未闭，主动脉弓缩窄

　　我家宝宝37天从首都儿研所插着呼吸机转入清华大学第一附属医院，宝宝当时生命危在旦夕，房缺、室缺、动脉导管未闭、主动脉弓缩窄、肺部感染，病情十分严重。2006年5月18日吴院长亲自给孩子做的手术，手术非常成功，5月底从重症监护转入普通病房，6月6日出院，孩子现在非常活泼、健康。感谢吴大夫以及救助孩子的所有医师护士，我们全家给你们祈祷，愿你们永远健康、好人一生平安！

患者：**　时间：2011-07-04 12:53
疾病：冠心病

　　只要不是吴院长说不行我就有希望！
　　我是被北京一家著名心脏病专科医院判了"死刑"的患者，但是我知道吴清玉院长，找到了他，他给了我信心和希望。现在手术后恢复得非常快，我从家人那里得知吴院长亲自为我主刀，手术很顺利。我现在要对病友们说：相信吴院长，只要不是他不说不行我们就有希望！

患者：***　时间：2011-06-24 13:29
疾病：三尖瓣下移畸形

吴院长您好：
　　我是一名天津的患者，男，48岁，患有先天性心脏病、Ebstein畸形、三尖瓣中量反流、卵圆孔未闭4mm，左向右分流，右心稍大。在成功预约到您2011年6月20日的门诊加号后，我心情无比激动。在现在看病难的大环境下，能够得到让您这样一位德高望重的心血管专家亲自面诊的机会真是感到万分荣幸。真正让我感到激动的不只是您那高超精湛的医术，还有您那和蔼可亲、待患者亲如一家的工作态度，您能为我这样一个素未谋面的外地患者亲自到X线检查室查看诊断结果，让我感到诚惶诚恐，真是无法用语言来表达我的心情。在这里我只有再次地向您道一

声：谢谢！我们为能有您这样一位德艺双馨的医学专家而感到国之大幸、民之大幸、患者之大幸！您的高超精湛医术给了我们患者信心，您那高尚仁爱的品格是对医师这个神圣职业最好的诠释，您真正是患者值得托付生命的人！在这里诚挚地祝您身体健康、工作顺利！

（天津患者，
于 2011 年 6 月 21 日）

患者：***　时间：2011-06-19　16:36
疾病：单心室，大动脉转位

　　我在网上预约于 2011 年 4 月 25 日就诊，当天下午就顺利住院了，第二天下午就做完了需要的检查。检查都是主管大夫帮助预约好并且有专门的护工带着去，一切都非常顺利，三天后报告就可以全部出来了。

　　每周三是会诊的日子，5 月 4 日适逢周三，我的儿子的会诊结果是：可以手术！听到吴清玉院长亲口说的会诊结果，我的心放下了大半，接下来就是等待手术。因为等吴院长亲自做手术的患者很多，所以就需要耐心地等待了。在等待的过程中，吴院长可能会因为需要赶去救命国内或者国外的其他医院（那个医院解决不了的病例需要吴院长过去做手术）而离开医院几天，需要的还是耐心和理解。等吴院长做手术的孩子一般病都很重，都是因为在全国各大心血管医院做不了才辗转来到清华大学第一附属医院（北京华信医院）的，所以既然到了这里孩子就不愁康复了。

　　有一个来自河南省郑州的五岁半的小女孩患有三尖瓣下移畸形，心脏彩超显示病变非常严重，手术风险大，可能不能根治，家人在要不要手术上很纠结。在我的开导下，他们家人决定手术，结果出人意料，在出监护室一周后再做一次小手术就能根治了。

　　做完手术后在监护室是不许家长见孩子的，您只需按要求做就行了，您到北京后就可以办一张北京地区的电话卡，因为孩子在监护室的时候里面的医师会打电话告诉您孩子需要什么。主要是酸奶和水果。不过您还是少送点酸奶，一天 100ml 足够了；水果也要含水分少的，比如苹果、香蕉等，不然您的孩子可能会像我的孩子一样出了监护室还得抽取胸腔积液。一般做心脏术后的孩子心功能比较差，要控制水分，多了就会有积液，有积液住院时间就会延长。我的孩子比别的孩子多住了十天院才出院，还有一个从云南来的 11 岁男孩儿，半夜起来偷水喝也多住了十天院。孩子出了监护室您只要按要求做就行了，总之含水分多的食物都要控制。

　　目前就想到这么多告诉大家的，我已经申请成功当上了一名爱心志愿者，请大家多多关照，患友之间还要多多交流。

患者：*** 时间：2011-06-18 11:50

疾病：单心室，大动脉转位

敬爱的吴院长您好：

谢谢您！

您是我们的恩人，是您精湛的医术给了我的儿子第二次生命，是您给了我们全家生活的希望，我们决定把儿子的生日改为 5 月 23 日，那一天是我儿重生的日子，以后每年的 5 月 23 日我们都将为他庆祝生日。

2011 年 5 月 23 日早上 8 点您开始为一个 70 多岁的老人做冠状动脉搭桥手术，那位老人已经被国内多家大医院诊断为不能手术，可您成功地完成了手术。紧接着下午两点零七分您又为我的儿子实施了单心室姑息手术第一次——Glenn 手术历时五个半小时，接下来您又为来自哈尔滨的一位 32 岁的妇人做了手术。您从早上 8 点一直忙到晚上 12 点才下手术台，第二天还要赶飞机出国。您的敬业精神真让我们叹服，您的体力也是常人所不能及的，希望您多多保重身体，造福更多的患儿和患儿家属。

记得当日看门诊，您刚出手术室就直奔门诊而来，说有好几个约好的患者需要您诊治。在门诊室有一个患儿家长对我们说："吴院长是亚洲第一刀，是当代的神医，不收红包，你们的孩子找到吴院长就有救了。"您说道："家里有一个先心病患儿已经是很不容易的了，我能做的就是尽最大努力还孩子一个健康的心脏！"这话听起来是多么朴实，但却体现出了吴院长您的高风亮节和高尚医德，现在想起来还如言在耳。您刚为我们几个约好的患者诊治完也顾不上吃午餐就又急匆匆地赶去会议室开会了，您的时间安排得太紧了，您真是太忙了。您永远为患者和患者家属着想，您总是从手术的远景考虑，最大限度地为患儿减少痛苦和创伤，您做的手术伤口切面小、恢复快，您是先心病患儿及其家属的救星，衷心祝愿吴院长您工作顺利、全家欢乐、身体健康、寿比南山！

同时再次感谢吴院长您和清华大学第一附属医院心脏小儿心外科的全体医护人员，是你们的高尚医德、精湛医术和精心护理使我的儿子重获新生！

（江苏连云港一单心室患儿母亲，

于 2011 年 6 月 18 日）

患者：** 时间：2011-06-08 22:48

疾病：室间隔缺损

2011 年 6 月 8 日，我的女儿 5 个月大，得到吴院长亲自主刀的机会，手术很顺利。

我女儿病情如下：心脏彩超提示室间隔缺损 9mm，肺动脉高压（中度到中重度），三尖瓣反流（轻度）。

我们 6 月 2 日住进的医院，6 月 8 日得到吴院长主刀的机会，前后历时五个半小时。要知道这是吴院长今天的第二台手术，他从早上上手术台直到我的孩子做完都下午 3 点半了，午饭都顾不上吃。恩人啊！您一定要保重您的身体啊！您的大恩大德我们何以为报啊！我们非常感动，直到现在我们都不敢相信能得到您这次主刀手术的宝贵机会。清华大学第一附属医院是一方净土，吴院长的团队是大仁大爱、医德高尚的团队！

从我们住进医院到出院，我们全家都未能好好答谢吴院长，我是孩子的父亲，我一定要答谢吴院长对我们家庭美满幸福的大仁大爱！等孩子长大了我们作为家长的一定要让她知道是谁赋予了她新的生命，是谁给了她健康的心脏，吴院长是心脏手术的"艺术家"！您一定要保重身体，健健康康，菩萨保佑您！

患者：** 时间：2011-05-08 11:34
疾病：冠心病

吴院长您好！我是您治疗过的一名患者的儿子，在 2005 年冬天您来青岛给我母亲做的搭桥手术，挽救了我母亲的生命，挽救了我们的家庭，我们全家至今没忘。我母亲至今身体还是很好。今天是母亲节，我们全家做儿女的都在给她祝福，看到母亲就想起了您，没有您的高超医术和对患者如亲人一般的热情，我们的母亲和我们的家就没有今天的阖家欢乐。感谢之情永远无法表达，祝愿您身体健康、工作顺利！我母亲和我们全家永远都感谢您！

患者：*** 时间：2010-09-29 11:14
疾病：肺静脉异位引流

2010 年 7 月我和父母怀着忐忑的心情来到了清华大学第一附属医院，早就听说吴院长是国内心脏外科首屈一指的专家，我们祈祷着能有这个福分请吴院长做手术，把先心病这个压在全家人心头多年的大山搬掉。来到医院后，经过门诊初步彩超检查我入院了，住院完成了一系列相关检查后，吴院长答应亲自给我做手术。手术非常成功，我们全家对吴院长感激不尽！吴院长的大恩大德我们无以为报，但作为被吴院长救治的众多患者之一我想告诉更多的人，吴院长真的是不仅医术精湛，更为可贵的是医德高尚，吴院长不愧为中国医师的楷模，可谓"妙手仁心"。在他的带领下清华大学第一附属医院就是一方净土，没有像其他医院收红包这样的现象，吴院长就是我们心脏病患者的福音！

患者：** 时间：2010-01-29 22:28
疾病：法洛四联症

尊敬的吴院长：

您好！很久就想给您写这封感谢信，但总是鼓不起勇气。我一直以为您作为一名院长一定很忙没有时间看这些东西，其实我错了，我的担心是多余的，我代表我的家人向您及心脏中心所有的医护人员表示感谢：谢谢你们！

小时候别的孩子都在尽情地玩耍，而我总是站在一边痴痴地望着他们，心中充满了羡慕，我一直在想：我什么时候也能像他们一样没有任何顾忌去玩耍啊！我的童年一直在病痛中度过，这在我看来有些遗憾，但我从没有怪过我的父母，我知道他们心中比我更痛苦，只是不愿表达而已。

进入初中后同学们都知道我有心脏病，都远离我，不和我一起玩，这使远离父母的我更为孤单。自从我进入初中后父母更着急了，他们时刻担心我在外面出意外，整天提心吊胆，他们也在尽力找能够治疗的医院。后来父亲听别人说清华大学第一附属医院能治好我的病，就找来了联系电话，联系结果是医院说可以做这种手术，父母及家人都很高兴，初一上完后父母就决定带我去看病。

2007年8月2日父母带我踏上了北上的列车，我的心情万分激动，但父母却满脸愁云，他们不知道这一去结果如何。8月3日下午我们到达了清华大学第一附属医院，医院的医护人员热情接待了我们，当日就安排我们住院并做了检查。

8月13日早晨由李洪银主任主刀为我做了手术，手术很成功，父母悬着的心也放了下来，我更是万般高兴。当护士用轮椅推着我走出重症监护室时，父母焦急的脸上露出了灿烂的笑容。

8月23日我办理了出院手续，出院时大夫又为我做了一次检查一切正常。在这20天中我深刻地感受到了清华大学第一附属医院医护人员好的服务态度，更重要的是他们高尚的医德和纯正的医风。

在这里我再次向您和全体医护人员表示最深情的感谢！三年就要过去了，术后我复查过一次，正常，现在我有时和同学们一起玩，一起打篮球都没什么感觉。

春节就要到了，我祝您及清华大学第一附属医院所有医护人员新春快乐！

患者：***　时间：2010-01-16 15:35
疾病：先天性心脏病，室间隔缺损

尊敬的吴院长：

您好！您是我的救命恩人，是救世救人的活菩萨，我一生一世都不会忘了您的大恩大德，您高尚的医德和贞洁的做人情操让我永生难忘！

我永远都不会忘记那是2002年的冬天，我由于先天性心脏病，室间隔缺损伴主动脉反流住进了阜外心血管医院。父母都是老实巴交的农民，由于家庭贫困，仅有的3万元手术费也是东拼西凑，由学生老师们一毛两毛十块八块捐款凑起来的，后来住进了医院经医师检查后确定还得交2万元的手术费，这对于我们的家庭真是雪上加霜，上哪儿再去凑这么多钱呢？我的心都绝望了。

后来别人告诉我们找吴院长，他医术高人心好，特别是对于那些有困难的患者格外照顾。无奈之下我找到了您，当时您的刘秘书人也特别好，让我把我的情况写下来交给您，您看后当时就见了我，当我见到了您和蔼可亲的笑脸时我冰冻的心才有了一丝温暖。最难忘的是您第一次给我看病，您先把听诊器在自己手里暖和一下然后才细心地为我听诊，您的一举一动我至今都记忆犹新。当您说道"手术费不用再交了，我给你做手术"时，我激动得说不出话来，我的心都快跳出来了！我飞快地跑到病房大声的叫喊："我有救了！吴院长给我做手术了！"病房里的人都为我高兴，都为您高尚的医德啧啧称赞！

您为我做完手术的第二天，我刚迷迷糊糊醒，我好像看到您来看我，旁边的医师告诉我："小姑娘你放心吧，吴院长给你做的手术非常成功。"后来您就坐飞机匆匆忙忙地走了，直到我出院的那一天都没能再见您一面。那天我满怀感激地去找您，刘秘书说您出差了，得好长时间才能回来。我的感激之情无以表达，我们素不相识，就见了一次面，我连一句感激的话都没说，您却救了我的命！临走时我对着您的办公室磕了3个响头，我暗暗下决心一定要好好地活下去，好好地做人，做一个像您一样对社会有用的人。

匆匆八年过去了，其中我给您写过两次信都没有回应，我托人去阜外医院找过您都没找到，但您的救命之恩我怎么能忘记呢？今天我在为我的另一个孩子而找医师时无意之中看到您在清华大学第一附属医院，我喜出望外，马上写下了这封迟到八年的感谢信。我想告诉您的是我实现了我的承诺，我现在是一名教师，深受学生喜欢，我生活得也很幸福美满。我结婚了也做了妈妈。俗话说"滴水之恩当涌泉相报"，我不知道怎么报答，只能说我会好好地活下去，继续做一个有用的人。

祝您身体健康，祝您好人一生平安！

（患者：***，

于2010年1月6日）

患者：** 时间：2009-12-21 21:55
疾病：大动脉转位

一封迟到的感谢信
尊敬的吴院长：

您好！

被您救过的患者太多了，您大概不记得2007年12月24日这天您为哪位患儿做过手术了吧？我的儿子就是其中一个。

我们是福建人，我的儿子小庚是2003年出生的，刚满八个月时被当地医院确诊为大动脉转位，并说是此类患儿养不过周岁。当时全家人好像掉入万丈深渊。后来经人介绍说北京有个吴教授不但医术精湛，而且高风亮节、责任心强等，于是我们于2003年年底赶往阜外医院，结果当时您在国外。失望之余我们找了其他专家看，都说是错过了出生15天内最佳的手术时机，我们只有回家再等待，选择其他的治疗方案。

直到2007年10月听在北京的表妹说，您所在的清华大学第一附属医院上报纸了，于是我们急忙收拾行装北上。当时坐在飞驰的列车上，心里充满了悲凉与无助，不知道此番北上求医我的儿子的命运将会如何，而且也不知道您是否真的和传说中的一样平易近人。

当我们风尘仆仆地来到清华大学第一附属医院时，在心外科看见的一张张亲切的笑脸好像一缕春风回暖心田，由此抹去了心中的无助。当时李洪银主任亲自带我们到护士站办入院手续，紧接着主管大夫安排我儿做造影，他们热情的态度让我们这些人生地不熟的人感觉像是回到了家里一样。造影出来后大夫们说我的儿子的手术只有您能做，于是我们就在那里等，最终手术安排在2004年12月24日。

那天我从早上开始直到下午五点多才看见您走出手术室，对我们说手术很成功。当时听说您为了给我的儿子做手术连午饭都没吃，我们哽咽得真想给您磕头。

吴院长谢谢您！这两年来一直都想当面对您说声谢谢，可我们每次去北京复诊都正赶上您出差，所以直至今日也只能在这里对您说声迟到的谢谢。您是我们的恩人，是您精湛的医术给了我的儿子第二次生命，是您给了我们全家生活的希望！

我的儿子现在上小学一年级了，成绩很好。您知道吗？我们把他的生日改为12月24日了，那一天是我的儿子重生的一天，所以每年12月24日我们都为他庆生日，不知道的人还以为我们是基督教在庆圣诞呢！

吴院长再次对您说声谢谢，同时感谢您带领的团队——心脏中心全体医师和护士，感谢他们热心的工作态度和亲切的笑脸，这里的一切使我们终生难忘。最后祝您好人一生平安，祝您和全体医护人员工作顺利、身体安康！

（小庚的父母，
于2009年12月21日）

患者：** 时间：2009-10-18 00:01
疾病：心肌梗死

我于2005年3月21日由吴清玉教授亲自为我做的搭桥手术，这些年来一直很好。我有几点体会：

一、清华大学第一附属医院在全国医院中是少有的一家廉洁医院。吴院长严格禁止任何医务人员收红包，甚至水果等都不允许收。在我住院期间事实也确实如此，这在现在的中国那是值得我们国家和党骄傲的一块净土、圣土！

二、吴教授及心脏中心医护人员在医术医德方面是无可挑剔的，用"人间天使、患者救星"这八个字来形容他们是毫不夸张的。

患者：*** 时间：2009-09-22 00:34
疾病：肺动脉闭锁

我怀着万分感激的心情为吴教授投上一票！我爱人和我都是医务人员，我们的儿子生下来就被诊断为肺动脉闭锁，这是急症必须立即手术。可孩子太小，手术难度和风险太大，因此我们千里迢迢来到北京，托熟人顺利住进了北京最权威的心脏病专科医院，可焦虑等待的结果是建议转院。我们在北京人生地不熟，又已经在权威医院了还能去哪里？当时有一位热心的大夫问我们："知道吴清玉教授吧？"我们也是医师，可因隔行此前并不知道吴教授，那位教授说："上网查查吧，吴清玉教授是国内老大。"我们请教了同行的老师，也是说："只要找到他就是找到家了，吴清玉教授在国际上都有一定地位！"于是我们紧急匆匆抱孩子到了清华大学第一附属医院又回去办转院手续，还没等老公返回医院，吴教授已亲自去监护室看过孩子的状况并亲自看着孩子做完了彩超。由此我们还未和吴教授亲自接触就已产生了无比的信任。第一让我们感受颇深的就是他的敬业精神，真是令人感叹。第二是他平易近人的态度，实在让人感动。吴教授是全国先心病的权威，但他对人态度谦和、不端架，我们小地方来又无权无势，能得到名医这样的照顾和关心，我们感激不尽！清华大学第一附属医院心外科里的很多患者都是来自农村，还有福利院的孤儿和弃婴。每次吴院长来病房查房，他总是慈祥地并面带微笑地耐心听患者说完，并给出最好的解释。我们在这里真正体会到了一位医者对患者的关爱、长者对晚辈的关怀，有股暖流淌在心间，拉近了医患距离，让人感觉到把孩子交给这样的医师放心。第三是他敢于负责的作风让人敬佩。吴院长看病不像别的大夫含含糊糊，他会把患者的情况一一说明，交代得清清楚楚。别人不能做的手术他敢做，而且效果还很好。当时住院时我们病房有个患先心病的宝宝，是全国著名专科医院转过来的，还有一个是年纪偏大别的医院不敢治的，但他们在吴院长这里都能得到最好的治疗。他作为医学大师、顶级权威，解释病情非常客观、实事求是，我想这正是我们许许多多医务工作者应该学习的。第四是他不贪财、不图名，给医学界乃至整个社会树立了榜样。此前我们不认识吴教授，也没有给他送过一分钱的礼。金杯银杯不如老百姓的口碑，吴教授在业内真的是有口皆碑，病房内患者口口相传，把吴教授和清华大学第一附属医院心外科说得神乎其神。

吴教授是我们时代的楷模，是清华大学的形象。这样的专家值得整个医学界来学习，国家应该提高医务人员待遇，让他们能更好地为社会服务。

我们到清华大学第一附属医院后，感到我们一家是多么的幸运啊！遇到吴教授就是遇到了救星，吴教授的神手佛心总会有奇迹发生。

现在我们孩子术后一年多了，恢复得很不错，很活泼。我们家人一直很庆幸遇到了吴教授。在这儿很想向吴教授说句一直没有机会当面说出的话：谢谢您，吴教授！祝愿您和全家人都快乐健康，给更多的家庭带来健康和快乐！

值此国庆中秋佳节之际，我祝愿吴教授身体健康、万事如意、阖家欢乐、好人一生平安！祝全国的小朋友们聪明、健康、快乐！

患者：*** 时间：2009-09-09 22:47
疾病：法洛四联症

我们是从网上找到吴清玉大夫的。我侄女的复杂性先天性心脏病，只有吴清玉大

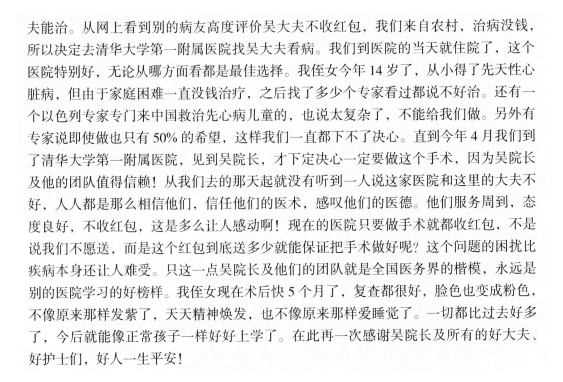

夫能治。从网上看到别的病友高度评价吴大夫不收红包，我们来自农村，治病没钱，所以决定去清华大学第一附属医院找吴大夫看病。我们侄女今年14岁了，从小得了先天性心脏病，但由于家庭困难一直没钱治疗，之后找了多少个专家看过都说不好治。还有一个以色列专家专门来中国救治先心病儿童的，也说太复杂了，不能给我们做。另外有专家说即使做也只有50%的希望，这样我们一直都下不了决心。直到今年4月我们到了清华大学第一附属医院，见到吴院长，才下定决心一定要做这个手术，因为吴院长及他的团队值得信赖！从我们去的那天起就没有听到一人说这家医院和这里的大夫不好，人人都是那么相信他们，信任他们的医术，感叹他们的医德。他们服务周到，态度良好，不收红包，这是多么让人感动啊！现在的医院只要做手术就都收红包，不是说我们不愿送，而是这个红包到底送多少就能保证把手术做好呢？这个问题的困扰比疾病本身还让人难受。只这一点吴院长及他们的团队就是全国医务界的楷模，永远是别的医院学习的好榜样。我侄女现在术后快5个月了，复查都很好，脸色也变成粉色，不像原来那样发紫了，天天精神焕发，也不像原来那样爱睡觉了。一切都比过去好多了，今后就能像正常孩子一样好好上学了。在此再一次感谢吴院长及所有的好大夫、好护士们，好人一生平安！

患者：***　时间：2009-08-07 09:14
疾病：冠心病

如果找国内顶尖高手就去清华大学第一附属医院找吴清玉大夫，理由如下：

一、医术高。吴大夫搭桥手术成功率99.5%，世界领先，我母亲的手术很成功。

二、吴清玉团队医德高，严拒红包（据一些人士反映，在北京不少大名鼎鼎医院此类手术红包不低于1万元），我母亲住院期间这也是邻床患者和北京亲友交口称赞的一点。

三、费用低。我母亲7月9日由吴大夫亲手做的冠状动脉三支搭桥手术，花费73 300元，据了解在北京心脏搭桥平均费用是10万元。

四、管理规范、严格。有一支专业护理队伍，这里的护士是我见过的最专业、最利索的护理高手。

五、有一套严谨的诊断、治疗、护理规范。从门诊到住院部，医师信息沟通快，会诊程序有效、有序。例如门诊陆大夫、住院部李洪银大夫和张明奎大夫对我母亲的病情都非常了解，而他们还都不是主管大夫。

总之吴清玉院长麾下团队的职业修养和操守好，我认为可以做各行各业的楷模。我将不断告诉别人这个信息，以表示我对吴院长及其团队的感谢和敬佩。

我母亲72岁了，6月5日心肌梗死，6月12日冠状动脉造影检查发现两支100%堵塞，第三支90%～95%堵塞，7月3日住进清华大学第一附属医院，9日手术，22日出院，现在已经回到家乡信阳，一周前她就能走上3层楼了，恢复得很好。对于心脏搭桥术后要注意的问题，医院发给住院患者的两本手册写得非常专业，几乎涵盖了患者和家属关心的所有问题。

另外有一点，我们是普通退休职工，和吴教授没有任何关系，全凭网上信息联系的，我们预约住院非常顺利。在此我还要感谢门诊大夫收到造影光盘就预先安排了床位，他们非常友善、和蔼可亲；病房的大夫都是素昧平生，但对患者却都是非常关心。

最后再说一点感慨，如果全国城乡医院都像清华大学第一附属医院（北京华信医院）心脏中心那样诊治患者那该多好！在护理母亲的 20 天里，我心中经常闪过一种感觉：作为平民百姓，通过这支团队，我们正在感受着祖国崛起中最先进的文明之一。

吴清玉院长加油！

清华大学第一附属医院的医护人员加油！

患者：*** 时间：2008-11-23 07:39

疾病：瓣膜病

我是一个已经被首都其他权威医院判了"死刑"的患者，我患有主动脉瓣重度钙化、心功能极弱，左肾萎缩，糖尿病。在我和家人绝望的时候，吴院长给了我们生的希望，给了我第二次生命！手术非常成功，术后第三天我就已经可以正常活动了。在这里我要告诉那些还在忍受心脏病痛苦折磨的朋友，珍惜生命，不要再浪费时间了，快去清华大学第一附属医院找吴院长吧！

患者：*** 时间：2008-09-15 20:49

疾病：法洛四联症

我女儿在出生前就被诊断为先天性心脏病，从那时到她从清华大学第一附属医院术后出院，这段时间是我们全家的梦魇。那段岁月不堪回首。我们全家特别感谢吴院长和清华大学第一附属医院，虽然不是吴院长亲自动手术，但他的团队非常一流，手术费用非常低（在上海我们曾被告知需准备 6 万～7 万元的手术费），在 ICU 的时间短，术后恢复比其他医院快。医院外观如同普通的市级医院，而医德医术堪称中国一流！这里的护士对患者照顾非常周到，没有因为是外地或农村的便怠慢和轻视。这里还拒收红包，吴院长领导的清华大学第一附属医院医务人员是患者和家属最可敬、最可爱的人！女儿术后恢复得非常好，再次感谢吴院长及全体医务人员！

患者：*** 时间：2008-08-03 21:47

疾病：法洛四联症

我的孩子刚出生就被诊断患有先天性心脏病、肺动脉闭锁、法洛四联症。由于早产，孩子出生时只有 3.2kg，一出生就在医院里住了 1 个月。原本我们准备在广东一家医院做手术，可当那里的医师和我们谈治疗方案时对前景却是非常悲观，谈了几次似乎都是劝我们放弃。经过痛苦的煎熬，原本我们已经准备放弃了，可是一个非常偶然的机会让我们得知了吴教授。虽然素昧平生，可是我们打了几次电话给吴教授咨询，他的态度都非常好，很热情也很细心。吴教授高超的医术给了我们信心，使我们终于决定在孩子 3 个月大的时候就从广东赶往清华大学第一附属医院做手术。在医院里我们感到那里的医师护士都很好，对我们很照顾，也很有人情味儿。吴教授亲自为孩子手术，手术非常成功，术后孩子恢复得非常好，术后两天就出了监护室。现在小宝宝已经 1 岁半了，很少生病，是一个非常聪明、非常活泼可爱的小宝宝，给我们全家带来了无穷的欢乐。能够遇到吴教授我们感到非常幸运，衷心希望吴教授保重身体，造福更多的患儿和患儿家属，祝愿清华大学第一附属医院越办越好！

患者：***　时间：2008-07-31　18:09
疾病：先天性心脏病

吴清玉教授可以说是中国医学界的骄傲，他完成了别人完不成的复杂先天性心脏病手术。看心脏病找吴清玉教授就是找对了人，因为我就是他的患者。我今年 16 岁了，自从他给我做了手术之后，我好像变了一个人似的，现在我又可以上学了，我真的很感谢吴教授给我第二次生命！我祝愿吴教授身体健康，也祝愿清华大学第一附属医院心脏中心所有医护人员幸福健康！

患者：***　时间：2008-06-23　22:13
疾病：先天性心脏病

最好的医师，最好的医德，不是用一句话能形容的。好人好报，我没有请吴院长看过病，但我见他给无数人看过病。曾经我为了听他讲一堂课等了两小时，下午两点他却穿着手术衣，饭都没吃，来到课堂给大家讲了一句话："一台急诊手术还没完，请大家理解，谢谢！"最普通的话语却让人感动！

患者：***　时间：2008-06-12　16:55
疾病：三尖瓣下移畸形

吴教授为我侄女亲自做了三尖瓣下移手术，目前孩子恢复得相当不错，我们全家又回到了往日平静的生活。在此我真的很感谢吴教授和他的团队，他们医院不收红包，工作认真，态度和蔼，价格合理，吴教授可以说是我哥哥一家的救命恩人！

我哥哥家是个再婚家庭，前妻与孩子都死于一场车祸，再婚后生了我的这个侄女，本想又能构成一个完整的家，然而不幸又降临到这个家中。孩子出生 3 个月后就被确诊为先天性心脏病，而且相当严重，这无疑是晴天霹雳。我们四处求医，后来通过朋友介绍来到了北京清华大学第一附属医院，经吴院长主刀，手术非常成功，只在北京待了20天孩子就活蹦乱跳地回到了老家。我再次感谢吴清玉教授，千言万语化成一句话：祝您一生平安！

患者：***　时间：2008-04-22 22:13
疾病：先天性心脏病

我的小外甥患有先天性心脏病、大动脉转位、肺动脉高压、房间隔缺损，当发现时已经是一周岁了。在北京一家医院检查时大夫说："最好的治疗时间是在坐月子期间，你这孩子已经太晚了，我们这没有做过这么大的孩子，你到清华大学第一附属医院找吴清玉教授试试吧。"于是我们就经过几番周折找到了吴院长。吴院长认真检查了孩子的病情说："是太晚了，但我尽最大的努力给孩子治吧！"在吴院长精湛医术的治疗下我的小外甥恢复了健康。我们和吴院长素不相识，也没有送东西，但他的高风亮节和精湛医术让我们终生难忘。我代表全家衷心谢谢吴院长，谢谢您给了我的小外甥第二次生命！

患者：***　时间：2008-01-14 18:32
疾病：主动脉窦瘤破裂第二次修补术

清华大学第一附属医院的医务人员医术精湛，平易近人，对患者负责。在吴院长的带领下，心脏中心团队精神体现得特别突出，所有医护人员为患者服务都很周到，而且不收取任何额外费用，是平民百姓信赖的好医院！

患者：***　时间：2007-12-29 20:47
疾病：三尖瓣下移畸形

我的女儿有幸是吴院长做的第17例三尖瓣下移畸形的患者，吴院长是天下最大的好人，是我们全家的大恩人！7年来我的女儿恢复得很好，现在已经大学毕业参加工作了。多年来吴院长还经常和我们互通信息，关心孩子的成长和身体状况，我们全家永远感谢他，永远祝他好人一生平安！

患者：***　时间：2007-12-12 20:45
疾病：三尖瓣下移畸形

吴院长人品好，技术高超，我是他1989年做的手术，现在一切都好，衷心祝愿他身体健康、一切顺心！

患者：***　时间：2007-12-08 11:28
疾病：左室流出道狭窄

　　我是一名西安患者，患有罕见的左室流出道狭窄，合并大血管异位，曾去过包括北京的两家最权威的心血管医院在内的八家知名医院就医，有的说手术效果不好，有的说手术危险性大，有的建议内科治疗。后来辗转来到清华大学第一附属医院，2007年10月10日吴院长亲自为我做了手术，术后效果很好。还值得一提的是我曾在手术前设法给吴院长送红包却被拒绝，还曾亲眼目睹一位患者家属硬给吴院长塞红包，吴院长一把推开然后关好车门迅速离去了。在此本人对吴院长表示深深的敬意和谢意！同时还要感谢清华大学第一附属医院心脏中心全体医护人员，是你们的精湛医术、崇高医德和精心护理使我重获新生！

患者：***　时间：2007-11-24 13:09
疾病：法洛四联症

　　我女儿1岁半时被确诊为法患有法洛四联症，从此失眠就开始夜夜伴随着我。2005年，女儿8岁了，我们终于痛下决心：去北京给女儿治病！坐在飞驰的列车上我的心里充满了悲凉，女儿这一去不知还能否回来？经过两天一夜的颠簸，我们从新疆千里迢迢来到了北京，我们去过治疗先心病全国最好的某家医院，可在那里耗了将近1个月的时间却被告知不能手术，我们真的绝望了。后来我们辗转来到清华大学第一附属医院找到了吴清玉院长，是吴院长精湛的医术挽救了女儿，手术很顺利！女儿术后已经两年了，身体恢复得很好。我们一家常常想起在清华大学第一附属医院的那些日子，想起那里医务工作者那一张张亲切的笑脸，一切都是那么令人难忘，想起吴院长拒不收我们红包时说的一番话："家里有一个先心病的孩子你们已经很不容易了，我能做的就是尽最大的努力还你们一个健康的孩子！"这些话在今天回想起来仍旧是——感动！

患者：***　时间：2007-10-26 10:06
疾病：风湿性心脏瓣膜病

　　我母亲是辽宁丹东的一名风心病患者，患风心病约有10年历史。今年病情加重，经清华大学第一附属医院检查发现：二尖瓣脱垂和重度关闭不全，三尖瓣重度关闭不全，重度肺动脉高压。经过综合治疗后，吴院长为我母亲实施了二尖瓣、三尖瓣的修补手术，手术非常成功！非常感激吴教授及其优秀的团队，医术精湛、医德高尚，既减轻了患者术后的痛苦又节省了开支。虽然医院目前的名气可能不如某些专科医院，但医术却是极棒的！在我母亲进行调养的那段日子里，看到一个个患者术后健健康康地出院，更增强了我们的信心。再次由衷感谢吴院长及清华大学第一附属医院全体医护人员，我们坚信医院在不久的将来一定会发展成为一流的强院！

患者：***　时间：2007–08–01　16:03
疾病：冠心病

　　我老伴在 1996 年由吴清玉教授亲自主刀进行了心脏搭桥手术，11 年来，又做过其他的手术，有的手术历时 7 小时，曾经搭了 4 支桥的心脏都经受住了考验。我们全家都非常感谢吴清玉大夫！我想把这样的好大夫推荐给大家，这是我们患者和家属的责任。

患者：***　时间：2007–03–23　11:22
疾病：冠心病

　　非常感谢吴教授及其优秀的团队，我父亲去年在贵院做的心脏搭桥加换瓣手术，非常成功，术后恢复得非常好。吴教授将我父亲的超高难度手术一次完成，减轻了患者的痛苦，节省了患者家属的开支。清华大学第一附属医院有吴院长这样的带头人一定会成为中国最强的医院之一！

患者：***　时间：2007–02–18　19:26
疾病：冠心病，心脏室壁瘤

　　我父亲曾在某家著名心脏专科医院就诊，被告知只有做心脏移植手术，没有别的选择。在昂贵的医疗费和手术后的抗排异药物的压力下，无助的我们不得不低头（我们是山区贫困的农民，没有任何保险）。从那家医院出院的第二天，在一位好心教授的指点下，我们找到了吴清玉院长。吴院长成功地为我父亲做了搭桥（4 支）手术和室壁瘤切除术，术后父亲恢复得非常好。我们全家再次感谢吴院长及清华大学第一附属医院心脏中心全体医护人员，吴院长是医高德亦高！

患者：***　时间：2007–02–11　23:02
疾病：左心房黏液瘤

　　清华大学第一附属医院吴清玉教授及他带领的团队实力非常强，吴教授本人德艺双馨，遇到复杂心脏病手术，找吴院长是最佳选择。许多著名心脏专科医院都不敢做的疑难手术吴院长敢做，而且做得相当成功！这就是实力的见证！本人母亲曾在清华大学第一附属医院由吴教授主刀做的手术，非常成功，时过多年，我母亲恢复得一切都好，衷心感谢吴教授救命之恩！